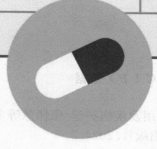

中西医药临床应用

及疾病护理

张伟慧 潘卫红 尹媛媛 马娇 刘晓婷 张婉婉 王玉娟 任滨◎主编

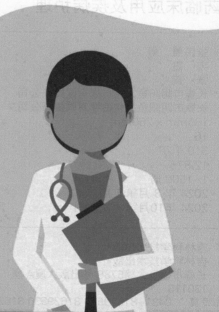

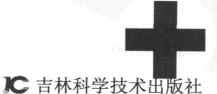

吉林科学技术出版社

图书在版编目（CIP）数据

中西医药临床应用及疾病护理/张伟慧等主编. --
长春:吉林科学技术出版社,2024.3

ISBN 978-7-5744-1192-0

Ⅰ.①中… Ⅱ.①张…Ⅲ.①临床医学②护理学
Ⅳ.①R4

中国国家版本馆 CIP 数据核字（2024）第 066173 号

中西医药临床应用及疾病护理

主　　编	张伟慧　等
出 版 人	宛　霞
责任编辑	张　楠
封面设计	长春市阴阳鱼文化传媒有限责任公司
制　　版	长春市阴阳鱼文化传媒有限责任公司
幅面尺寸	185mm×260mm
开　　本	16
字　　数	310 千字
印　　张	12.875
印　　数	1~1500 册
版　　次	2024 年 3 月第 1 版
印　　次	2024 年 10 月第 1 次印刷

出　　版	吉林科学技术出版社
发　　行	吉林科学技术出版社
地　　址	长春市福祉大路5788 号出版大厦A 座
邮　　编	130118
发行部电话/传真	0431－81629529 81629530 81629531
	81629532 81629533 81629534
储运部电话	0431－86059116
编辑部电话	0431－81629510
印　　刷	廊坊市印艺阁数字科技有限公司

书　　号	ISBN 978-7-5744-1192-0
定　　价	80.00元

目　　录

第一章　中药药性

中药药性是中药最重要的基本理论之一,是中药基本理论的核心和主要特点,是指导临床使用中药和阐释中药作用机制的重要依据。它是中医药理论体系的重要组成部分,是对中药作用性质和功能的高度概括,也是中医处方遣药的主要依据和防病治病用药规律的总结。中药药性是中药区别于植物药、天然药物的突出标志,是中医与中药之间的桥梁和纽带。

第一节　中药药性的基本特点

一、中药的四气

中药四气,又称四性,是指中药寒、热、温、凉四种不同的药性,反映了中药在影响人体阴阳盛衰、寒热变化方面的作用趋势,是中药最主要的性能,是说明中药作用的主要理论依据之一。四性之外,还有平性,指药物性质平和、作用较缓和的中药,实际上仍略有微寒、微温的差异。中药四性实际上可以看作是寒(凉)、热(温)二性。温热与寒凉属于两类不同的性质,温次于热,凉次于寒,即在共性中有程度上的差异。能够减轻或消除热证的药物,即具有清热、凉血、泻火、滋阴、清虚热等功效的药物,其药性属于寒性或凉性;能够减轻或消除寒证的药物,即具有祛寒、温里、助阳、益气等功效的药物,其药性属于热性或温性。

陶弘景在《本草经集注》中明确指出:"药物甘苦之味可略,为冷热须明。"李中梓在《医宗必读》中也强调:"寒热温凉,一匕之谬,覆水难收。"可见四气在药性理论中的地位。有关中药寒热温凉四气的记载,最早见于《黄帝内经》和《神农本草经》。《素问·至真要大论》有"寒者温之,热者寒之""治以寒凉""治以温热"等的提法;药性之气,源于《素问》。药"有寒热温凉四气",则首见于《神农本草经》,并在介绍每味药物功效之前先冠以四气,四气不同,药物作用不同,四气是药物性能的重要标志。在《神农本草经》中还提出"疗寒以热药,疗热以寒药",即运用四性理论指导临床用药,奠定了四性用药的理论基础。四性理论的形成,虽有禀受于天之说,但主要还是由药物作用于人体所产生的不同反应和所获得的不同疗效而总结出来的用药理论。

二、中药的五味

将五味与药物相结合最早见于《黄帝内经》《神农本草经》。如《素问·至真要大论》曰:"淡味渗泄。"《神农本草经·序例》谓："药物酸咸甘苦辛。"《素问·藏气法时论》中论述了"辛散、酸收、甘缓、苦坚、咸软"等作用特点。用阴阳五行的哲学思想探讨五味的作用,五味与五脏的关系,五味对五脏生理、病理的影响,把人们对药味的感官认识上升到理性认识,标志着五味学说的确立。

五味的本义是指辛、甘、酸、苦、咸五种由口尝而直接感知的真实滋味。中药五味大多数通过味觉反应而确定,但又不限于此,部分系根据药物临床功效的归类确定。作为中药性能中的五味更主要是用以反映药物作用在补、泄、散、敛等方面的特征性,是中药味道与功效的概括和总结。

三、中药的归经

中药归经理论的最早论述见于《黄帝内经》,提出药物的五味对机体脏腑有选择性。如《素问·宣明五气》曰:"五味入五脏,各归所喜,故酸先入肝,苦先入心,甘先入脾,辛先入肺,咸先入肾。"把归经概念作为药性记载而提出来的是金元时期医家张元素,在其所著《珍珠囊》和《医学启源》等书籍中已有了"藁本乃太阳经风药""石膏乃阳明经大寒之药"等的记载,张元素提倡分经分部用药,为归经理论奠定了基础。明代李时珍撰写的《本草纲目》对中药归经理论的发展也有较大贡献,在《本草纲目》药性的讨论中,均标明有归经内容,如"麻黄乃肺经专药,故治肺病多用之",并将《黄帝内经》五味五色入五脏的理论用于临床,从而提高了归经理论的实用价值,使归经理论逐渐完善,趋于成熟,促进了归经理论的应用和推广。归经理论的形成标志着传统中医形成了对中药选择性作用于脏腑经络的系统认识。

"归"是指药物的归属,即指药物作用的部位。"经"是指经络及其所属脏腑。归经是药物对机体治疗作用及适应范围的归纳,是中药对机体脏腑经络选择性的作用或影响。中药的归经是从药物功效及疗效总结而来的,是药物的作用及效应的定向与定位。

四、中药的升降浮沉

中药的升降浮沉是药物性能在人体内呈现的一种走向和趋势,向上向外的作用称为升浮,向下向内的作用称为沉降。一般来说,具有解表、透疹、祛风湿、升阳举陷、开窍醒神、温阳补火、行气解郁及涌吐等功效的药物,其作用趋向主要是升浮;具有清热、泻火、利湿、安神、止呕、平抑肝阳、息风止痉.止咳平喘、收敛固涩及止血等功效的药物,其作用趋向主要是沉降。

升降浮沉理论是根据不同病位病势采用不同中药所取得治疗效果而总结出来的用药理论。不同疾病常表现出不同的病势:向上如呕吐、呃逆、喘息;向下如泻痢、崩漏、脱肛;向外如盗汗、自汗;向内如病邪内传等。在病位上则有:在表如外感表证,在里如里实便秘,在上如目赤头痛,在下如腹水尿闭等。消除或改善这些病证的药物,相对来说需要分别具有升降或浮沉等作用趋向。升浮与沉降是两种对立的作用趋向。《素问·阴阳应象大论》提出气味阴阳归属及其升降浮沉的不同作用,根据机体升降出入障碍的不同病位病势应采取相应的治疗方法,为中药升降浮沉理论的产生奠定了基础。经金元时期张元素、李东垣、王好古及明代李时珍的补充和发展,升降浮沉理论趋于完善。

第二节　中药药性研究

一、中药四气的研究

现代对中药四气的研究,通常将中药分为寒凉及温热两大类进行。针对中医临床寒热病证的表现与机体各系统功能活动变化的关系,发现它们对中枢神经系统、自主神经系统、内分泌系统、能量代谢等方面的影响具有一定规律性。

1.中药四气与中枢神经系统功能

多数寒凉药对中枢神经系统呈现抑制性作用,如金银花、板蓝根、钩藤、羚羊角、黄芩等;多数温热药则具有中枢兴奋作用,例如麻黄、麝香、马钱子等。热证患者常表现出精神振奋、语声高亢、高热惊厥、情绪激动等中枢兴奋症状;寒证患者常表现出精神倦怠、安静、语音低微等中枢抑制状态。寒证患者经温热药物治疗或热证患者经寒凉药物治疗后,中枢神经系统症状可获得显著改善,说明药物的寒热之性能够影响中枢神经系统的功能。使用寒凉药或温热药制备寒证或热证动物模型,可见类似寒证或热证患者的中枢神经系统功能的异常变化,如寒证模型大鼠(灌服龙胆草、黄连、黄柏、金银花、连翘、生石膏造模)痛阈值和惊厥阈值升高,说明动物处于中枢抑制状态;热证模型大鼠(灌服附子、干姜、肉桂造模)痛阈值和惊厥阈值降低,说明动物处于中枢兴奋状态。

模型动物脑内神经递质含量也发生相应变化,寒凉药(知母、石膏、黄柏)制备虚寒证模型大鼠,使其脑内兴奋性神经递质去甲肾上腺素(NA)和多巴胺(DA)含量低,5-羟色胺(5-HT)含量升高,表现出中枢抑制状态;温热药附子、肉桂、干姜等可使动物脑内参与合成儿茶酚胺(CA)的多巴胺 β-羟化酶活性增加,NA、DA 含量逐渐增加,而使脑内 5-HT 含量降低。使用附子、干姜、肉桂等制备的热证模型动物脑内酪氨酸羟化酶活性显著增高,兴奋性神经递质 NA 含量增加;寒凉药知母、石膏、黄柏等可使动物脑内多巴胺 p-羟化酶活性降低,而 NA 合成抑制,含量降低。

2.中药四气与自主神经系统功能

寒证或热证患者临床上常有自主神经功能紊乱的症状。寒证患者的主要症状有形寒肢冷、口不渴、小便清长、大便稀溏、咳痰稀薄等;热证患者的主要症状有面红目赤、口渴喜饮、小便短赤、大便秘结等。定量测定患者唾液分泌量、心率(HR)、体温、呼吸频率、收缩压(SBP)和舒张压六项指标,即自主神经平衡指数,可反映交感神经-肾上腺系统功能状态。寒证患者自主神经平衡指数降低(唾液分泌量多、HR 减慢、基础体温偏低、血压偏低、呼吸频率减慢),即交感神经-肾上腺系统功能偏低;相反,热证患者自主神经平衡指数增高,即交感神经-肾上腺系统功能偏高。寒凉药对自主神经系统具有抑制性影响,而温热药具有兴奋性效应。寒凉药可抑制 CA 类合成,降低交感神经活性,抑制肾上腺皮质功能和代谢功能。温热药对交感神经、肾上腺髓质、皮质功能、代谢功能等有一定的增强作用。对热证或寒证患者分别应用寒凉药或温热药为主的方药进行治疗后,随着临床症状的好转,其自主神经系统平衡指数会逐渐恢复正常。

　　动物实验研究结果与临床患者表现很相似。长期给动物灌服寒凉药或者温热药,可以引起动物自主神经系统功能紊乱。采用黄连与苦参(1:1)、附子与肉桂(1:1)连续灌服给药,同时结合低温环境(0℃低温冰箱 2 小时)、高温环境(38℃高温烘箱 2 小时)制备寒证、热证大鼠模型。寒证动物模型可见心电活动减弱,体温降低,体重增加率减少,CA 含量降低;热证动物模型心电活动较强,自主活动增加,体温较高,体重增加率亦较低,CA 含量较高。长期给予寒凉药的动物,其肾上腺皮质、卵巢、黄体等内分泌系统释放功能受到抑制,对刺激的反应迟缓。用寒凉药(知母、生石膏、黄连、黄芩、龙胆草等)连续给大鼠灌服,可使大鼠 HR 减慢,尿中 CA 排出量减少,血浆中和肾上腺内多巴胺 β-羟化酶活性降低,组织耗氧量减少,尿中 17-羟类固醇排出减少。将家兔制备成甲状腺功能低下阳虚证模型,动物的 HR 减慢、体温降低,同时体温和 HR 昼夜节律变化出现明显异常。用温热性的温肾助阳方药(熟附子、肉苁蓉、菟丝子、淫羊藿、巴戟天等)治疗后可以纠正甲状腺功能低下阳虚证模型动物的体温、HR 及昼夜节律变化的异常。

　　中药四气对自主神经的递质、受体及环核苷酸水平也有明显影响。环核苷酸与自主神经系统有密切联系,环磷酸腺苷(cAMP)和环磷酸鸟苷(cGMP)水平分别受肾上腺素能神经、β受体及胆碱能神经、M 受体的调节。寒证、阳虚证患者副交感-M 受体-cGMP 系统功能偏亢,尿中 cGMP 的排出量明显高于正常人。给寒证、阳虚证患者分别服用温热药和助阳药物后,可以提高细胞内 cAMP 含量,使失常的 cAMP/cGMP 比值恢复正常。相反,热证、阴虚证患者交感神经-β受体-cAMP 系统功能偏亢,尿中 cAMP 含量明显高于正常人。给热证、阴虚证患者分别服用寒凉药或滋阴药后,能够提高细胞内 cGMP 水平,使失常的 cAMP/cGMP 比值恢复正常。

　　温热药能通过提高正常大鼠脑组织腺苷酸环化酶(AC)使核糖核酸(mRNA)表达,导致 AC 活性增强而引起 cAMP 合成增加,显示出中药温热之性;寒凉药则相反,可降低 ACmRNA 表达,导致 AC 活性抑制而引起 cAMP 合成减少,显示出中药寒凉之性。大鼠注射三碘甲状腺原氨酸(T_3)或醋酸氢化可的松,造成甲状腺功能亢进及肾上腺皮质功能亢进的阴虚证模型。模型大鼠脑、肾 β受体的最大结合点位数值均显著升高,而 M 受体变化与 β受体变化相反。滋阴药知母、生地黄或龟甲均可降低阴虚证模型动物升高的 β受体最大结合点位数值,升高 M 受体最大结合点位数值,呈现出调节作用。给小鼠灌服甲硫氧嘧啶形成甲状腺功能减退的"甲减"阳虚证模型,其副交感神经-M 受体-cGMP 系统功能亢进,温热药附子、肉桂则减少模型小鼠脑内 M 受体数量,降低 cGMP 系统反应性并使之趋于正常。

　　由此可见,多数寒凉药能降低交感神经活性、抑制肾上腺皮质功能、升高细胞内 cGMP 水平,相反多数温热药能提高交感神经活性、增强肾上腺皮质功能、升高细胞内 cAMP 水平。

3.中药四气与内分泌系统功能

温热药对内分泌系统具有兴奋效应,寒凉药具有抑制性作用,主要通过影响下丘脑-垂体-肾上腺皮质、下丘脑-垂体-甲状腺及下丘脑-垂体-性腺内分泌轴而实现。温热药人参、黄芪、白术、当归、鹿茸、肉苁蓉、刺五加、何首乌等可兴奋下丘脑-垂体-肾上腺皮质轴,使血液中促肾上腺皮质激素(ACTH)、皮质醇含量升高;附子、肉桂、人参、黄芪、何首乌等具有兴奋下丘脑-垂体-甲状腺轴作用,使血液中促甲状腺激素(TSH)或 T_3、T_4 水平升高;人参、刺五加、淫羊藿、附子、肉桂、鹿茸、补骨脂、蛇床子、仙茅、巴戟天等可以兴奋下丘脑-垂体-性腺内分泌轴。

动物长期给予温热药,其甲状腺、肾上腺皮质、卵巢等内分泌系统功能增强,而寒凉药可抑制这些内分泌系统功能。采用温热药复方(附子、干姜、肉桂方;或党参、黄芪;或附子、干姜、肉桂、党参、黄芪、白术方)喂饲寒证(虚寒证)模型大鼠,可使动物血清 TSH 含量升高、基础体温升高。注射 T_3 造成"甲亢"阴虚证大鼠模型,大鼠可见类似临床患者的阴虚症状,表现为体温升高,体重增加缓慢,游离三碘甲状腺原氨酸(FT_3)和游离甲状腺素(FT_4)水平显著降低,寒凉之性的滋阴药龟板能显著纠正阴虚症状。寒证模型动物肾上腺皮质对 ACTH 反应迟缓,注射 ACTH 后尿液中 17-羟皮质类固醇(17-OHCS)含量达峰时间比正常对照组出现延迟;同样注射黄体生成素释放激素后,血液中孕酮含量 Tpeak 也出现延迟;但经温热药复方治疗后,反应速度加快,Tpeak 提前,尿中 17-OHCS 及血液孕酮含量的变化接近正常对照组。使用地塞米松制备下丘脑-垂体-肾上腺皮质轴抑制模型大鼠,动物血浆皮质酮及子宫中雌激素受体(ER)的含量均降低;使用温阳方药(附子、肉桂、肉苁蓉、补骨脂、淫羊藿、鹿角片)治疗后,血浆皮质酮和雌二醇含量明显增高,子宫中 ER 含量增加,接近正常水平,且雌二醇与 ER 亲和力提高。说明温热药对下丘脑-垂体-肾上腺皮质轴抑制模型大鼠的肾上腺皮质、性腺内分泌轴等异常变化具有良好的纠正和治疗作用。

4.中药四气与能量代谢

中药四气是中药性质和作用属性的高度概括,也是机体能量代谢与热活性的重要反映。寒热药性的生物效应来源于两个方面:一是食物或中药本身蕴含不同形式或不同量值的能量或热量物质,这些物质在体内正常转化(代谢),可产生生理性或营养性的能量转移和热的变化;二是中药或食物可能含有内生致热物质或相关物质,这些物质作用于机体后能产生一系列生理或病理反应,这些反应大多伴有能量转移和热变化。寒证、热证患者代谢功能有很大变化,寒证或阳虚证患者基础代谢偏低,热证或阴虚证患者基础代谢偏高。多数温热药可增强能量代谢,多数寒凉药可抑制能量代谢。

甲状腺功能低下阳虚模型家兔的体温偏低,产热减少,温肾助阳方药可以纠正其低体温倾向。甲状腺功能亢进阴虚模型大鼠的产热增加,动物饮水量增加,尿量减少,血液黏稠度增高,能量消耗增加,动物体重减轻,滋阴药龟板能够纠正上述甲状腺功能亢进阴虚模型大鼠的症状。热性药附子、肉桂、干姜等组成的复方,麻黄附子细辛汤,以及麻黄、桂枝、干姜、肉桂等均能提高实验大鼠、小鼠的耗氧量,温热药鹿茸能提高大鼠脑、肝、肾组织耗氧量,促进糖原分解;寒凉药如生石膏、龙胆草、知母、黄柏等组成的复方则明显降低大鼠耗氧量。

给予寒性药黄连后,动物的宏观行为学表现为在高温区停留比例显著增加,即"趋热性"增强,同时体内三磷酸腺苷(ATP)酶活力、机体耗氧量显著下降,即机体能量代谢能力下降,动物代偿性地趋向高温区,以补偿机体偏"寒"的感知,反映出黄连的"寒性"特征。寒性方药黄连解毒汤能使大鼠肛温降低,寒冷环境中仍使其体温下降,而温热药能延迟寒冷环境中小鸡、大鼠的死亡时间和延缓体温下降。麻黄汤可下调体虚小鼠的高温趋向性,缓解动物的"虚寒"症状,体现出辛温解表的特点,同时肝组织 ATP、琥珀酸脱氢酶(SDH)、SOD 活性增加;其类方麻杏石甘汤则可上调体盛小鼠的高温趋向性,缓解动物的"热证"症状,体现出其辛凉解表的特点,肝组织 ATP、SDH、SOD 活性降低。

中药四气影响能量代谢的作用主要与调节下丘脑-垂体-甲状腺轴功能、Na^+-K^+-ATP 酶(钠泵)活性有关。甲状腺激素增强机体产热效应,其增加组织基础代谢率的作用与诱导钠泵产生有关。寒凉药具有抑制红细胞膜钠泵活性作用。如黄连等六种寒性中药可能通过降低肝脏线粒体 SDH 活性从而减少 ATP 生成,降低肝脏钠泵、Ca^{2+}-ATP 酶活性从而减少 ATP 消耗,并减少产热;知母中的知母菝葜皂苷元是一个典型的钠泵抑制剂,对提纯的兔肾 Na^+-K^+-ATP 酶有明显抑制作用。温热药能显著地升高小鼠红细胞膜钠泵活性。吴茱萸等六种热性中药可能通过促进肌糖原分解、增加 SDH 活性产生更多 ATP,通过增加钠泵和 Ca^{2+}-ATP 酶活性而增加 ATP 消耗,从而增加产热;淫羊藿等可通过兴奋钠泵活性,提高细胞贮能和供能物质 ATP 含量,纠正寒证(阳虚证)患者的能量不足。

大鼠连续使用地塞米松可出现明显"耗竭"现象,类似于临床阳虚证表现,其钠泵活性明显低于正常对照组,温热药淫羊藿有促进其钠泵活性恢复作用。临床肾阳虚患者红细胞膜钠泵活性显著低于正常人,其 ATP 分解减少,表现出一系列虚寒症状。肾阳虚患者使用温阳方药(附子片、淫羊藿、菟丝子、肉苁蓉等)治疗后,其红细胞膜钠泵活性有明显提高,接近于正常人水平。寒证模型大鼠线粒体内脂肪酸的 β-氧化受阻,蛋白质的合成、折叠及分泌障碍,类固醇激素减少影响糖代谢,导致能量不足,应用温热中药治疗后,糖、脂代谢增强,蛋白质合成增加。

5.寒凉药的抗感染、抗肿瘤作用

清热药、辛凉解表药药性多属寒凉,许多都具有一定抗感染作用。如清热解毒药金银花、连翘、大青叶、板蓝根、野菊花、白头翁、贯众等,以及辛凉解表药菊花、柴胡、葛根、薄荷、桑叶等都具有抑菌、抗病毒、抗炎、解热等多种与抗感染相关的药理作用。许多寒凉药有增强机体免疫功能作用,如穿心莲、鱼腥草、野菊花、金银花、黄连、牡丹皮等能增强巨噬细胞(Mφ)吞噬能力,加速病原微生物和毒素的清除。有些寒凉药如白花蛇舌草、穿心莲的制剂在体外无明显抑菌、抗病毒作用,但临床用于治疗感染性疾病有效,可能是通过增强机体免疫功能或到体内后结构变化而发挥抗感染疗效。

许多寒凉药对肿瘤有抑制作用,部分明确了其抗肿瘤活性成分,如喜树(喜树碱)、野百合(野百合碱)、三尖杉(三尖杉酯碱)、长春花(长春新碱)、青黛(靛玉红)、冬凌草(甲素)、山豆根(苦参碱)、肿节风(挥发油、总黄酮)、藤黄(藤黄酸)、斑蝥(斑蝥酸钠)、山慈菇(秋水仙酰胺)、龙葵(龙葵碱)、白英(白毛藤)、鸦胆子(鸦胆子油)、穿心莲、七叶一枝花、白花蛇舌草、半枝莲等。

6.四气的物质基础研究

对药性与成分的关联性进行分析,发现凡含有挥发油类的中药,其性多温热;含有皂苷、蒽苷等苷类成分及薄荷脑的中药,其性多寒凉。热性中药总蛋白含量一般明显高于寒性中药总蛋白含量。测定 20 味典型道地寒性与热性中药总糖含量,结果发现热性中药的总糖含量均值几乎是寒性中药的 2 倍。中药的寒凉性质与所含物质的分子量有关。一味中药含有众多化合物成分,但并非所有成分都是活性成分,中药主要活性成分分子量在 250Da 以下者多表现为温热药性,而主要活性成分分子量在 250Da 以上者多表现为寒凉药性。药物所含活性成分分子量越大,其寒性系数也越大。

温热药如附子、乌头等均含有的有效成分去甲乌药碱可能是多种温热药性的物质基础,具有增强心肌收缩力、增加心率、扩张血管等药理作用。无机盐类中药的结晶水是此类中药产生寒凉性质的重要因素。寒凉性中药一般具有解热、镇静、降压、抑菌作用等共同药效应,如黄芩碱、小檗碱等成分均有这种作用,认为这些有效成分是中药寒凉性的物质基础。温热药含锰量显著高于寒凉药,但铁含量显著低于寒凉药;寒凉药和温热药钾含量均显著高于平性药。量子理论认为,中药之所以有四气,其根本在于所含的化学元素具有寒、凉、温、热四性;一般说来给出电子为碱为寒凉,接受电子为酸为温热。酸碱有强弱之分,故有四性,酸碱平衡者即为平性。

研究者对 460 个常用中药四气和五味之间的关系研究表明,温热药中辛味最多(包括兼有他味者),占 69.3%;甘味次之,占 29.4%。平性药中甘味最多,占 55%;辛味次之,占 27%。寒凉药中苦味最多,占 53.3%;甘味次之,占 33.7%;辛味居三,占 24%。辛味药多温热,纯辛药中温热药占 82.5%,寒凉药只占 7%。苦、咸药多寒凉,纯苦药中 76.3% 为寒凉药,仅 7.5% 为温热药;纯咸药中 61.1% 为寒凉药,22.2% 系温热药。酸、甘药则温热与寒凉相近,纯甘药中 40.9% 为寒凉,23.9% 为温热;酸味药中 44.4% 为温热,22.2% 为寒凉。中药有效成分对人体的蛋白质组、激素等可产生作用,进而影响到基因组的调控性能及整体性,热性和温性可以激发基因组的活性,增强基因组的演化功能,促进内分泌等;寒性和凉性则相反。故认为中药四气的现代科学内涵是兴奋(热性)和抑制(寒性)作用,基因组是反映中药药性四气的重要因素。

生物热动力学、系统生物学也用于中药四气的现代本质研究。前者认为中药药性功能实质上是中药与生物机体间的相互作用,可以对这些相互作用发生的变化和转移采用热力学方法(如微量量热学)进行检测,并用热力学第二定律加以刻画,从而揭示中药四气的现代科学内涵。另有通过 ^{14}C-2-脱氧葡萄糖及放射自显影法研究中药"四性",结果表明中药四性的寒热温凉之间并不只是作用程度的量的差别,还包含作用于不同组织器官的质的差别。

总而言之,中药四气的研究是一个复杂而系统的工程,既要从四气来源的角度研究四气的现代基础,更应注意与相关学科如物理化学、植物学、生物学、遗传学、统计学等紧密联系,多层次、多学科交叉、多因素、多靶点、动态研究。

二、中药五味

不同的化学成分是中药辛、甘、酸、苦、咸五味的物质基础。中药五味与其化学成分的分布，表现出一定平行性，也显示出一定规律性。中药通过五味-五类基本物质作用于疾病部位，产生药理作用，从而调节人体阴阳，扶正祛邪，消除疾病。即五味-功效-化学成分-药理作用四者之间存在一定规律性。

1.辛

辛味药主要分布于芳香化湿药、开窍药、温里药、解表药、祛风湿药及理气药中。辛能散、能行，具有发散、行气、活血、健胃、化湿、开窍等功效。以上功效与扩张血管、改善微循环、发汗、解热、抗炎、抗病原体、调整肠道平滑肌运动等作用相关。如理气药大多味辛，主要通过挥发油对胃肠运动具兴奋或抑制作用而产生理气和胃的功效，如青皮、厚朴、木香、砂仁等抑制胃肠道平滑肌，降低肠管紧张性，缓解痉挛而止痛；枳实、大腹皮、乌药、佛手等则兴奋胃肠道平滑肌，使紧张性提高，胃肠蠕动增强而排出肠胃积气；有的能促进胃液分泌，增强消化吸收机能，制止肠内异常发酵，具有芳香健胃祛风作用，如藿香、白豆蔻、陈皮等。解表药中辛味药占88.9％，大多含芳香刺激性的挥发性成分，兴奋中枢神经系统，扩张皮肤血管，促进微循环及兴奋汗腺使汗液分泌增加，从而起到发汗、解热作用。麻黄、藁本、柴胡的挥发油成分还具有抗病毒作用。

在460种常用中药中，辛味药183种。辛味药主要含挥发油，其次为苷类、生物碱等，所含挥发油是其作用的主要物质基础。如常用的芳香化湿药均为辛味药，其共同的特点是都含有芳香性挥发油。厚朴、广藿香、苍术、佩兰、砂仁含挥发油分别为1％、1.5％、1％～9％、1.5％～2％和1.7％～3％；白豆蔻、草豆蔻和草果也含挥发油。常用的开窍药均为辛味药，除蟾酥外也主要含有挥发油。从各元素的均值来看，辛味药的锌含量显著低于咸味药，钙含量显著低于苦味药。因此，低锌、低钙可能是辛味药潜在的元素谱征。

2.甘

甘味药的化学成分以糖类、蛋白质、氨基酸、苷类等机体代谢所需的营养成分为主，无机元素总平均值列五味中的第二位，镁含量较高。甘味药主要分布在补虚药、消食药、安神药和利水渗湿药中。甘能补、能缓、能和，具有补虚、缓急止痛、缓和药性或调和药味等功效。甘味补益药能补五脏气、血、阴、阳之不足，具有强壮机体、调节机体免疫系统功能、提高抗病能力的作用。凡是含有多糖类成分的中药（包括甘味药）均可影响机体免疫系统功能。甘味药还能缓和挛急疼痛，调和药性，如甘草所含甘草酸和多种黄酮类成分都具有缓解平滑肌痉挛、"缓急止痛"的作用，具有缓解胃肠平滑肌痉挛、解毒等作用。甘味药具有增强或调节机体免疫功能、影响神经系统、抗炎、抑菌、缓解平滑肌痉挛等作用。

3.酸

酸味药数量较少，在常用的42种酸涩药味中，单酸味者有16种，单涩味者有14种，酸涩味者有12种。单酸味药主要含有机酸类成分，常见中药中的有机酸有脂肪族的二元多脂羧酸、芳香族有机酸、萜类有机酸等;单涩味药主要含鞣质,酸涩味药也含有大量的鞣质,如五倍子含 60%～70%,诃子含 20%～40%,石榴皮含 10.4%～21.3%。酸味药无机元素的总平均值最低,其中 Na、Fe、P、Cu、Mn、Mg 含量均低于咸、甘、辛、苦味药,尤以 Fe 含量最低。酸味药主要分布于收涩药和止血药中,具有敛肺、止汗、涩肠、止血、固精、止泻的功效。有机酸和鞣质具有收敛、止泻、止血、消炎、抑菌等药理作用。酸涩药诃子、石榴皮、五倍子等含鞣质较高,通过与组织蛋白结合,使后者凝固于黏膜表面形成保护层,从而减少有害物质对肠黏膜的刺激,起到收敛止泻的作用;若鞣质与出血创面接触,由于蛋白和血液凝固,堵塞创面小血管,或使局部血管收缩,起止血、减少渗出的作用。马齿苋、乌梅等通过抑杀病原微生物发挥收敛作用,且乌梅的抑菌作用与其制剂呈酸性有一定关系,如将其制剂调至中性,对金黄色葡萄球菌的抑制强度则减弱一半。

4.苦

苦味药主要分布在涌吐药、泻下药、理气药、清热药、活血药和祛风湿药中。苦能泄、能燥,具有清热、祛湿、降逆、泻下等功效。常用中药中苦味药有 188 种。苦味药主要含生物碱和苷类成分,其次为挥发油、黄酮、鞣质等。苦味与抑菌、抗炎、杀虫、平喘止咳、止泻、止吐等作用相关。如清热药中的苦寒药黄连、黄芩、黄柏、北豆根、苦参等均主要含生物碱,皆具有抑菌、抗炎、解热等作用;栀子、知母等主要含苷类成分,具有抑菌、解热、利胆等作用。另外,50 种有毒中药中苦味药占 46%(23 种),在中药五味中占有较高比例,应引起注意。苦味药无机元素总平均值居五味中第四位,钙含量高于辛味药,锂含量高于咸味药,因此,高锂、高钙可能是苦味药功效的物质基础。

5.咸

咸味药数量较少,主要分布在化痰药和温肾壮阳药中,多为矿物类和动物类药材。咸能软、能下,具有软坚散结或泻下等功效。咸味药主要含有碘、钠、钾、钙、镁等无机盐成分。咸味药的咸味主要来源于碘和中性盐所显示的味,除氯化钠外,还有氯化钾、氯化镁和硫酸镁等,如昆布、海藻含碘,芒硝含硫酸钠等。现代研究表明,以上功效与抗肿瘤、抗炎、抑菌、致泻、影响免疫系统等作用有关。芒硝因含有多量硫酸钠,而具有容积性泻下作用。昆布、海藻因含有碘,故用于治疗单纯性甲状腺肿。温肾壮阳药中咸味药占有相当比例,例如鹿茸、海马、蛤蚧等。富含无机元素是咸味药的突出特征,而高铁、高锌、高钠、低锂是咸味药的元素谱征或本质属性,咸味药的高铁、高锌、高钠是其功效的物质基础。

6.五味的物质基础研究

不同的化学成分可能是中药辛、甘、酸、苦、咸五味的物质基础。中药的"味"取决于其所含有机物质和无机元素的含量与种类。富含无机元素是咸味药的突出特征,而高铁、高锌、高钠、低锂是咸味药的元素谱征或本质属性,与"动物和海产品是咸味药的主要来源"及"无机盐是咸味药的重要组成成分"相一致。咸味药的高铁、高锌、高钠含量正是该功效的物质基础。辛味药所含无机元素的总平均值仅次于咸味药,居第二位,从各元素的均值来看,辛味药的锌含量显著低于咸味药,钙含量显著低于苦味药;低锌、低钙可能是辛味药潜在的元素谱征。甘味药无机元素总平均值列五味中第三位,镁含量较高。苦味药无机元素总平均值居五味中第四位,钙含量高于辛、锂含量高于咸,高锂、高钙可能是苦味药功效的物质基础。酸味药的无机元素总平均值最低,其中 Na、Fe、P、Cu、Mn、Mg 含量均低于咸、甘、辛、苦味药,其中尤以 Fe 含量最低。对 182 种中药的微量元素进行统计分析,发现平性药中 Mn 含量低;咸味药中 Zn、Cu、Fe 较其他药味高,其中 Zn 有显著差异;辛味药的 Zn 与甘味药的 Zn,咸味药的 Cu 与苦味药的 Cu,辛味药的 Mn 与甘味药的 Mn 均有显著差异。在稀土元素含量水平上,辛、甘味药均显著高于苦味药,稀土元素含量与中药辛、甘、苦味可能具有更密切的关系。中药五味及其有效成分与消化系统毒性还有一定的相关性:消化系统的毒性主要集中于五味属性中苦、甘、辛类药物;肝毒性主要集中于五味属性中苦、辛两类药物;具苦、辛味的两类药物的神经系统毒性发生率明显偏高。

三、中药归经

中药归经理论的现代研究主要从形态学、药理学、化学成分、微量元素、受体学说、载体学说及对环核苷酸的影响等方面进行。

1.归经与解剖形态学

中药归经与西医学解剖结构之间的定位问题历来受到研究者的极大关注。中医理论中的脏腑概念不能等同于现代解剖学上的脏器实体。西医学认为,脑是机体至关重要的器官。脑主要是通过血-脑屏障(BBB)保障其自身内环境的相对稳定,从而维持人的正常生理功能。多数药物都无法透过 BBB 而发挥作用。中药成分能透过 BBB 进入脑中发挥药效作用,是中药归经入脑的基础。麝香的主要有效成分麝香酮能够通过 BBB 进入脑组织并有相当浓度的分布,而且与其他主要脏器相比,麝香酮在脑中较为稳定,代谢慢,这说明麝香酮对脑可能具有一种特殊亲和性。[3]H-川芎嗪进入机体后 5 分钟即可透过 BBB,分布于大脑皮质细胞中,8 分钟时达到高峰,而且在示踪 60 分钟内,在大脑内存留时间较长,其含量也相对比较稳定,表明大脑也是[3]H-川芎嗪重要的靶器官之一。天麻苷元为脑细胞膜的苯二氮䓬受体的配基,作为其葡萄糖苷的天麻素与苯二氮䓬受体无特异性亲和力。天麻素在进入小鼠体内后被降解为天麻苷元,并以天麻苷元的形式作用于苯二氮䓬受体,增强 γ-氨基丁酸(GABA)/苯二氮䓬受体复合体的功能,表现出镇静、抗惊厥等中枢抑制作用。这与天麻可选择性作用于脑是相似的,故可认为天麻归经于脑。中药的归经作用部分是通过对脑不同部位的选择体现出来的。许多中药可直接或间接地通过其有效成分对脑产生作用,如直接对中枢产生兴奋或抑制作用;或通过受体及神经递质间接地作用于神经系统;或通过拮抗、清除自由基、阻断神经细胞凋亡的启动、降低肿瘤坏死因子(TNF)、阻断一氧化氮(NO)的毒性途径、降低神经细胞某种基因的表达从而起到保护脑组织、改善脑功能的作用。各归经中药大多在用药后 1 小时对下丘脑的功能有明显促进作用,2 小时则对下丘脑转为明显抑制作用或无作用,到了 4 小时又开始对下丘脑有促进作用,此时的促进作用程度普遍低于 1 小时。这与下丘脑-垂体-性腺轴(HPG)及下丘脑-垂体-肾上腺轴(HPA)的反馈作用相类似,即各归经药对间脑(下丘脑)大多具有促进→抑制→

促进的过程,提示中药归经对机体的选择性作用,部分可能通过作用于神经内分泌网络来实现,对多个器官组织的选择性作用可能是递质、激素作用的间接结果。在用药后 2 小时,除归胆经、三焦经和心包经之外,其余归经均促进下脊髓的代谢活动;在用药后 4 小时,除归胆经、三焦经和小肠经之外,其余归经均促进后肢肌的代谢活动。说明中药归经作用除了影响内脏器官功能外,也包含了对脊髓、肌肉组织等经络循行部位的作用。中医理论中的脏腑概念不能等同于现代解剖学上的脏器实体。

2.归经与药理作用

中医学认为,各种病证都是脏腑或经络发病的表现,因而某药物能治疗某些脏腑经络的病证,就归入某经。429 种常用中药按药理活性分组,统计各组的归经频数,发现两者之间存在相关性,且与传统中医理论相吻合。如现代药理和临床研究证明,具有抗惊厥作用的钩藤、天麻、全蝎、蜈蚣等 22 味中药均入肝经,入肝经率达 100%,与不具有抗惊厥作用中药的入肝经率 42.9% 有显著差异;与中医“肝主筋”“诸风掉眩,皆属于肝”的理论相吻合。具有泻下作用的大黄、芒硝、芦荟等 18 味中药入大肠经率亦达 100%,明显高于其他 411 味中药 10.5% 的入大肠经率,这与“大肠为传导之腑”的中医理论相一致。具有止血作用的仙鹤草、白及、大蓟等 21 味中药入肝经率 85.3%,符合“肝藏血”的认识。具有止咳作用的杏仁、百部、贝母等 18 味中药,具祛痰作用的桔梗、前胡、远志等 23 味中药,具平喘作用的麻黄、地龙、款冬花等 13 味中药,入肺经率分别为 100%、100% 和 95.5%,符合“肺主呼吸”“肺为贮痰之器”的论述。对单味药的归经和药理作用的关系进行分析,认为当归对血液循环系统、子宫平滑肌、机体免疫功能的作用,与当归入心、肝、脾经的关系密切;红花入心、肝经与其对血液循环系统和子宫的作用密切相关;鹿茸、淫羊藿、补骨脂等 53 味壮阳中药全部入肾经,符合中医学认为肾主生殖的理论。

3.归经与有效成分的分布

对 23 种中药的有效成分在体内的分布与中药归经之间的联系进行分析,发现其中 20 种中药归经所属的脏腑与其有效成分分布最多的脏腑基本一致(61%)和大致相符(26%),符合率高达 87%。例如杜鹃花叶(归肺经)所含杜鹃素在肺组织分布多,鱼腥草(归肺经)所含鱼腥草素在肺组织分布多,丹参(归心、肝经)所含隐丹参酮在肝、肺分布最多等。在 129 种归肺经中药中,萜类化合物出现频率最高。萜类化合物对肺经系统疾病具有明显的药理作用,如桔梗三萜类化合物的祛痰活性明显,艾叶提取物 α-萜品烯醇对哮喘小鼠气道炎症及外周血 T 辅助细胞 1/T 辅助细胞 2(Th)平衡具有积极影响。放射自显影技术观察到 ^{3}H-川芎嗪的肝脏、胆囊摄取率最高,与川芎归肝、胆经的理论相符。3H-麝香酮灌服小鼠后,主要分布于心、脑、肺、肾等血液供应充足的组织和器官,并能迅速透过 BBB 进入中枢神经系统,与麝香归心经、通关利窍、开窍醒脑的认识相符。采用同位素示踪,高效液相色谱分析和放射自显影等技术研究 32 味中药归经及其在体内代谢过程的关系,发现无论是药物动力学的总体情况,还是吸收、分布、代谢、排泄各个环节,均与该药的归经密切相关;对 3H-川芎嗪(何首乌总苷、芍药苷、贝母素、淫羊藿苷、栀子苷、柴胡皂苷、毛冬青甲素等)在体内的吸收、分布、代谢和排泄等进行定性、定位和定量的动态观察,显示其与相应药物归经的脏腑基本相符合。由此可以得出,中药有效成分在体内选择性分布是中药归经的物质基础。

4.归经与微量元素

微量元素的"归经"假说认为,微量元素是中药的有效成分之一,中药微量元素在体内的迁移、选择性富集及微量元素结合物对疾病部位的特异性亲和是中药归经的重要基础。Zn、Mn、Fe 作为共同的物质基础,对神经—内分泌系统和免疫系统起到调节作用。对 180 多种中药的微量元素与归经的关系进行统计分析,发现归肝经的中药富含 Fe、Cu、Mn、Zn,明目类中药中富含 Zn、Mn、Cu、Fe 等微量元素,与眼组织中的 Zn、Mn、Cu、Fe 含量呈正相关,提示这些微量元素是中药发挥造血、保肝、保护视力作用的物质基础之一。补肾中药补骨脂、肉苁蓉、熟地黄、菟丝子等含有较高的 Zn、Mn 络合物,Zn、Mn 等微量元素与人类的生殖发育具有密切关系,并在性腺、肾上腺、甲状腺等部位富集;机体缺少 Zn、Mn 可以引起蛋白质、核酸代谢障碍,因此认为富含 Zn、Mn 是补肾中药归肾经的物质基础。

5.归经与受体学说

中药归经与现代受体学说有许多相似之处,均强调药物在机体内的选择性。药物小分子由于受结构、构象的限制,只能与特定受体结合而表现出相应的药理作用。受体是功能单位,又具有定位的特点,某种受体的分布可以跨器官、跨系统,这些与中医脏腑概念的特征极为相似,中药归经极有可能与其作用于某种或某几种受体有关。以受体学说来研究归经,可以在更深层次上揭示归经机理,也可以避免中西医内脏概念不一致所导致的确定归经定位难的不足。中药有效成分或有效部位与相应受体具有较强亲和力,通过激动或阻断受体而产生相应药理作用,这种亲和力的存在是中药归经理论的基础。补肾方药在给药后发挥"归经"作用,至少在骨和性腺两个靶点起作用,使骨组织中Ⅱ型胶原和骨矿化相关蛋白表达上调,$ER\alpha$ 和 $ER\beta$ mRNA 表达上调,促进雌二醇、睾酮、降钙素/甲状旁腺素升高,抑制骨吸收,促进骨形成,逆转骨质疏松,增加骨密度。细辛归心经,其所含的消旋去甲乌药碱具有兴奋心肌 β_1 受体的作用,所含的去甲猪毛菜碱具有兴奋 β、α 受体的作用。附子中的消旋去甲乌药碱对 α、β 受体都有兴奋作用,能兴奋心脏加快 HR,升高血压,另一成分氧化甲基多巴胺亦有强心、升压的作用,为 α-受体激动剂,这与附子归心经相符。槟榔可作用于 M 胆碱能受体而引起腺体分泌增加,使消化液分泌旺盛,食欲增加。从受体理论看,槟榔为 M 胆碱能受体激动剂,为胃肠受体接受产生兴奋作用,这与中医药理论中的槟榔归胃、大肠经是一致的。

6.归经与环核苷酸

根据中医学"肾主骨"的理论,对地塞米松致骨质疏松大鼠分别予以补肾复方(六味地黄丸加淫羊藿、牡蛎等)汤剂灌胃和膏剂穴位敷贴治疗,以 cAMP/cGMP 比值为指标,观察补肾复方对模型大鼠肝、脾、肾等 10 种脏器组织细胞内信息调节的影响及其与药物归经的相关性,发现补肾复方对 cAMP/cGMP 信使变化的调节与中医学本草著作记载的归经有较大的相似性。许多中药通过调节体内环核苷酸(cAMP、cGMP)浓度或比值而反映出药物对某脏器组织的选择性作用,故以 cAMP 和 cGMP 作为研究中药归经的指标。通过将五味子、鱼腥草、麻黄、延胡索等中药的水煎剂分别给动物灌胃,测定动物脑、心脏、肺脏、肝脏、肾脏等十种组织器官中 cAMP 与 cGMP 水平。发现 cAMP、cGMP 浓度变化及 cAMP/cGMP 比值变化显著的脏器,与各药物归经的关系非常密切。组织中 cAMP、cGMP 浓度及 cAMP/cGMP 比值变化在一定程度上可以反映中药对某组织脏器的选择性作用。连续 7 天灌服大鼠 4 种中药(麻黄、丹参、葛根、大黄),发现每种药物对动物不同组织脏器中环核苷酸水平的影响是不同的。为探讨揭示中药归经理论的实质,利用环核苷酸水平变化观测法,制备并应用肾阳虚动物模型,对淫羊藿、肉桂的归经问题进行了研究。以动物肾等组织中微量活性物质 MDA 含量变化为指标,观察了淫羊藿、肉桂对病理状态下组织脏器的选择性影响。结果显示,淫羊藿组、肉桂组动物肾组织中 MDA 含量均较模型动物有明显变化,与传统中医药学对两药归经的认识具有较大相近性。

7.归经与载体

载体学说是指用载体将药物直接送到病变部位的靶细胞,以提高药物的选择性。如桔梗、远志在天王补心丹中作为引经药,其实质是桔梗、远志的主要成分皂苷,以表面活性剂的作用增加了该方中其他成分的溶解度,从而促进了疗效的更好发挥。又如某些药用酒制或胆汁制,可增加脂溶性,用盐或童便制可使有效成分生成钠盐。由此可以看出,中药引经药的实质是增加复方中其他药物有效成分的溶解度,促进药用成分的吸收、特异性分布,有利于药用成分直达疾病部位,更好地发挥疗效。药物动力学研究表明,药物在组织器官等部位浓度愈高,其结合性愈强,药物作用的效果也愈佳。所以应用现代药动学的方法研究引经药中的活性成分在体内的特异性分布,可以说明它对作用点或靶器官所具有的选择性和亲和性。靶向给药可使病变部位的药物浓度增大,从而提高药物的利用度。中药归经是有针对性地利用引经药物导向性使药物的有效成分尽量多地到达目的器官,与载体学说有类似之处。

目前中药归经的实验研究取得了一定成果,但仍存在诸多问题,尚需开展进一步的研究工作。如应注意归经理论中所指的脏腑,是中医学中特有的定位概念,其与解剖学器官组织有较大的区别,研究中将两者等同不利于诠释归经的现代内涵。如将涵盖所有药性的 60 味中药灌服小鼠 1、2、4 小时后,聚类分析不同归经对各组织器官机能的影响来进行中药归经的形态学基础研究,结果发现一种归经可以作用于多个器官组织,不同归经可以作用于相同的器官组织,同一归经中药在给药后不同时间点作用的器官组织类别有所不同,提示中医脏腑与解剖学器官组织之间不是简单的一一对应关系,而是一种具有交叉重叠的网络关系。因此对于药物归经的理解,更应重视药物产生效应的部位及配伍之后作用的选择性改变等现代科学内涵。

四、中药升降浮沉

张仲景是中药升降浮沉理论的最早实践者,在其所创经方中,很重视中药升降浮沉之性。四逆散柴胡主升,疏肝气之郁结,枳实主降,导胃气之壅滞;半夏泻心汤辛开苦降并用,调理脾胃之升降,此皆善用药物升降浮沉之范例。

1. 中药的升浮

大多数味辛甘、性温热者属于升浮药；凡质地轻松的中药（入药部位为花、茎、叶者），大多作用升浮，如菊花、升麻等；补中益气汤对子宫脱垂有显著疗效，它可以选择性提高兔、犬在体或离体子宫肌的张力；单味升麻、柴胡都可显著提高兔离体子宫平滑肌的张力，说明升麻、柴胡两味药物，起到向上升提的作用。研究还发现在中药升降浮沉理论之外，亦有特殊性、双向性、不明显性及可变性。花叶类药物质地轻扬，本主升浮，但旋覆花、丁香降气止呕，槐花治肠风下血，番泻叶泻下导滞等，其性沉降而非升浮；子实类药物质地重实，本主沉降，但蔓荆子疏散表邪以清利头目、苍耳子发散风寒通鼻窍等，其性升浮而非沉降。因此中药升降浮沉之特殊性应从其临床发挥的作用方面去理解。

2. 中药的沉降

大多数味酸、苦、咸，性寒凉者属沉降药。就药物的质地而言，质地厚重或属子实者，如苏子、枳实等，大多作用沉降。中药升降浮沉特性不是固定不变的，在一定条件下可以发生转变，即升浮转变为沉降，沉降转变为升浮，其转变的条件包括炮制、配伍、药用部位的改变等。药物经过炮制后可以改变原来的四气、五味及升降浮沉等药性。有些药物经酒制则升、姜炒则散、醋炒则收敛、盐炒则下行。如大黄可峻下热结、泄热通便，具有沉降之性，但经酒制后，其活血化瘀及升浮之性增强，泻下通便等沉降之性减缓；杜仲、菟丝子盐炙炒后，增强其下行补肾的作用。升浮药配伍在大量的沉降药之中，全方功效随之趋下；反之，沉降药处于大量升浮药之中，全方的功效也随之趋上。故银翘散、桑菊饮等解表药都采用质地轻松、气薄味辛之类花草叶类药物，使配方具有升阳透表的功效。大承气汤使用大黄，其质地重浊、坚实、气厚，性寒的药物配方使之具有攻下实积聚、向里趋下的功效。

目前对中药升降浮沉理论的实验研究较少，主要是结合方药的药理作用进行观察。例如补中益气汤可以选择性地提高在体及离体动物子宫平滑肌的张力，加入升麻、柴胡的制剂作用明显；如果去掉升麻、柴胡则作用减弱且不持久，单用升麻、柴胡则无作用。中药升降浮沉理论的现代研究除不断丰富和发展原有的经典理论外，还集中研究了升降浮沉与中药药理作用的关系。有些中药具有升浮和沉降的双向作用趋向，如麻黄发汗、解表具有升浮的特性，又能止咳平喘、利尿消肿而具有沉降的特性；白芍上行头目祛风止痛，具有升浮的特性，又能下行血海以活血通经，具有沉降的特点；黄芪既能补气升阳、托毒生肌，具有升浮的特性，又能利水消肿、固表止汗，具有沉降的特点。

功效主治及药性理论对中药药效学的研究起着重要的指导作用。在中医药理论的指导下，合理认识和利用中药药效作用的特点，遵循其作用的基本规律，围绕功效主治及药性理论开展中药药效学研究，结合西医学的生理病理学认识，运用先进的科学研究方法，方能全面而深入地阐释中药药理作用的科学内涵。

第三节 影响中药药性的因素及合理应用

中药的药性受多种内在、外在因素的影响。针对中药饮片,主要有基原、产地、采收加工、炮制等内在因素及临床使用过程中的剂量、配伍、给药方法等外在因素;针对中成药,其外在因素与饮片相似,而内在因素除了包括成药组方中所有饮片的基原、产地等饮片因素外,还包括制剂工艺、辅料、剂型等因素。

一、基原、产地

中药药性的发挥是通过饮片体现的。饮片来源于中药材,药材的形成受外部环境的影响,包括生长的温度、湿度、降水、地形、土壤、微生物等因素。中药药性形成是中药秉承了自然环境中各因素的变化,是物候因子、土壤因子、生物因子、地理因子等综合作用的结果。

中药药性的形成与中药生长的自然环境因子密切相关,古人主要从药物生成禀受的角度对中药药性进行了相关阐述,认为药物生长于大自然之中,禀受天之阴阳之气而成寒热温凉,禀受地之阴阳之气而为酸苦甘辛咸五味,如《汤液本草·用药法象》云:"天有阴阳,风寒暑湿燥火,三阴、三阳上奉之。温凉寒热,四气是也,皆象于天。温、热者,天之阳也;凉、寒者,天之阴也。此乃天之阴阳也。地有阴阳,金木水火土,生长化收藏下应之。辛甘淡酸苦咸,五味是也,皆象于地。辛甘淡者,地之阳也;酸苦咸者,地之阴也,此乃地之阴阳也。"天地间环境变化影响药物的生长和收藏,禀受不同,从而形成药性的差异。

中药药性的形成禀受了不同地域环境的相关因素,明代陈嘉谟在《本草蒙筌》中谓:"地产南北相殊,药理大小悬隔。"又称:"凡诸草本、昆虫,各有相宜地产,气味功力,自异寻常……地胜药灵,视斯益信。"清代医家徐大椿《药性变迁论》云:"古方所用之药,当时效验显著,而本草载其功用凿凿者,今依方施用,竟有应有不应,其故何哉?盖有数端焉:一则地气之殊也。当时初用之始,必有所产之地,此乃其本生之土,故气厚而力全,以后传种他方,则地气移而力薄矣。"充分说明地理环境变异是药材药性产生差异的重要原因。

对于具体药物而言,应用生成禀受的理论阐发其药物属性的论述也较多见,《神农本草经疏》载:"白芷得地之金气,兼感天之阳气,故味辛气温。""黄芩禀天地清寒之气。"《本草崇原》载:"荆芥味辛,性温臭香,禀阳明金土之气。""菖蒲生于水石之中,气味辛温,乃禀太阳寒水之气。"《神农本草经读》谓:"黄连气寒,秉天冬寒之水气。"这些论述充分说明了药物的生长禀受不同,药性存在差异。

现代研究认为,天地阴阳二气,风、寒、暑、湿、燥、火、金、木、水、火、土,就相当于药用植物生长的外部环境各影响因素之总和。在植物生态学中,环境因子包括植物以外所有的环境要素,其中对植物的生长发育具有直接或间接影响的外界环境要素称为生态因子。按照生态因子的组成性质分为:①生物因子,动物、植物、微生物等;②地形因子,高原、山地、平原、低地、坡度、坡向等；③气候因子，光、温、水、气等；④土壤因子，土壤的物理、化学特性及土壤肥力等。天之阴阳二气，风寒暑湿燥火，主要相当于气候因子的各要素；地之阴阳二气，金木水火土，则以土壤因子的各要素为主，两者均夹杂了生物因子和地形因子的影响，并存在一定的交互作用。古人认识的天地阴阳二气是药用植物生长环境中生态因子的总和，中药药性禀受了天地阴阳二气的变化，就是禀受了自然环境中生态因子的变化。

中药的化学成分是中药药性形成的物质基础，而其有效成分的形成、转化与积累，受生长的外部环境的影响，不同时间、空间的气候条件、水土异质等环境变化通过影响其化学成分的变化，影响中药的药性差异，最终影响中药药效的发挥。如关内大黄具有泻下作用，而双城大黄反具收敛之性；当归原产地甘肃岷县纸坊乡的当归，其有效部位在抗血小板（PLT）聚集及抗凝血方面优于其他产地。上述发现一定程度上证实了古人的认识："失其地则性味少异矣，失其时则性味不全矣。"

二、药用部位

中药种类众多，药用器官各异。同一植物或动物不同部位的药性包括两种情况，一是相仿或相近，二是不同或相反。中药相仿或相近者多为草本植物，全草类中药各个器官的药性多是相同的，否则就区别入药了。如人参性平，味甘、微苦，可大补元气、复脉固脱、补脾益肺、生津、安神，同出一株的参条、参须、参叶、参子和参花均有不同程度的补益作用，但力较弱，且兼具其他功用；又如益母草与茺蔚子性均微寒，味均辛、苦，均可活血调经，但前者还可利尿消肿，后者又可清肝明目。来源于同一植株不同部位的中药药性不同或相反的也有很多，如荷花，性温，味苦，可祛湿消暑、活血止血；莲子，性平，味甘、涩，可补脾益胃、益肾固精、健脾止泻；莲心，性寒，味苦，可清心安神；莲蓬，性温，味苦、涩，可消炎、止血、调经祛湿；荷叶，性平，味苦，可解暑清热、升发清阳。

不同植物或动物同一部位由于具有相似的形质，其药性表现有如下规律：根及根茎类在土壤中向下生长，质地多坚实，其功用多表现有向内向下的趋势；茎木类是连接植物根与叶、花、果实的部分，起着输送、传导作用，多具通达、行运的功用；皮类位于植物器官外表，多具祛风、固表功用；全草类同时兼具多个器官，上下贯通，质地轻松，大都有发散、疏导、通利作用；花、叶类多伸展向上，质地较轻，多有上行向外透发之功用；果实、种子类内实质重，其功用有向内、向下的趋势，用于治疗中下焦疾病具有明显疗效；动物类多表现有"以脏补脏"的特点。

同一植物或动物不同部位的相似性越大，药性差异越小；反之相似性越小，药性差异越大，有的甚至有着根本的区别。同一器官不同部位的形质也有差异，表现在药性上也有不同。药用部位与药性之间既"同中有异"，又"异中有同"，集中体现了中药药性的整体性、对立统一性和可变性。在采收与加工过程中，准确分开不同药用部位、去除非药用部位，对于准确、充分地发挥药性具有非常重要的意义。

三、采收、炮制

1.采收时期

化学成分作为中药药性的物质基础,其在药用植物体内的形成积累,不仅随植物不同年龄有很大变化,而且在1年之中随季节不同、物候期不同亦有很大影响。如金银花花蕾7个生长发育时期干物质积累动态依大小次序为:银花期＞大白期＞金花期＞凋花期＞二白期＞三青期＞幼蕾期;金银花花蕾中主要有效成分之一绿原酸在7个生长时期的单蕾中含量具有动态变化:从幼蕾期到大白期逐步增加,于大白期达高峰,之后开始降低。大白期花蕾中绿原酸的含量大约是幼蕾期的1.2倍、银花期的1.5倍。此外,不同生态环境下的同一种药材,其所含化学成分存在一定的差异,有的差异甚至非常显著。

2.炮制

气(性)和味都是每味中药所固有的,是不可分割的整体,气(性)味结合构成了中药的性能要素,既能反映某些中药的共性,又能反映各药的个性。炮制对中药的气(性)味具有明显调控作用。

(1)增强、抑制或改变药气(性):炮制往往会使中药药性发生变化,如淡豆豉、麻黄、紫苏水制性偏温,青蒿、桑叶水制性偏凉。"寒者益寒""热者益热"时,通过"以寒制寒""以热制热"可以扶其不足,增强药性,如黄连经胆汁制后苦寒之性加强,更宜清泄肝胆实火。多数情况下需要"以热制寒"或"以寒制热"来抑制药性之偏,如栀子姜汁制后苦寒之性降低;黄柏、大黄、黄芩酒炙后寒性大减;萸黄连(吴茱萸汁制黄连)寒而不滞,善清气分湿热、散肝胆郁火;连吴萸(黄连水制吴茱萸)热而不燥,善温中止痛、降逆止呕。

部分中药在经炮制后药性可发生根本变化。如竹茹微寒,姜汁制后性平;生巴豆性大热,"制熟后,其性变寒";半夏"生微寒,熟温";生地黄甘寒,制成熟地黄时则转为甘温之品;生艾叶性凉,凉血止血,艾叶炭性温热,温经止血;生甘草性偏凉,以清热泻火解毒见长,炙甘草性温,更宜补脾益气、润肺止咳。

(2)改变药味:蜜炙多增加甘味,酒炙多增加辛味,醋炙多增加酸味,盐炙多增加咸味,炒炭、煅后多增加涩味。如木香性温、味辛苦,以行气止痛力强;煨木香辛味已减,性温、味微辛苦涩,以温中止泻见长;生白矾味酸,煅成枯矾则味变酸涩。

(3)影响升降浮沉:性温热、味辛甘者,属阳,作用升浮;性寒凉、味酸苦咸者,属阴,作用沉降。"气厚味薄者浮而升,味厚气薄者沉而降,气味俱厚者能浮能沉,气味俱薄者可升可降"。炮制对中药的四气五味有影响,从而可以改变其作用趋向。通常酒制性升,姜制则散,醋制收敛,盐制下行。

(4)影响归经:炮制能够影响中药的归经。醋制入肝经,蜜制入脾经,盐制入肾经等。如醋制柴胡、香附重在疏肝止痛;盐制知母、黄柏,引药入肾,用于肾阴不足、虚火上炎之症。《本草纲目》云:"升者引之以咸寒,则沉而直达下焦;沉者引之以酒,则浮而上至巅顶。""黄柏性寒而沉,生用则降实火,熟用则不伤胃,酒制则治上,盐制则治下,蜜炙则治中。"运用不同辅料炮制可达到一药多效的作用，如黄连"治肝胆实火，则以猪胆汁浸炒；治肝胆虚火，则以醋浸炒；治上焦之火，则以酒炒；治中焦之火，则以姜汁炒；治下焦之火，则以盐水炒；治食积之火，则以黄土末调水炒"。

炮制对每味中药药性的调控不尽一致，往往偏重某一个或几个方面，其中某方面发生变化，也会导致其他方面发生相应改变。炮制对药性的影响是多方面的，且多是相互联系、相互制约的。通过炮制来调控中药药性，是提高临床治疗效果的常用有效手段。

四、临床用药

1.药物配伍

药物的寒热偏性可随配伍后其用量比例及所治病证的不同而发生变化。如麻黄杏仁石膏甘草汤治疗肺热实喘，大黄附子汤治疗寒积便秘，前方中寒性的石膏制约麻黄的温性，而使处方偏寒凉；后方中大黄的寒性则被附子、麻黄的温性抑制，而使大黄单存泻下之效，即所谓"去性存用"。或随寒性药与温性药的药味组成多少变化，或随寒、热药物之间的用量比例变化，而使组方的偏性发生变化。

2.给药剂量

同一药物，因用量不同，其药性会发生变化。正如《神农本草经》载丹参性"微寒"，即指在治疗剂量下，其发挥清心凉血、治疗热病扰心之心神不宁等热证；而陶弘景言其："时人服多眼赤，故应性热。"提示二者观察丹参药性的角度不同，亦反映出同一药物用量不同，其"气"可发生变化。认为药之二气与剂量相关，并提出"一些被主要气味的'偏性'所掩盖的次要气味，随着剂量增加而逐渐达到'有效浓度'，药物就表现出新的药性。互相矛盾的气味则表现出相反的功效，是剂量依赖性'双向作用'"，此为一物二气的又一新认识。临床用柴胡以升阳举陷、疏肝解郁，剂量一般较小，其寒性并不明显，若剂量增大，则解表退热，显现出寒性。可见，同一药物的寒热药性，可因用量不同而发生变化。

3.给药途径

给药途径不同，药性寒热也可能呈现差异。如冰片外用，具有清热消肿、止痒止痛作用，当为寒凉之性；其内服开窍醒神、缓解冠心病及外伤疼痛，偏于温通走窜，其性又当偏温。目前，随着剂型的多样化，给药途径更加复杂，这种现象将日趋增加。如枳实内服，用以行气化痰、除痞散结，其寒热效应很不明显。因承气诸方用之，古本草谓其微寒；但改用静脉给药，则强心升压，表现出温性的治疗效应。

同一药物，因具多效性，加之受配伍、给药剂量、给药途径等因素影响，其寒热药性在一定条件下可发生变化，因而寒热药性具有相对性。陶弘景在《本草经集注》载："药性，一物兼主十余病者，取其偏长为本。"对于那些不止一性的药物，只标明一性，取其偏长，突出其最明显的药性倾向，有利于把握重点，以指导临床合理用药。如果一药既标性温，又标性寒，反而使人无所适从。

五、制剂

中药种植、加工、生产过程中的诸多因素均会影响中药的质量与药性。对中成药而言,其制备过程的科学、稳定、可控,对药性有着非常重要的影响。由于制备工艺、辅料和剂型的多样化,使组成中成药的各类饮片自身的偏性与其入汤剂时相比发生了明显变化,将影响其所含成分本身的属性、有无、多寡、相对比例、释药特点及生物利用度等,并最终影响中成药的整体药性。

1.制剂工艺

根据药物的性质和所需制剂的目的,所有药物在制成中成药时均需要经过适宜的制剂过程,包括粉碎、提取、纯化等过程,某些过程会使成分发生变化从而对药性产生影响,比如提取的温度、溶剂、时间等。如在含丹参药材制剂的生产过程中,温度及时间的控制对于保证产品质量尤为重要,应尽量采用丹参酮ⅡA损失小的制剂工艺。中药所含化学成分繁多、复杂,应根据目标成分的理化性质,通过调节提取溶剂的极性(如水提醇沉或醇提水沉)来提取目标成分,去除他类成分或杂质。古人在制备汤剂时,很注重先煎、后下、另煎等特殊处理方法的运用,一定程度上体现了他们对制剂工艺及其对药性影响的重视。

2.制剂辅料

同种炮制辅料会对中药饮片的药性产生相似影响,制剂辅料的使用同样会影响中成药的药性。制剂辅料的使用贯穿于中成药制备的整个过程,包括提取、分离、纯化、浓缩、干燥等和最终成型的各个阶段。根据制剂辅料最终是否保留在成型制剂中,可将其大致分为制剂过程辅料和中成药辅料两类,均可最大限度地保留有效成分,提高其偏性,增强治疗作用。如汤剂制备过程中虽然将含挥发性的药物后下,但还是会有成分损失,包合技术能最大限度地保留其成分,使其"表现的偏性"更强。薄荷油、桉叶油的β-CD包合物,可使其溶解度提高至约50倍。

3.剂型

根据药物的性质和临床使用目的,需将药物制备成符合治疗疾病需求的剂型。药物疗效主要取决于药物本身,但是在一定条件下,剂型对药物疗效的发挥也可以起到关键性作用。与缓释或普通释药剂型相比,速释剂型可加速药效释放速度,使单位时间内机体受到药物的效应更强,药物所"表现的偏性"更强而快。中药注射剂改变了中药传统的给药方式,不存在"释药"过程,药液直接进入血液循环,起效迅速,适用于危重患者的抢救。与速释剂型或普通释药剂型相比,缓释剂型减缓药物释放速度,单位时间内人体受到药物的效应更小,药物所表现的"偏性"弱而持久。如传统的水丸、蜜丸、糊丸、蜡丸与散剂、煎剂等对比,内服后在胃肠道中溶散缓慢,发挥药效迟缓,但作用持久,多用于慢性病的治疗。

同种药物因剂型不同、给药方式不同会出现不同的药理活性,从而表现出不同药性。三黄汤中的小檗碱可与其中的黄芩苷、大黄中的鞣质产生不溶于水的生物碱复盐,出现混悬,但随汤剂入胃后经胃液作用仍可分解起效;若制成注射剂,这种混悬物被滤去,反使药效降低,这是因为汤剂在煎煮过程中各成分相互作用,对成分溶出、分解及新物质的生成等都有很大影响。

第二章 中药调剂

第一节   处方

一、处方的概念与种类

（一）处方的概念

处方是医疗和药剂配制的重要书面文件。狭义的处方是指医师诊断患者病情后，为其预防和治疗需要而写给药房配发药剂的文件。广义地讲，凡制备任何一种药剂的书面文件，均可称为处方。

狭义的处方又称医师处方，包括临床医师开写的中药处方和西药处方。医师处方是医师对患者治病用药的凭证，是药房调配药剂和指导患者用药，以及计算医疗药品费用的依据。因此处方在法律上、技术上和经济上具有重要意义。要求医师和药剂人员在处方上签字，以示对开写处方及调配处方所负的法律责任及技术责任。

（二）处方的种类

1.法定处方

系指《中国药典》、局颁药品标准（或部颁药品标准）所收载的处方，具有法律的约束力。

2.协议处方

系指医院医师与药房根据临床需要，互相协商所制定的处方。它可以大量配制成医院制剂，减少患者等候调配取药的时间。协议处方药剂的制备必须经上级主管部门批准，并只限于本单位使用。

3.医师处方

系指医师对患者治病用药的书面文件。医师处方在药房发药后应保留一定的时间，以便查考。普通处方、急诊处方、儿科处方保存期限为 1 年，医疗用毒性药品、第二类精神药品处方保存期限为 2 年，麻醉药品和第一类精神药品处方保存期限为 3 年。处方保存期满后，经医疗机构主要负责人批准、登记备案，方可销毁。

为了方便病人及便于对特殊处方的管理，不同的处方使用不同的颜色纸印制，并在处方右上角以文字注明不同类别的处方。

4.经方

系指《伤寒论》《金匮要略》等经典医籍中所记载的处方。

5.古方

泛指古典医籍中记载的处方。

6.时方

系指清代至今出现的处方。

7.单方、验方和秘方

单方一般是比较简单的处方,往往只有1～2味药。验方是民间和医师积累的经验处方,简单有效。秘方一般是指过去秘而不传的单方和验方。这些单方、验方和秘方中有不少是确有特殊疗效的,应注意发掘、整理和提高。

二、医师处方的内容与特点

(一)处方的内容

完整的医师处方应包括以下各项。

1.处方前记

包括医院名称,门诊号或住院号,病人的姓名、性别、年龄,处方日期等。处方上写明患者姓名,表示该药物是专门为某一病人调配的。性别、年龄为药剂人员核对药品剂量的主要依据,对儿童尤为重要。

2.处方正文

这是处方的主要部分,包括药物的名称、规格、数量和用法等。药物名称用中文或拉丁文第二格书写。毒性药品应写全名,普通药可用缩写名,但缩写不得引起误解。数量一律用阿拉伯数字,剂量单位用公制及通用的国际单位。处方不得涂改,必要时由处方医师在涂改处签字。毒性药品、麻醉药品等更应该严格遵照执行。

3.处方后记

包括医师签名,调剂人员签名及复核人签名。处方写成后必须由医师签字或盖章,方能生效。调剂人员配毕处方后须由复核人员查验,双签名后方可将药品发出。

(二)处方的特点

1.中药处方的特点

(1)处方正文中所用的中药按"君、臣、佐、使"及药引子的顺序书写。

(2)饮片、中成药、西药三类药品分别开写处方,不得在同一处方上书写。

(3)中药处方中有正名、别名、"并开"及"脚注"。处方药名应用正名,若用别名或"并开"须书写清楚。"脚注"往往是注明对饮片的特殊炮制要求及对煎药法的要求。饮片处方一般以单日剂量书写,同时注明总剂数。

(4)中成药处方书写法同西药处方。

2.西药处方的特点

(1)西药处方均以 Rp 起头,来源于拉丁文 Recipe,意"取",即"取下列药品"。

(2)处方中各种药物按其作用性质依次排列。

主药:系起主要作用的药物。

辅药:系辅助或加强主药作用,以及纠正其副作用的药物。

矫味剂:系改善主药或辅药气味的物质。

赋形剂:系赋予药物以适当的形态和体积以便于药物应用的物质。

目前临床医师处方绝大多数应用药物制剂。其剂量书写方法有:单剂量法,即写出一次用量,一日次数及总日数;总剂量法,即写出总剂量,并写出一次用量及一日次数。

(3)服用方法:通常以 Sig.(拉丁文 Signa 的缩写)为标志。服用方法指示术语一般用拉丁文缩写。

三、处方药与非处方药

药品分类管理已成为世界发达国家及部分发展中国家医药管理的一个重要组成部分,为药品销售和使用的依据。为保证人民用药安全有效、使用方便,我国自 2000 年 1 月 1 日起施行处方药与非处方药分类管理办法(试行),对药品的审批、广告、分发标示物、销售等进行分类管理。药品分为处方药与非处方药,是从管理方面对药品的界定,其意义:①有利于人民用药安全;②有利于推动医疗保险改革制度;③有利于提高人民自我保健意识;④促进医疗行业与国际接轨。

(一)基本概念

根据药品品种、规格、适应证、剂量和给药途径的不同,对药品分别按处方药与非处方药管理。

1.处方药

是指必须凭执业医师或执业助理医师处方才可调配、购买,在医师、药师或其他医疗专业人员监督或指导下方可使用的药品,这类药品一般专用性强或副作用大。

2.非处方药

是指由国务院药品监督管理部门公布的,不需要凭执业医师或执业助理医师处方即可自行判断、购买和使用的药品,又称为柜台发售药品(简称 OTC)。这类药品具有安全、有效、使用方便的特点。消费者按照标签上的说明就可以安全使用。非处方药分为甲、乙两类,乙类更安全。

中药非处方药遴选原则是应用安全、疗效确切、质量稳定、使用方便。

(二)处方药与非处方药管理特点

1.国家市场监督管理总局负责处方药与非处方药分类管理方法的制定及负责非处方药目录的遴选、审批、发布和调整工作,各级药品监督管理部门负责辖区内处方药与非处方药分类管理的组织实施和监督管理。

2.处方药、非处方药生产企业必须具有《药品生产许可证》,其生产品种必须取得药品批准文号。

3.经营处方药、非处方药的批发企业和经营处方药、甲类非处方药的零售企业必须具有《药品经营许可证》,药品监督管理部门批准的其他商业企业可以零售乙类非处方药。

4.处方药只准在专业性医药报刊进行广告宣传,非处方药经审批可以在大众传播媒介进行广告宣传。

5.非处方药每个销售基本单元包装必须附有标签和说明书,说明书用语应当科学、易懂,便于消费者自行选择。

6.处方药可以在社会零售药店中销售,但须凭医师处方。医疗机构根据医疗需要可以决定或推荐使用非处方药。

第二节　中药处方的调配

中药处方调配是完成中医师对病人辨证论治,正确用药的重要环节。调剂人员必须掌握药物的配伍变化,毒性药与配伍禁忌药及药物的别名、并开和脚注等有关知识,才能胜任工作,提高调配质量,确保药剂应有的治疗作用。

一、处方的调配程序

中药处方的调配程序为:审查处方→计价→调配→复核→发药。在实际工作中,审方往往不单独设岗,计价、调配和复核人员都负有审方的责任。

(一)审查处方

1.审查项目与处理

审方是调剂工作的关键环节,调剂人员不仅要对医师负责,更要对病人负责。因此需认真细致地审阅处方。审方内容包括:

(1)病人姓名、年龄、性别、婚否、住址或单位、处方日期、医师签名。

(2)药名、剂量、规格、用法用量是否正确,剂量对儿童及年老体弱者尤需注意;毒、麻药品处方是否符合规定,处方中药物是否有十八反、十九畏及妊娠禁忌;需特殊处理的药物是否有脚注,药味是否有短缺;处方中自费药是否开自费处方等。

(3)如发现处方中药味或剂量字迹不清时,不可主观猜测,以免错配;如有配伍禁忌,超剂量、超时间用药,服用方法有误,毒麻药使用违反规定等方面的疑问及药味短缺,都应及时与处方医师联系,请医师更改或释疑后重新签字,否则可拒绝调配。

2.毒性药与配伍禁忌

(1)毒性药:系指毒性剧烈,治疗量与中毒量相近,使用不当可致人中毒死亡的中药。

利用毒性药治病,若配伍得当,则可获得预期疗效;若用之不当,易发生中毒危险。在调配处方中应特别引起注意。

(2)配伍禁忌:古人通过长期的临床实践,总结出中药配伍使用后有"七情"变化,即单行、相须、相使、相畏、相杀、相反和相恶。除单行外,其他 6 个方面为药物配伍后产生的协同、抑制或对抗作用。其中"相须""相使"指药物配伍后的协同作用,"相畏""相杀"指药物配伍后能减轻或消除原有的毒性或副作用,"相反""相恶"是指药物配伍后的拮抗作用,一般为药物配伍禁忌。中药配伍禁忌多参照"十八反""十九畏"。

(3)妊娠禁忌:凡能影响胎儿生长发育、有致畸作用,甚至造成堕胎的中药为妊娠禁忌用药,孕妇应禁止使用。但凡毒性药、峻下逐水药、破血逐瘀药及具芳香走窜功能的中药均属妊娠禁忌用药范围。

《中国药典》2015 年版将妊娠禁忌用药分为妊娠禁用药、妊娠忌用药和妊娠慎用药 3 类。具体品种见《中国药典》2015 年版。

3.并开药物与脚注

(1)并开药物:系指将处方中 2～3 种中药同开在一起。药物并开大致有两种情况:一是疗效基本相同的药物,如"二冬"即指天冬和麦冬,都具有养阴、益胃、清心肺作用;"二活"即指羌活和独活,都具有祛风祛湿、止痛作用;"焦三仙"即指焦神曲、焦山楂、焦麦芽,均有消食健胃作用。二是药物配伍时可产生协同作用,如"知柏"即知母和黄柏,其配伍能增强滋阴降火作用。

(2)脚注:系指医师开处方时在某味药的右上角或右下角所加的注解。其作用是简明指示调剂人员对该饮片采取的不同的处理方法。脚注内容一般包括炮制法、煎药法、服药法等。常用的脚注术语有打碎、炒制、先煎、后下、另煎、包煎、烊化、捣汁、冲服等。

(二)计价

药价的计算要按当地药政部门统一规定的办法和计价收费标准执行,不得任意改价或估价,做到准确无误。自费药品的药价应单列。

(三)调配处方

调剂是中药房工作的重要环节,调剂工作的质量直接影响到病人的身心健康。调剂人员要有高度的责任感和职业道德。调剂人员接方后首先查验是否已计价、缴款,再按审方要求再一次审方。配方时按处方药物顺序逐味称量,多剂处方应先称取总量,然后按等量递减法使分剂量均匀准确。需特殊处理的药物应单独包装,并注明处理方法。若调配中成药处方,则按处方规定的品名、规格、药量进行调配。调剂完毕,自查无误后签名盖章,交执业中药师核对。

调配处方注意事项如下:

1.调配处方时应参看处方,精神集中,认真仔细,不要凭记忆操作,以防拿错或称错药物。

2.分剂量时应按"等量递减""逐剂复戥"的原则,不可主观估量或随意抓药调配。

3.处方药味按所列顺序称取,间隔平放。体积泡松饮片应先称,以免覆盖他药,如灯心草、夏枯草等;黏软带色中药应后称,放在其他饮片之上,以免沾染包装用纸,如瓜蒌、熟地、青黛等。

4.用时需捣碎的饮片,应称取后置专用铜冲内捣碎后分剂量。铜冲应洁净,无残留物,捣碎有特殊气味或有毒饮片后,应及时将铜冲洗净;遇需临时加工炮制的饮片,应依法炮制。

5.处方中如有先煎、后下等需特殊处理的饮片,应单包并注明用法。有鲜药时应另包并写明用法,不与群药同放,以便于低温保存。

6.急诊处方应优先调配;细料药、毒性药须二人核对调配;一张处方调配完毕,才能调配另一张处方。

(四)复核

为了保证患者用药有效安全,防止调配错误和遗漏,应把好复核关。已调配好的药剂在调剂人员自查基础上,再由有经验的执业中药师进行一次全面细致的核对。复核具体要求如下:

1.按审方要求审阅处方,确认无误后再按处方内容逐项审核。

2.注意调配的药味和称取的分量与处方是否相符,有无多配、漏配、错配或掺混异物现象。

3.饮片有无生虫、发霉及变质现象,有无以生代制、生制不分的处方应付错误,有无应捣未捣的情况。

4.需特殊处理的药物是否按要求单包并注明用法,贵重药、毒性药是否处理得当。

5.发现有调剂不当的情况时,应及时请调剂人员更改。复核无误后在处方上签字,在包装袋上写清病人姓名和取药号,交与发药人员。

(五)发药

发药是调剂工作的最后一个环节,发药人员将饮片包装,核对无误后,发给病人。包装时要注意外用药要有外用标志,先煎、后下等特殊处理的中药要放在每一包的上面,将处方固定在捆扎好的药包上。发药时要注意:①认真核对患者姓名、取药凭证和汤药剂数;②向患者交代用法、用量、用药或饮食禁忌,以及特殊处理药物的用法、鲜药保存等;③耐心回答病人提出的有关用药问题。

二、中药"斗谱"的排列原则

中医院调剂室分为门诊调剂室和住院部调剂室。调剂室又分为饮片调剂和成药调剂。中成药调剂的主要设备是中成药架。饮片调剂的主要设备有用于存放中药饮片的斗架,调配处方的调剂台。饮片斗架的规格视调剂室面积大小和业务量而定。一般斗架高2m,宽1.3m,厚0.6m,装药斗59～67个,可排列成横七竖八或横八竖八,每个药斗分为3格。斗架最下层设3个大药斗,每个药斗两格,用于存放质轻体积大的饮片。

由于中药品种繁多,品质各异,为了能将中药饮片合理有序地存放,便于管理,中药行业在多年的实践中总结出一套经验规律,称为"斗谱",即指药斗架内饮片的编排方法。斗谱编排的目的是便于调剂操作,减轻劳动强度,避免差错事故,保证患者用药安全。

斗谱排列原则如下:

1.按处方需要排列

根据临床用药情况将饮片分为常用药、次常用药和不常用药。常用药装入药斗架的中层;

不常用者装在最远处或上层;较常用者装在两者之间。质重的和易染色他药的如磁石、龙骨、牡蛎和炭药等药物宜装在下层药斗内;质轻且用量少的饮片宜放在药斗架的高层,如月季花、白梅花;质轻而体积大的饮片宜装入下层大药斗内,如竹茹、夏枯草等。

2.按方剂组成排列

同一方剂内药物宜装在同一药斗或临近药斗中,以方便调配。如四君子汤中党参、白术、茯苓;桂枝汤中桂枝、芍药、甘草等;白虎汤中石膏、知母、粳米等。

3.按入药部位排列

如按根、茎、叶、花、果实、种子及动物药、矿物药等分类装入药斗。

4.按药物性味功能排列

性味功能基本相仿的,放在同一药斗或邻近药斗中,如广藿香、藿香梗、香薷;桃仁、红花、赤芍;紫苏、苏梗、苏叶等。

5.按需特殊保管的药物特殊排列

一般不装药斗,用特殊容器贮存。

此外,毒性药、麻醉药应设专柜、专锁、专账、专人管理,如马钱子、斑蝥、罂粟壳等;易燃药宜装在缸、铁箱内,远离火源、电源,如火硝、硫黄、艾叶炭等;贵重细料药应专柜存放,专人保管,如红参、西洋参、鹿茸、羚羊角片、麝香、牛黄等。

编排药物图谱除依据上述原则外,还必须结合本地区用药习惯、本医院性质及用药特点,综合考虑编排方式,使其合理化、科学化。

第三节 其他形式的饮片

中药配方调剂历来采用"手抓戥称"的传统调剂方式,近年来随着各医疗机构中医药服务量的逐步增长等诸多因素的变化,不少中医医院及中医药工作者针对散装中药饮片调剂方式存在的不足进行了大量的实践探索,出现了中药配方颗粒、小包装中药饮片、中药超微饮片等形式的饮片。

一、中药配方颗粒

(一)概念

中药配方颗粒是以符合炮制规范的中药饮片为原料,根据各类药材的不同特性,参照传统煎煮方法,利用现代化的生产工艺,经粉碎或"全成分"提取、浓缩、干燥、制粒、包装而成的供医生配方使用的系列单味中药颗粒剂。

(二)特点

中药配方颗粒与传统饮片相比,其特点为:规格统一,标准一致,疗效确切、稳定;药性强,药效高,作用迅速;服用剂量小,临用时温开水配成冲剂;药品名称印刷清晰,配方清洁卫生,有利于加强中药管理。

（三）发展概况

中药配方颗粒，始于 20 世纪 70 年代，由日本、韩国和我国台湾首先普遍应用并远销欧美等地。2001 年 7 月随着《中药配方颗粒管理暂行规定》及《中药配方颗粒质量标准研究的技术要求》正式发布，国家将中药配方颗粒纳入饮片管理范畴，逐步实施饮片文号管理。目前我国有六家中药配方颗粒定点生产企业。

二、小包装中药饮片

（一）概念

小包装中药饮片是指将加工炮制合格的中药饮片，按设定的剂量单味定量包装，由配方药师直接"数包"调配，无须称量的中药饮片。

（二）特点

小包装中药饮片保持了中药饮片的原有性状，不改变中医临床以饮片入药、临用煎汤、诸药共煎的用药特色；剂量准确，克服了使用散装中药饮片调剂所存在的称不准、分不匀的弊端；保证了中药饮片的纯净度与质量，有利于贮存与养护，提高了调剂效率，易于复核；能有效避免使用散装中药饮片所造成的浪费；显著改善了中药饮片处方调剂的工作环境；有利于促进中药饮片的量化管理和计算机管理，提高医疗机构的中药饮片管理水平；有利于增进人们对中医药的认知度，并促进中药饮片生产的规范化、标准化、品牌化。但小包装中药饮片产成本较散装饮片大。

（三）发展概况

20 世纪 90 年代就有"单味中药饮片分克小包装技术"的使用。到 21 世纪初，北京市国家市场监督管理总局组织制定了《小包装中药饮片管理暂行办法》，并决定自 2002 年起在北京地区实施小包装中药饮片生产试点工作。2005 年，广东省中医院全部启用小包装中药饮片，这是全国首家全部采用小包装饮片的医院。2007 年，国家中医药管理局在全国选择了 19 家中医医院开展小包装中药饮片推广使用试点工作。2008 年，随着《小包装中药饮片医疗机构应用指南》的制定发布，小包装中药饮片已在全国全面推广使用。

第三章 中药注射剂

第一节 注射剂的溶剂和附加剂

注射剂所用溶剂应安全无害,并与其他药用成分兼容性良好,不得影响活性成分的疗效和质量。一般分为水性溶剂和非水性溶剂。

水性溶剂最常用的为注射用水,也可用0.9%氯化钠溶液或其他适宜的水溶液。非水性溶剂常用植物油,主要为供注射用的大豆油,其他还有乙醇、丙二醇和聚乙二醇等。供注射用的非水性溶剂,应严格限制其用量,并应在各品种项下进行相应的检查。

一、注射用水

(一)制药用水

《中国药典》2015年版四部通则将制药用水因其使用的范围不同而分为饮用水、纯化水、注射用水和灭菌注射用水。制药用水的原水通常为饮用水。

1.饮用水

为天然水经净化处理所得的水,其质量必须符合现行的中华人民共和国国家标准《生活饮用水卫生标准》。饮用水可以作为药材净制时的漂洗、制药用具的粗洗用水。除另有规定外,也可作为饮片的提取溶剂。

2.纯化水

为饮用水经蒸馏法、离子交换法、反渗透法或其他适宜的方法制备的制药用水。不含任何附加剂,其质量应符合《中国药典》2015年版二部纯化水项下的规定。纯化水可以作为配制普通药物制剂的溶剂或试验用水;可作为中药注射剂、滴眼剂等灭菌制剂所用饮片的提取溶剂;口服、外用制剂配制用溶剂或稀释剂;非灭菌制剂用器具的精洗用水。也可以作非灭菌制剂所用饮片的提取溶剂。纯化水不得用作注射剂的配制与稀释。

3.注射用水

为纯化水经蒸馏所得的水,应符合细菌内毒素试验要求。注射用水必须在防止细菌内毒素产生的设计条件下生产、贮藏及分装。其质量应符合《中国药典》2015年版二部注射用水项下的规定。注射用水可以作为配制注射剂、滴眼剂等的溶剂或稀释剂及容器的清洗。注射用水的储存方式和静态储存期限应经过验证确保水质符合要求,例如可以在80℃以上保温或

70℃以上保温循环或 4℃以下的状态存放。

4.灭菌注射用水

为注射用水按照注射剂生产工艺制备所得。不含任何添加剂。主要用于注射用无菌粉末的溶剂或注射剂的稀释剂。其质量应符合《中国药典》2015 年版二部灭菌注射用水项下的规定。

（二）注射用水的质量要求

注射用水的质量在《中国药典》2015 年版二部中有严格规定,其性状应为无色透明液体;无臭。pH 值应为 5.0～7.0。氨含量不超过 0.000 02%。每 1mL 含细菌内毒素的量应小于 0.25 内毒素单位(EU)。微生物限度,每 100mL 中需氧菌总数不得过 10cfu。此外,硝酸盐与亚硝酸盐、电导率、总有机碳、不挥发物与重金属照《中国药典》2015 年版二部纯化水项下的方法检查,应符合规定。

（三）注射用水的制备

制备注射用水的流程,通常是将饮用水先经细过滤器滤过,再经电渗析法与反渗透法去除大部分离子,用离子交换法制为纯化水。将纯化水以蒸馏法制为注射用水。目前也有厂家直接用反渗透法制备纯化水后再用多效蒸馏法制备注射用水。

1.纯化水的制备

(1)离子交换法:本法的主要特点是制得的水化学纯度高,设备简单,节约燃料和冷却水,成本低。

离子交换法净化处理原水制备纯水的基本原理是,当水通过阳离子交换树脂时,水中阳离子被树脂所吸附,树脂上的阳离子 H^+ 被置换到水中,并和水中的阴离子组成相应的无机酸。常用的离子交换树脂有阳、阴离子交换树脂两种,如 732 型苯乙烯强酸性阳离子交换树脂,极性基团为磺酸基,可用简式 $RSO_3^- H^+$ (氢型)或 $RSO_3^- Na^+$ (钠型)表示;717 型苯乙烯强碱性阴离子交换树脂,极性基团为季铵基团,可用简式 $RN^+ (CH_3)_3 OH^-$ (羟型)或 $RN + (CH_3)_3 Cl^-$ (氯型)表示。钠型和氯型比较稳定,便于保存,故市售品需用酸碱转化为氢型和羟型后才能使用。

离子交换法处理原水的工艺,一般可采用阳床、阴床、混合床的组合形式,混合床为阴、阳树脂以一定比例混合组成。大生产时,为减轻阴树脂的负担,常在阳床后加脱气塔,除去二氧化碳,使用一段时间后,需再生树脂或更换。

一般原水通过离子交换树脂联合床系统的处理,可除去水中绝大部分的阳离子与阴离子,对于热原与细菌也有一定的清除作用。目前生产过程中,通常通过测定比电阻来控制去离子水的质量,一般要求比电阻值在 100 万 Ω·cm 以上,测定比电阻的仪器常用 DDS-Ⅱ型电导仪。

(2)反渗透法:反渗透法是 20 世纪 60 年代发展起来的新技术。《美国药典》从 19 版开始收录此法,为制备纯化水的法定方法之一。

反渗透法制备纯化水,具有能耗低、水质好、设备使用与保养方便等优点,它为纯化水的制备开辟了新途径,目前国内也有进行相关研究的报道。

当两种不同浓度的水溶液(如纯水和盐溶液)用半透膜隔开时,稀溶液中的水分子通过半透膜向浓溶液一侧自发流动,这种现象叫渗透。由于半透膜只允许水通过,而不允许溶解性固体通过,因而渗透作用的结果,必然使浓溶液一侧的液面逐渐升高,水柱静压不断增大,达到一定程度时,液面不再上升,渗透达到动态平衡,这时浓溶液与稀溶液之间的水柱静压差即为渗透压。若在浓溶液一侧加压,当此压力超过渗透压时,浓溶液中的水可向稀溶液作反向渗透流动,这种现象称为反渗透,反渗透的结果能使水从浓溶液中分离出来。

用反渗透法制备纯化水,常选择的反渗透膜有醋酸纤维素膜和聚酰胺膜,膜孔大小在 $0.5 \sim 10nm$ 之间。

(3)电渗析法:电渗析净化是一种制备初级纯水的技术。该法对原水的净化处理较离子交换法经济,节约酸碱,特别是当原水中含盐量较高($\geqslant 300mg/L$)时,离子交换法已不适用,而电渗析法仍然有效。但本法制得的水比电阻较低,一般在 5 万～10 万 $\Omega \cdot cm$,因此常与离子交换法联用,以提高净化处理原水的效率。

当电渗析器的电极接通直流电源后,原水中的离子在电场作用下发生迁移,阳离子膜显示强烈的负电场,排斥阴离子,而允许阳离子通过,并使阳离子向负极运动;阴离子膜则显示强烈的正电场,排斥阳离子,只允许阴离子通过,并使阴离子向正极运动。在电渗析装置内的两极间,多组交替排列的阳离子膜与阴离子膜,形成了除去离子区间的"淡水室"和浓聚离子区间的"浓水室",以及在电极两端区域的"极水室"。原水通过电渗析设备就可以合并收集从各"淡水室"流出的纯水。

电渗析法净化处理原水,主要是除去原水中带电荷的某些离子或杂质,对于不带电荷的物质除去能力极差,故原水在用电渗析法净化处理前,必须通过适当方式除去水中含有的不带电荷的杂质。关于电渗析法的设备和净化处理原水的具体工艺流程可参考有关文献资料。

2.蒸馏法制备注射用水

本法是《中国药典》2015 年版规定注射用水为纯化水经蒸馏所得的水,此法制得的注射用水质量可靠,但制备过程耗能较多。

蒸馏法制备注射用水是将纯化水先加热至沸腾,使之汽化为蒸汽,然后将蒸汽冷凝成液体。汽化过程中,水中含有的易挥发性物质挥发逸出。而含有的不挥发杂质及热原,仍然留在残液中,因而经冷凝得到的液体为纯净的蒸馏水。

蒸馏法制备注射用水的蒸馏设备,主要有下列几种:

(1)塔式蒸馏水器:主要由蒸发锅、隔沫器(也称挡板)和冷凝器 3 部分组成,其中隔沫器是防止热源污染的装置。塔式蒸馏水器的生产能力大,并有多种不同规格,其生产能力 $50 \sim 200L/h$,可根据需要选用。

(2)多效蒸馏水器:多效蒸馏水器的最大特点是节能效果显著,热效率高,能耗仅为单蒸馏水器的三分之一,并且出水快、纯度高、水质稳定,配有自动控制系统,成为目前药品生产企业制备注射用水的重要设备。多效蒸馏水器通常有三效、四效、五效。

五效蒸馏水器由5只圆柱形蒸馏塔和冷凝器及一些控制元件组成。在前四级塔内装有盘管,并互相串联起来。蒸馏时,进料水(一般为去离子水)先进入冷凝器,由塔5进来的蒸汽预热,然后依次进入4级塔、3级塔、2级塔、1级塔,此时进料水温度达到130℃或更高,在1级塔内,进料水在加热时再次受到高压蒸汽加热,一方面蒸汽本身被冷凝为回笼水,一方面进料水迅速被蒸发,蒸发的蒸汽进入2级塔加热室成为供2级塔热源,并在其底部冷凝为蒸馏水,都汇集于蒸馏水收集器,废气则从废气排出管排出。多效蒸馏水器的出水温度在80℃以上,有利于蒸馏水的保存。

多效蒸馏水器的性能取决于加热蒸汽的压力和级数,压力越大,产量越高,效数越多,热的利用效率也越高。多效蒸馏水器的选用,应根据实际生产需要,结合出水质量、能源消耗、占地面积等因素综合考虑,一般以四效以上较为合理。

(3)气压式蒸馏水器:主要由自动进水器、热交换器、加热室、蒸发室、冷凝器及蒸汽压缩机等组成,目前国内已有生产。该设备具有多效蒸馏器的优点,利用离心泵将蒸汽加压,提高了蒸汽利用率,而且不需要冷却水,但使用过程中电能消耗较大。

二、注射用非水性溶剂

对于不溶或难溶于水,或在水溶液中不稳定或有特殊用途(如水溶性药物制备混悬型注射液等)的药物,可选用非水性溶剂制备注射剂,常用的有供注射用的大豆油、乙醇、甘油、丙二醇、聚乙二醇等。

1.大豆油(供注射用)

《中国药典》2015年版四部规定供注射用大豆油系由豆科植物大豆的种子提炼制成的脂肪油,为淡黄色的澄清液体,无臭或几乎无臭;可与乙醚或三氯甲烷混溶,在乙醇中极微溶解,在水中几乎不溶;相对密度应为0.916～0.922;折光率应为1.472～1.476;酸值应不大于0.2;皂化值应为188～200;碘值应为126～140。还规定了吸光度、过氧化物、不皂化物、棉籽油、碱性杂质、水分、重金属、砷盐、脂肪酸组成、无菌(供无除菌工艺的无菌制剂用)和微生物限度等检查项,应符合规定。

2.甘油(供注射用)

《中国药典》2015年版四部规定,供注射用甘油为1,2,3-丙三醇,按无水物计算,含$C_3H_8O_3$不得少于98.0%;为无色、澄清的黏稠液体,味甜,有引湿性,水溶液(1→10)显中性,与水或乙醇能任意混溶,在丙酮中微溶,在三氯甲烷或乙醚中均不溶;相对密度在25℃时不小于1.257。折光率应为1.470～1.475。还规定了供注射用甘油的红外光谱鉴别法;酸碱度、颜色、氯化物、硫酸盐、醛与还原性物质、糖、脂肪酸与脂类、易炭化物和有关物质(包括二甘醇、乙二醇和1,2-丙二醇等)、水分、炽灼残渣、铵盐、铁盐、重金属、砷盐、微生物限度、细菌内毒素和无菌(供无除菌工艺的无菌制剂用)等检查项,以及含量测定等。依法检查和测定,应符合规定。

3.丙二醇(供注射用)

《中国药典》2015 年版四部规定,供注射用丙二醇为 1,2-丙二醇,含 $C_3H_8O_2$ 不得少于 99.5%;为无色澄清的黏稠液体,无臭,有引湿性,与水、乙醇或三氯甲烷能任意混溶;相对密度在 25℃时应为 1.035~1.037。还规定了供注射用丙二醇色谱和红外光谱鉴别法;酸度、硫酸盐、氯化物、有关物质(包括二甘醇、一缩二丙二醇、二缩三丙二醇、环氧丙烷和乙二醇等)、氧化性物质、还原性物质、水分、炽灼残渣、重金属、砷盐、细菌内毒素和无菌(供无除菌工艺的无菌制剂用)等检查项;以及含量测定等。依法检查和测定,应符合规定。

4.聚乙二醇(供注射用)

聚乙二醇为环氧乙烷和水缩聚而成的混合物。分子式以 $H(OCH_2CH_2)_nOH$ 表示,其中 n 代表氧乙烯基的平均数。《中国药典》2015 年版四部收载有聚乙二醇 300(供注射用)和聚乙二醇 400(供注射用)。

《中国药典》2015 年版四部规定,聚乙二醇 300(供注射用)为无色澄清的黏稠液体,微臭,在水、乙醇、乙二醇中易溶,在乙醚中不溶;相对密度为 1.120~1.130。运动黏度在 25℃时应为 59~73mm²/s;以及平均分子量(应为 285~315)、酸碱度、溶液的澄清度与颜色、乙二醇、二甘醇、三甘醇环氧乙烷和二氧六环、甲醛、水分、还原性物质、炽灼残渣、重金属、砷盐、细菌内毒素和无菌(供无除菌工艺的无菌制剂用)等项检查。依法检查,应符合规定。

《中国药典》2015 年版四部规定聚乙二醇 400(供注射用)为无色或几乎无色的黏稠液体,略有特臭;在水或乙醇中易溶,在乙醚中不溶;相对密度为 1.110~1.140;运动黏度应为 37~45mm²/s。还规定了平均分子量(应为 380~420)、酸碱度、溶液的澄清度与颜色、乙二醇、二甘醇、三甘醇环氧乙烷和二氧六环、甲醛、水分、还原性物质、炽灼残渣、重金属、砷盐、细菌内毒素和无菌(供无除菌工艺的无菌制剂用)等相应的检查。依法检查,应符合规定。

此外,还有乙醇、油酸乙酯、苯甲酸苄酯、二甲基乙酰胺、肉豆蔻异丙基酯、乳酸乙酯等可选作注射剂的混合溶剂。

三、注射剂的附加剂

配制注射剂时,可根据需要加入适宜的附加剂,如渗透压调节剂、pH 调节剂、增溶剂、助溶剂、抗氧剂、抑菌剂、乳化剂、助悬剂等。所用附加剂应不影响药物疗效,避免对检验产生干扰,使用浓度不得引起毒性或明显的刺激性。

(一)增加主药溶解度的附加剂

这类附加剂包括增溶剂与助溶剂,添加的目的是增加主药在溶剂中的溶解度,以达到治疗所需的目的。常用的品种有:

1.聚山梨酯 80(吐温 80)

中药注射剂常用的增溶剂,肌内注射液中应用较多,因有降压作用与轻微的溶血作用,在静脉注射液中应慎用。常用量为 0.5%~1%。

含鞣质或酚性成分的注射液,若溶液偏酸性,加入聚山梨酯 80 后可致使溶液变浑;含酚性成分的注射液,加入聚山梨酯 80,可降低杀菌效果;聚山梨酯 80 也能使注射剂中苯甲醇、三氯叔丁醇等抑菌剂的作用减弱。此外,含有聚山梨酯 80 的注射液,在灭菌过程中会出现起昙现象,通常在温度降低后可恢复澄明。

使用聚山梨酯 80 时,一般先将其与被增溶物混匀,然后加入其他溶剂或药液稀释,这样可提高增溶效果。《中国药典》2015 年版四部对聚山梨酯 80(供注射用)的质量要求做了明确规定。

2.胆汁

动物胆汁所含主要成分是胆酸类的钠盐,具有较强的界面活性,常用量为 0.5% ~ 1.0%。常用的胆汁有牛胆汁、猪胆汁、羊胆汁等。胆汁除含胆酸盐类外,还含有胆色素、胆固醇及其他杂质成分,故不能直接用来作为注射剂的增溶剂,通常要经过加工处理成胆汁浸膏后才能应用。

应用胆汁为增溶剂,要注意药液的 pH。一般溶液 pH 值在 6.9 以上时,性质稳定;而溶液 pH 值在 6.0 以下时,胆酸易析出,不仅降低增溶效果,同时也影响注射剂的澄明度。

3.甘油

甘油是鞣质和酚性物质良好的溶剂,一些以鞣质为主要成分的中药注射剂,用适当浓度的甘油作溶剂,可有效提高溶解度,保持药液的澄明度,用量一般为 15% ~ 20%。

4.其他

一些"助溶剂"可用于中药注射剂的配制,以提高药物的溶解度,如有机酸及其钠盐、酰胺与胺类。也有通过复合溶剂系统的应用,达到提高药物的浓度、确保注射剂澄明度的目的。

(二)帮助主药混悬或乳化的附加剂

这类附加剂主要是指助悬剂或乳化剂,添加的目的是使混悬型注射液和乳状液型注射液具有足够的稳定性,应具备无抗原性、无热原、无毒性、无刺激性、不溶血,有高度的分散性和稳定性,使用剂量小,能耐热,在灭菌条件下不改变助悬或乳化功能,粒径小,不妨碍正常注射给药,保证临床用药的安全有效。

常用于注射剂的助悬剂有明胶、聚维酮、羧甲基纤维素钠及甲基纤维素等。常用的乳化剂有聚山梨酯 80、油酸山梨坦(司盘 80)、普流罗尼克(F-68、卵磷脂、豆磷脂等。

(三)防止主药氧化的附加剂

这类附加剂包括抗氧剂、惰性气体和金属络合剂,添加的目的是防止注射剂由于主药的氧化产生的不稳定现象。

1.抗氧剂

抗氧剂为一类易氧化的还原剂。当抗氧剂与药物同时存在时,抗氧剂首先与氧发生反应,以防药物被氧化,保证药品的稳定。

2.惰性气体

注射剂制备过程中常用高纯度的 N_2 或 CO_2 置换药液和容器中的空气,可避免主药的氧化，一般统称为惰性气体。惰性气体可在配液时直接通入药液，或在灌注时通入容器中。

3.金属络合物

药液中由于微量金属离子的存在，往往会加速其中某些化学成分的氧化分解，因此需要加入金属络合剂，使之与金属离子生成稳定的络合物，避免金属离子对药物成分氧化的催化作用，产生抗氧化的效果。注射剂中常用的金属络合剂有乙二胺四乙酸（ED-TA）、乙二胺四乙酸二钠（EDTA-Na$_2$）等，常用量为 0.03%～0.05%。

（四）抑菌剂

多剂量包装的注射液可加适宜的抑菌剂，抑菌剂的用量应能抑制注射液中微生物的生长，除另有规定外，在制剂确定处方时，该处方的抑菌效力按照《中国药典》2015 年版四部通则抑菌效力检查法检查，应符合规定。加有抑菌剂的注射液，仍应采用适宜的方法灭菌。静脉给药与脑池内、硬膜外、椎管内用的注射液均不得加抑菌剂。常用的抑菌剂为 0.5%苯酚、0.3%甲酚、0.5%三氯叔丁醇、0.01%硫柳汞等。

（五）调整 pH 值的附加剂

这类附加剂包括酸、碱和缓冲剂，添加的目的是减少注射剂由于 pH 值不当而对机体造成局部刺激，增加药液的稳定性以及加快药液的吸收。

调整注射剂的 pH 值，应根据药物的性质和临床用药的要求，结合药物的溶解度、稳定性、人体生理的耐受性以及局部刺激性等多方面因素综合考虑，原则上尽可能使药液接近中性，一般应控制 pH 值在 4.0～9.0 之间。

注射剂中常用的 pH 值调整剂有盐酸、枸橼酸、氢氧化钾（钠）、枸橼酸钠及缓冲剂磷酸二氢钠和磷酸氢二钠等。

（六）减轻疼痛的附加剂

注射剂使用时产生的刺激性疼痛，是由多种因素造成的，添加减轻疼痛的附加剂不能从根本上解决问题，因而要针对产生问题的原因，采取针对性的有效措施，才能真正消除或减轻药物注射带来的疼痛或刺激。

目前，注射剂中常用的减轻疼痛的附加剂有：

1.苯甲醇

常用量为 1%～2%，注射时吸收差，连续注射可使局部产生硬块。同时也会影响药物的吸收。

2.盐酸普鲁卡因

常用量为 0.2%～1%，使用时作用时间较短，一般可维持 1～2h，在碱性溶液中易析出沉淀。个别患者注射时可出现过敏反应，应予以注意。

3.三氯叔丁醇

常用量为 0.3%～1%，既有止痛作用，又有抑菌作用。

4.盐酸利多卡因

常用量为 0.2%～0.5%，止痛作用比普鲁卡因强，作用也较持久，而且过敏反应的发生率低。

（七）调整渗透压的附加剂

渗透压与血浆渗透压相等的溶液称为等渗溶液。正常人体血液的渗透压摩尔浓度范围为285～310毫渗透压摩尔浓度（mOsmol/kg），0.9%的氯化钠溶液或5%的葡萄糖溶液的渗透压摩尔浓度与人体血液相当。高于或低于血浆渗透压的溶液相应地称为高渗溶液或低渗溶液。无论是高渗溶液还是低渗溶液注入人体时，均会对机体产生影响。肌内注射时人体可耐受的渗透压范围相当于0.45%～2.7%氯化钠溶液所产生的渗透压，即相当于0.5～3个等渗浓度。在静脉注射时当大量低渗溶液注入血液后，水分子穿过细胞膜进入红细胞内，使红细胞胀破，造成溶血现象，这将使人感到头胀、胸闷，严重的可发生麻木、寒颤、高烧、尿中出现血红蛋白。一般正常人的红细胞在0.45%氯化钠溶液中就会发生溶血，在0.35%氯化钠溶液中可完全溶血。而当静脉注入高渗溶液时，红细胞内水分因渗出而发生细胞萎缩，尽管只要注射速度缓慢，机体血液可自行调节使渗透压恢复正常，但在一定时间内也会影响正常的红细胞功能。因此，静脉注射必须注意渗透压的调整。对于脊椎腔内注射，由于脊髓液量少，循环缓慢，渗透压的紊乱很快就会引起头痛、呕吐等不良反应，所以也必须使用等渗溶液。

常用的渗透压调整剂有氯化钠、葡萄糖等。渗透压的调整方法有冰点降低数据法和氯化钠等渗当量法。

1.冰点降低数据法

一般情况下，血浆冰点值为－0.52℃。根据物理化学原理，任何溶液其冰点降低到－0.52℃，即与血浆等渗。

2.氯化钠等渗当量法

氯化钠等渗当量是指1g药物呈现的等渗效应相当于氯化钠的克数，用E表示。如硫酸阿托品的E值为0.13，即1g硫酸阿托品在溶液中，能产生与0.13g氯化钠相同的渗透压效应。通过查阅文献，了解药物的E值，也能计算出配制该药物等渗溶液所需添加的氯化钠克数。

3.等渗溶液与等张溶液

等渗溶液：系指渗透压与血浆渗透压相等的溶液，属于物理化学概念。

等张溶液：系指渗透压与红细胞膜张力相等的溶液，属于生物学概念。

等渗溶液是指渗透压与血浆渗透压相等的溶液，因为渗透压是溶液的依数性之一，可用物理化学实验方法求得，因而等渗是一个物理化学概念。

第二节　注射剂的制备

一、注射剂制备的工艺流程

注射剂的生产过程包括原辅料的准备与处理、配制、灌封、灭菌、质量检查和包装等步骤。

制备不同类型的注射剂,其具体操作方法和生产条件有区别。

注射剂的制备,要设计合理的工艺流程,也要具备与各生产工序相适应的环境和设施,这是提高注射剂产品质量的基本保证。注射剂生产厂房设计时,应根据实际生产流程,对生产车间布局、上下工序衔接、设备及材料性能进行综合考虑,总体设计要符合国家市场监督管理总局制定的《药品生产质量管理规范》的规定。

二、中药注射剂原料的准备

中药注射剂无论是单方还是复方,其配制原料可有三种形式:①以中药中提取的单体有效成分为原料;②以中药中提取的有效部位为原料;③以中药中提取的总提取物为原料。

以中药中单体有效成分或有效部位为配制原料的注射剂,澄明度好,质量稳定,是中药注射剂研究开发的重点,其原料的制备按中药化学中介绍的方法进行提取分离。

目前中药注射剂的配制原料仍以总提取物为主。现重点介绍此类中药原料的制备。

1.中药的预处理

选用的中药原料必须首先确定品种与来源,经鉴定符合要求后,还要进行预处理,预处理过程包括挑选、洗涤、切制、干燥等操作,必要时还需进行粉碎或灭菌。

2.中药注射用原液的制备

对于处方中药物有效成分尚不清楚,或某一有效部位并不能代表和概括原方药效的组方,应根据处方组成中药物所含成分的基本理化性质,结合中医药理论确定的功能主治,并考虑该处方的传统用法、剂量,以及制成注射剂后注射的部位和作用时间等,选择合适的溶剂,确定提取与纯化方法,以最大限度地除去杂质,保留有效成分,制成可供配制注射剂成品用的原液(或相应的干燥品),通常也称为半成品或提取物。目前常用的制备方法如下:

(1)蒸馏法:本法是提取挥发性成分的常用方法,适用于处方组成中含有挥发油或其他挥发性成分的药物。

通常将中药加工成薄片或粗粉,加入蒸馏容器内,加适量的水使其充分润湿膨胀,然后直接加热蒸馏或通水蒸气蒸馏,经冷凝收集馏出液即得。必要时可以将收集得到的蒸馏液再蒸馏一次,以提高馏出液中挥发性成分的纯度或浓度,收集重蒸馏液至规定量,即可作为注射用原液供配制注射剂用。蒸馏的次数不宜过多,以免操作过程中,受热时间过长,导致某些挥发性成分的氧化或分解,影响药效。

蒸馏法制得的原液,一般不含或含少量电解质,渗透压偏低,如直接配制注射剂,需加入适量的氯化钠调整渗透压。

(2)水醇法:中药中大部分成分既溶于水又溶于醇,利用相关成分在水中或乙醇中具有不同溶解度的特性,先以水为溶剂提取中药有效成分,然后再用不同浓度的乙醇除去杂质,纯化制成注射用原液。

水醇法较普遍地用于中药注射用原液的制备。在水煎液中加入一定量的乙醇,调整至适当的浓度,即可部分或绝大部分除去水溶性杂质。一般含醇量达 50%～60%时,可沉淀除去淀粉、无机盐等;含醇量达 75% 时,可除去蛋白质和多糖。但有些杂质成分如鞣质、水溶性色素、树脂等,用此法不易完全除去。

水醇法制备中药注射用原液,乙醇沉淀处理可以一次完成,也可以反复处理 2~3 次,每次处理时药液的含醇量应逐渐提高。通过 3 次乙醇沉淀处理,若原液还不能达到配制注射剂的要求,应考虑改用其他方法制备。

(3)醇水法:本法依据的原理与水醇法相同,先以乙醇为溶剂提取,可显著减少某些醇中溶解度小的杂质如黏液质、淀粉、蛋白质等成分的提出,有利于提取液中相关成分的进一步纯化与精制。

醇水法通常采用渗漉或回流操作,工序简单,药液受热时间较短。所用乙醇浓度的选择,主要根据药物所含有效成分的性质,如苷类成分可用 60%~70% 乙醇,生物碱类成分可用 70%~80% 乙醇,挥发油则可用 90% 以上乙醇。

醇水法也不能除尽鞣质,往往影响注射剂成品的澄明度。同时,醇水法提取时,由于中药中脂溶性色素溶解较多,常使得制成的原液色泽较深。

(4)双提法:本法是蒸馏法和水醇法的结合。中药复方中所含药物成分的性质各异,要同时保留药物的挥发性成分和非挥发性成分,选用双提法较为适宜。

(5)超滤法:本法利用超滤膜为滤过介质,在常温、加压的条件下,将中药提取液中不同分子量的物质加以分离,达到纯化药液的目的。用此法制备中药注射用原液,具有工艺流程简单、生产周期短、可在常温下操作、有效成分损失少、杂质去除效果好的特点,特别是中药提取纯化过程,不接触有机溶剂,有利于保证有效成分的稳定和注射剂的临床疗效。

应用超滤法,能否有效除去杂质、保留有效成分的关键在于超滤膜的选择,包括选择适宜的制膜材料与超滤膜孔径。目前国内应用较多的滤膜是醋酸纤维膜和聚砜膜,截留分子量在 10 000~30 000 的滤膜孔径范围,用于中药注射液的制备较适宜。

除上述方法外,中药注射用原液的制备,也可采用透析法、离子交换法、有机溶剂萃取法、大孔树脂吸附法、酸碱沉淀法、反渗透法。

3.除去注射剂原液中鞣质的方法

鞣质是多元酚的衍生物,广泛存在于植物的茎、皮、根、叶及果实中,既溶解于水又溶解于乙醇,有较强的还原性。一般中药提取纯化方法制成的中药注射用原液,都不易将鞣质除尽,配制成注射剂成品后经灭菌,就可能产生沉淀,影响注射液的澄明度。同时,鞣质又能与蛋白质形成不溶性的鞣酸蛋白,当含有一定量鞣质的注射液肌内注射后,机体的局部组织就会形成硬块,导致刺激疼痛。因而,中药注射用原液除去鞣质,对于提高中药注射剂的质量具有重要意义,也是中药注射剂临床应用安全有效的保证。目前常用的除鞣质方法有:

(1)明胶沉淀法:本法利用蛋白质可与鞣质在水溶液中形成不溶性鞣酸蛋白沉淀的性质,除去鞣质。具体操作时,一般可在中药水提取液中,加适量 2%~5% 的明胶溶液,边加边搅拌,直至溶液中不再产生明显沉淀为止,静置滤过,滤液适当浓缩,加乙醇使含醇量达 75% 以上,以沉淀滤除溶液中存在的过量明胶。

研究表明,鞣质与蛋白质反应在 pH 值 4～5 时最完全,所以最好选择在此 pH 值条件下进行处理。操作中也可加明胶后不滤过直接加乙醇处理,称之为改良明胶法。该法可降低明胶对中药中黄酮类成分和蒽醌类成分的吸附作用,使相关成分的损失量减少。

(2)醇溶液调 pH 值法:本法也称碱性醇沉法,利用鞣质可与碱成盐,在高浓度乙醇中难溶而析出的原理,沉淀除去鞣质。具体操作时,一般在中药水提浓缩液中加入适量乙醇,使溶液的含醇量达 80％以上,放置冷藏,滤除沉淀,再用 40％氢氧化钠溶液调节滤液 pH 值至 8.0,滤液中的鞣质因生成钠盐不溶于醇而析出,再次放置滤除沉淀即可。此法除鞣质较完全,醇浓度与 pH 值越高,鞣质除去越多。但也应注意,中药中有效成分若也能与氢氧化钠反应成盐,则同样产生沉淀而被除去。故醇溶液调 pH 值不宜超过 8。

(3)聚酰胺吸附法:聚酰胺是由酰胺聚合而成的一类高分子物质。本法利用聚胺分子内存在的酰胺键对酚类化合物具有较强的吸附作用而吸附除去鞣质。具体操作时,一般在中药水提浓缩液中,加适量乙醇除去蛋白质,多糖,然后将此醇溶液通过聚酰胺柱,醇溶液中的鞣质因其分子中的羟基与酰胺键形成氢键而被吸附。

应当注意,聚酰胺分子内存在的酰胺键与硝基化合物、酸类成分、醌类成分也都能形成氢键,而同样产生吸附作用。因此,必须考虑应用聚酰胺吸附法可能对中药注射用原液中的有效成分产生的影响。

(4)其他方法:根据实际情况,除去鞣质还可采用酸性水溶液沉淀法、超滤法、铅盐沉淀法等。

三、注射剂的容器与处理

注射剂的容器直接同药物接触,为保证注射剂的质量与稳定性,注射剂生产时必须重视容器的选择与处理。

1.注射剂容器

注射剂常用容器有玻璃安瓿、玻璃瓶、塑料安瓿、塑料瓶(袋)、预装式注射器等。容器的密封性,须用适宜的方法确证。除另有规定外,容器应符合有关注射用玻璃容器和塑料容器的国家标准规定。

(1)安瓿:安瓿分玻璃安瓿和塑料安瓿。常用玻璃安瓿的式样包括曲颈安瓿和粉末安瓿两种,其中曲颈易折安瓿使用方便,可避免折断后玻璃屑和微粒对药液的污染,故国家市场监督管理总局已强制推行使用该种安瓿。曲颈易折安瓿有点刻痕易折安瓿和色环易折安瓿两种。粉末安瓿用于分装注射用固体粉末或结晶性药物,现已基本淘汰。安瓿的颜色有无色透明和琥珀色两种,无色安瓿有利于药液澄明度检查,琥珀色安瓿可滤除紫外线,适合于盛装光敏性药物,但由于含有氧化铁,应注意与所灌装药物之间可能发生的配伍变化。目前制造安瓿的玻璃主要有中性玻璃、含钡玻璃和含锆玻璃。中性玻璃化学稳定性好,适用于近中性或弱酸性注射剂;含钡玻璃耐碱性好,适用于碱性较强的注射剂;含锆玻璃耐酸碱性能好,不易受药液侵蚀,适用于酸碱性强的药液和钠盐类的注射液等。

(2)西林瓶:常见容积为 10mL 和 20mL,应用时都需配有橡胶塞,外面用铝盖压紧,有时铝盖上再外加一个塑料盖。主要用于分装注射用无菌粉末,如双黄连粉针剂多采用此容器包装。容器用胶塞特别是多剂量包装注射液用的胶塞要有足够的弹性和稳定性,其质量应符合有关国家标准规定。除另有规定外,容器应足够透明,以便内容物的检视。

(3)预装式注射器:为一种新型的注射用包装注射形式。长期以来注射用药物的包装一直采用安瓿或西林瓶,使用时抽入注射器后再进行注射。预装式注射器是把液体药物直接装入注射器中保存,使用时直接注射。其特点是:①预装式注射器高品质注射器组件与药物有良好的相容性,同时注射器本身具有很好的密封性,药物可以长期储存。②省去药液从玻璃包装到针筒的转移,比医护人员手工灌注药液更加精确,能避免药品的浪费,对于昂贵的生化制剂和不易制备的疫苗制品更有意义。③能预防注射中的交叉感染或二次污染。④可在注射容器上注明药品名称,临床上不易发生差错。所以近年越来越多的制药企业采用并应用于临床,未来的几年预装式注射器有可能取代传统型玻璃安瓿、西林瓶、普通注射器的趋势。

2.注射剂容器的质量要求

注射剂的容器不仅要盛装各种不同性质的注射剂,而且还要经受高温灭菌和在各种不同环境条件下的长期贮存。常用的注射剂玻璃容器应符合下列要求:①安瓿玻璃应无色透明,以便于检查注射剂的澄明度、杂质以及变质情况;②应具有低的膨胀系数和优良的耐热性,能耐受洗涤和灭菌过程中产生的冲击,在生产过程中不易冷爆破裂;③要有足够的物理强度,能耐受热压灭菌时所产生的压力差,生产、运输、贮藏过程中不易破损;④应具有较高的化学稳定性,不易被药液侵蚀,也不改变溶液的 pH 值;⑤熔点较低,易于熔封;⑥不得有气泡、麻点与砂粒。

塑料容器的主要成分是热塑性聚合物,附加成分含量较低,但有些仍含有不等量的增塑剂、填充剂、抗静电剂、抗氧化剂等。因此,选择塑料容器时,有必要进行相应的稳定性试验,依据试验结果才能决定能否应用。

3.安瓿的质量检查

为了保证注射剂的质量,安瓿使用前要经过一系列的检查,检查项目与方法,均可按《中国药典》的规定。生产过程中还可根据实际需要确定具体内容,但一般必须通过物理和化学检查。

(1)物理检查:主要检查外观,包括尺寸、色泽、表面质量、清洁度及耐热耐压性能等。

(2)化学检查:主要检查安瓿的耐酸性能、耐碱性能及中性检查等。

(3)装药试验:当安瓿用料变化或盛装新研制的注射剂时,经一般理化性能检查后,仍需作必要的装药试验,以进一步考察容器与药物有无相互作用。

4.安瓿的洗涤

安瓿洗涤的质量对注射剂成品的合格率有较大影响。目前国内多数药厂使用的安瓿洗涤设备有三种:喷淋式安瓿洗瓶机组、气水喷射式洗瓶机组和超声波安瓿洗瓶机。以超声波安瓿洗瓶机为主。

超声波安瓿洗涤机由 18 等分圆盘、18(排)×9(针)的针盘、上下瞄准器、装瓶斗、推瓶器、出瓶器、水箱等构件组成。输送带由缺齿轮传动,作间歇运动,每批送瓶 9 支。整个针盘有 18 个工位,每个工位有 9 针,可以安排 9 支安瓿同时进行清洗。针盘由螺旋锥齿轮、螺杆一等分圆盘传动系统传动,当主轴转过一周则针盘转过 1/18 周,即一个工位。

该机的作用原理是:浸没在清洗液中的安瓿在超声波发生器的作用下,使安瓿与液体接触的界面处于剧烈的超声振动状态时所产生的一种"空化"作用,将安瓿内外表面的污垢冲击剥落,从而达到安瓿清洗的目的。

其洗瓶过程是:将安瓿送入装瓶斗,由输送带送进的一排 9 支安瓿,经推瓶器依次推入针盘的第一工位;当针盘被针管带动转至第二工位时,瓶底紧靠圆盘底座,同时由针管注水;从第二至第七个工位,安瓿在水箱内进行超声波纯化水洗涤,水温控制在 60℃~65℃之间,使玻璃安瓿表面上的污垢溶解,这一阶段为粗洗。当安瓿转到第十工位,针管喷出净化压缩空气将安瓿内部污水吹净;在第十一、十二工位,针管对安瓿冲注循环水(过滤过的纯化水),对安瓿再次进行冲洗;第十三工位重复第十工位送气;第十四工位针管用洁净的注射用水再次对安瓿内壁进行冲洗,第十五工位又是送气,此时安瓿已洗涤干净,这一阶段为精洗。当安瓿转到第十八工位时,针管再一次对安瓿送气并利用气压将安瓿从针管架上推离出来,再由出瓶器送入输送带。

在整个超声波洗瓶过程中,应注意不断将污水排出并补充新鲜洁净的纯化水,严格执行操作规范。

5.安瓿的干燥与灭菌

未经干燥的安瓿只能在洗涤后立即使用.否则洗涤后均应干燥(灌装与水不相混溶的药物,安瓿也应干燥)。

安瓿一般可在烘箱中 120℃~140℃干燥 2h 以上。供无菌操作药物或低温灭菌药物的安瓿,则需 150℃~170℃干热灭菌 2h。

工厂大生产中,现在多采用隧道式烘箱进行安瓿的干燥,此设备主要由红外线发射装置与安瓿自动传递装置两部分组成,隧道内温度在 200℃左右,一般小容量的安瓿约 10min 即可烘干,可连续化生产。还有一种电热红外线隧道式自动干燥灭菌机,附有局部层流装置,安瓿在连续的层流洁净空气保护下,经过 350℃的高温,很快达到干热灭菌的目的,洁净程度高。

由于电热红外线耗电量大,近年来具有节能特点的远红外线加热技术,已经广泛用于安瓿的干燥与灭菌。一般在碳化硅电热板的辐射源表面涂上远红外涂料,如氧化钛、氧化锆等氧化物,便可辐射远红外线,温度可达 250℃~350℃,一般 350℃经 5min,就能达到安瓿干燥灭菌的目的,效率高,质量好。

经灭菌处理的空安瓿应妥善保管,存放空间应有洁净空气保护,存放时间不应超过 24h。

四、注射剂的配液与滤过

中药注射剂的处方组成可以是单方或复方。处方中的药经适当方法提取纯化后,所得的中药有效成分、有效部位或总提取物作为原料配制注射剂,可按一般注射剂的制备工艺与方法进行操作。在注射剂的生产过程中应尽可能缩短配制时间,防止微生物与热原的污染及原料药物变质。

1.注射液的配制

《中药、天然药物注射剂基本技术要求》中规定,中药、天然药物注射剂处方中的原料应为具有法定标准的有效成分、有效部位、提取物、药材、饮片等。注射剂用药材一般应固定品种、药用部位、产地、产地加工、采收期等。以炮制品入药的应明确详细的炮制方法。

《中国药典》2015 年版四部通则规定:注射剂所用的原辅料应从来源及生产工艺等环节进行严格控制并应符合注射用的质量要求。除另有规定外,制备中药注射剂的饮片等原料药物应严格按各品种项下规定的方法提取、纯化,制成半成品、成品,并应进行相应的质量控制。

(1)原料投料量的计算:以中药的有效成分或有效部位投料时,可按规定浓度或限(幅)度计算投料量;以总提取物投料时,可按提取物中指标成分含量限(幅)度计算投料量。在注射剂配制后,因受灭菌条件的影响,其中可测成分的含量若下降,则应根据实际需要,适当增加投料量。

以往当原料中有效成分不明确或无指标成分可测定时,可用中药比量法表示注射液浓度,即以每毫升相当于原中药多少克表示,但这种表示方法不能用于新开发的注射剂品种。

(2)配液用具的选择与处理:配液用具必须采用化学稳定性好的材料制成,如玻璃、搪瓷、不锈钢、耐酸耐碱陶瓷及无毒聚氯乙烯、聚乙烯塑料等。一般塑料不能耐热,高温易变形软化,铝质容器稳定性差,均不宜使用。

配液用具在使用前要用洗涤剂或清洁液处理,洗净并沥干。临用时,再用新鲜注射用水荡涤或灭菌后备用。每次用具使用后,均应及时清洗,玻璃容器中也可加入少量硫酸清洁液或75%乙醇放置,以免长菌,临用前再按规定方法洗净。

(3)配液方法:小量配制注射液时,一般可在中性硬质玻璃容器或搪瓷桶中进行。大量生产时,常以带有蒸汽夹层装置的配液锅为容器配制注射液。

配液方式有两种。一种是稀配法,即将原料加入所需的溶剂中一次配成注射剂所需浓度,本法适用于原料质量好,小剂量注射剂的配制;另一种是浓配法,即将原料先加入部分溶剂配成浓溶液,加热溶解滤过后,再将全部溶剂加入滤液中,使其达到注射剂规定浓度,本法适用于原料质量一般,大剂量注射剂的配制。为保证质量,浓配法配成的药物浓溶液也可用热处理冷藏法处理(即先加热至 100℃,再冷却至 0℃~4℃,静置),经处理后的浓溶液滤过后,再加入全部溶剂量。

若处方中几种原料的性质不同,溶解要求有差异,配液时也可分别溶解后再混合,最后加溶剂至规定量。

有些注射液由于色泽或澄明度的原因,配制时需加活性炭(供注射用)处理,活性炭有较好的吸附、脱色、助滤及除杂质作用,能提高药液澄明度和改善色泽。应用时,常把针用活性炭,加入药液中加热煮沸一定时间,并适当搅拌,稍冷后即滤过。但必须注意,活性炭(供注射用)

使用前应在150℃干燥3～4h,进行活化处理,一般用量为0.1％～1％,同时也不能忽视活性炭可能对有效成分的吸附,从而影响药物含量的问题,要经过实验比较研究,才能评价其使用效果。

配液所用注射用水,贮存时间不得超过12h。配液所用注射用油,应在使用前经150℃～160℃灭菌1～2h,待冷却后即刻进行配制。

药液配制后,应进行半成品质量检查,检查项目主要包括pH值、相关成分含量等,检验合格后才能进一步滤过和灌封。

2.注射液的滤过

注射液的滤过一般分两步完成,即先初滤再精滤。操作时应根据不同的滤过要求,结合药液中沉淀物的多少,选择合适的滤器与滤过装置。

注射液的初滤常以滤纸或绸布等为滤材,用布氏滤器减压滤过,大生产时则常采用板框压滤器或砂滤棒。精滤通常用G_4垂熔玻璃滤器和微孔滤膜滤器。

注射液的滤过通常有高位静压滤过、减压滤过及加压滤过等方法,其具体装置有以下几种:

(1)高位静压滤过装置:此种装置是在生产量不大,缺乏加压或减压设备的情况下应用。特别是在楼房里生产更为合适,配制药液在楼上,灌封在楼下,利用药液本身的静压差在管道中进行滤过,该法压力稳定,滤过质量好,但滤速较慢。

(2)减压滤过装置:此种装置适用于各种滤器,设备要求简单,但压力不够稳定,操作不当,易引起滤层松动,直接影响滤过质量。一般可采用减压连续滤过装置。

该装置的整个系统都处于密闭状态,滤过的药液不易被污染,但必须注意进入滤过系统中的空气也应当经过滤过处理。

(3)加压滤过装置:此种装置在药厂大生产时普遍采用,其特点是压力稳定,滤速快,由于全部装置保持正压,操作过程对滤层的影响较小,外界空气不易漏入滤过系统,滤过质量好而且稳定。加压滤过装置中采用离心泵和压滤器等耐压设备,适用于配液、滤过及灌封等工序在同一平面使用。操作时,注射液经砂滤棒或垂熔玻璃球预滤后,再经微孔滤膜器精滤。工作压一般为98.1～147.15kPa(1～1.5kg/cm²)。

五、注射剂的灌封

注射剂的灌封包括药液的灌装与容器的封口,这两部分操作应在同一室内进行,操作室的环境要严格控制,达到尽可能高的洁净度(例如A级)。

注射液滤过后,经检查合格应立即灌装和封口,以避免污染。

1.注射液的灌装

药液的灌装,力求做到剂量准确,药液不沾瓶颈口,不受污染。灌入容器的药液量可按规定适当多于标示量,以补偿注射剂使用时药液在容器壁黏附和注射器及针头吸留而造成的药量损失。

为使药液灌装量准确,每次灌装前,必须用精确的量筒校正灌注器的容量,并试灌若干次,然后按《中国药典》2015年版四部通则注射剂装量检查法检查,符合装量规定后再正式灌装。

药液的灌装分手工灌装与机器灌装两种。手工灌装使用竖式或横式单针灌注器,也有双针或多针灌注器,其结构原理基本相同。

大生产时,药液的灌装多在自动灌封机上进行,灌装与封口由机械联动完成。

2.安瓿的封口

安瓿封口要做到严密不漏气,顶端圆整、光滑,无尖头或小泡。为保证封口的质量,现封口方法一般均采用拉封技术。

注射剂灌装后应尽快熔封或严封。接触空气易变质的原料药物,在灌装过程中,应排出容器内的空气,可填充二氧化碳或氮等气体,立即熔封或严封。

对温度敏感的原料药物在灌封过程中应控制温度,灌封完成后应立即将注射剂置于规定的温度下贮存。

工作时,空安瓿置于落瓶斗中,由拨轮将其分支取出并放置于齿板输送机构上。齿板输送机构倾斜安装在工作台上,由双曲柄机构带动,将安瓿一步步地自右向左输送。当空瓶输送到药液针架的下方时,针架被凸轮机构带动下移,针头伸入瓶内进行灌装。灌封完毕针架向上返回,安瓿经封口火焰封口后,送入出瓶斗中。瓶内药液由定量灌注器控制装量,凸轮控制定量灌注器的活塞杆上下移动,完成吸、排药液的任务,调整杠杆可以调节灌注药液的量。

为了进一步提高注射剂生产的质量与效率,我国已设计制成多种规格的洗、灌、封联动机和割、洗、灌、封联动机,该机器将多个生产工序在一台机器上联动完成。

该联动线的工艺流程是:

安瓿上料→喷淋水→超声波洗涤→第一次冲循环水→第二次冲循环水→压缩空气吹干→冲注射用水→三次吹压缩空气→预热→高温灭菌→冷却→螺杆分离进瓶→前充气→灌药→后充气→预热→拉丝封口→计数→出成品。

清洗机主要完成安瓿超声波清洗和水气清洗,杀菌干燥机多采用远红外高温灭菌,灌封机完成安瓿的充氮灌药和拉丝封口。灭菌干燥和灌封都在100级层流区域内进行。

洗灌封联动机实现了水针剂从洗瓶、烘干、灌液到封口多道工序生产的联动,缩短了工艺过程,减少了安瓿间的交叉污染,明显地提高了水针剂的生产质量和生产效率,且其结构紧凑,自动化程度高,占地面积小。

注射剂灌装与封口过程中,对于一些主药遇空气易氧化的产品,还要通入惰性气体以置换安瓿中的空气。常用的惰性气体有氮气和二氧化碳。高纯度的氮气可不经处理直接应用,纯度差的氮气以及二氧化碳必须经过处理后才能应用。通气时,1~2mL的安瓿可先灌装药液后通气;5~10mL安瓿应先通气,后灌装药液,最后再通气。若多台灌封机同时运行时,为保证产品通气均匀一致,应先将气体通入缓冲缸,使压力均匀稳定,再分别通入各台灌封机,各台机器上也应有气体压力测定装置,用以控制调节气体压力。惰性气体的选择,要根据药物品种而确定,一般以氮气为好,二氧化碳易使安瓿爆裂,同时有些碱性药液或钙制剂,也会与二氧化碳发生反应,选用时应注意。

灌装与封口过程中,因操作方法或生产设备的原因,常可能出现如下问题:①灌装剂量不准确,可能是剂量调节装置的螺丝松动。②安瓿封口不严密出现毛细孔,通常是熔封火焰的强度不够。③安瓿出现大头(鼓泡)或瘪头现象,前者多是火焰太强,后者则是安瓿受热不均匀。④安瓿产生焦头,往往是药液灌装时沾染瓶颈所致,其原因可能是药液灌装太急,溅起的药液黏附在瓶颈壁上;灌装针头往安瓿中注药后未能及时回药,顶端还带有药液水珠,粘于瓶颈;灌装针头安装位置不正,尤其是安瓿瓶口粗细不匀,注药时药液沾壁;压药与针头打药的动作配合不好,造成针头刚进瓶口就注药或针头临出瓶口才注完药液;针头升降轴不够润滑,针头起落迟缓等。上述问题的存在,均会影响注射剂的质量,应根据具体情况,分析原因,改进操作方法或调整设备运行状态,从根本上解决问题。

六、注射剂的灭菌与检漏

灌封后的注射剂应及时灭菌。一般注射剂从配制到灭菌,应在 12h 内完成。灭菌方法和条件主要根据药物的性质选择确定,其原则是既要保持注射剂中相关药物的稳定,又必须保证成品达到完全灭菌的要求,必要时可采取几种灭菌方法联用。在避菌条件较好的情况下生产的注射剂,一般 1~5mL 的安瓿可用流通蒸汽 100℃灭菌 30min,10~20mL 的安瓿 100℃灭菌 45min,灭菌温度和时间还可根据药品的具体情况作适当调整。凡对热稳定的产品,也可采用热压灭菌方法进行灭菌处理。灭菌效果的 F_0 值应大于 8。

注射剂灭菌后,应采用适宜方法进行容器检漏,其目的是将熔封不严,安瓿顶端留有毛细孔或裂缝的注射剂检出剔除。安瓿有泄漏情况,药液容易流出,微生物或空气也可由此进入安瓿,将直接导致药液变质,故检漏处理对于保证注射剂质量也是十分必要的。

大量生产时,检漏一般应用灭菌检漏两用器,使用时,在灭菌过程完成后,可稍开锅门,从进水管放进冷水淋洗安瓿使温度降低,然后密闭锅门并抽气使灭菌器内压力逐渐降低。此时安瓿如有漏气,安瓿内的空气也会随之被抽出,当真空度达到 85.12~90.44kPa 时,停止抽气,将有色溶液(如 0.05%曙红或酸性大红 G 溶液)吸入灭菌器内,待有色溶液浸没安瓿后,关闭色水阀,开放气阀,并把有色溶液抽回贮液器中,开启锅门,将锅内注射剂取出,淋洗后检查,即可检出带色的漏气安瓿。

少量生产时,也可在灭菌过程完成后,立即将注射剂取出,放置于适当的容器中,趁热将冷的有色溶液加到容器内,安瓿遇冷而降低内部压力,有色溶液即可从毛细孔或裂缝中进入安瓿而使漏气安瓿检出。

此外也可将安瓿倒置或横放于灭菌器内,在升温灭菌时,安瓿内部空气受热膨胀形成正压,药液则从漏气安瓿顶端的毛细孔或裂缝中压出,灭菌结束后变成空安瓿而被检出剔除。该方法操作简便,灭菌与检漏同时完成,可酌情选择。

七、注射剂的印字、包装与贮存

注射剂经质量检验合格后即可进行印字包装。每支注射剂上应标明品名、规格、批号等。印字可用手工或印字机。用印字机可使印刷质量提高，也加快了印字速度。目前，药厂大批量生产时，广泛采用印字、装盒、贴签及包装等联成一体的印包联动机，大大提高了印包工序效率。注射剂一般用纸盒，内衬瓦楞纸分割成行包装。塑料包装是近年来发展起来的一种新型包装形式，安瓿塑料包装一般有热塑包装和发泡包装。

注射剂的标签或说明书中应标明其中所用辅料的名称，如有抑菌剂还应标明抑菌剂的种类及浓度；注射用无菌粉末应标明配制溶液所用的溶剂种类，必要时还应标注溶剂量。

除另有规定外，注射剂应避光贮存。

第三节　中药注射剂配伍

中药注射剂是我国创制的中药新剂型，受临床前研究局限，大多数药品说明书未注明药物相互作用。中药注射剂的不良反应发生，一方面是由于其成分复杂、分子量大，且含有多种致敏原、注射液澄明度和稳定性不理想；另一方面是临床上的不合理使用、配伍造成的。

为保障医疗安全和患者用药安全，进一步加强中药注射剂临床使用管理，根据中药注射剂临床应用情况，查阅并整理中药注射液的配伍文献、药品说明书等资料，明确中药注射剂的配伍情况，归纳、整理中药注射剂说明书，明确溶媒、联合使用冲管、时间间隔、配伍禁忌及临床联合用药注意事项，供医师参考。

根据国家卫生健康委员会颁布的《医院处方点评管理规范(试行)》、《中药注射剂临床使用基本原则》、《400 种中西药注射剂临床配伍应用检索表》、《大型中医医院、中医专科医院巡查细则》，要求对医院在用的中药注射剂医嘱配伍进行点评，建立中药注射剂配伍研究评价的方法。

一、点评依据

1.《处方管理办法》(部长令 53 号)

2.《医院处方点评管理规范(试行)》(卫医管发〔2010〕28 号)

3.《中药处方格式及书写规范》(国中医药医政发〔2010〕57 号)

4.《中药注射剂临床使用基本原则》(卫医政发〔2008〕71 号)

5.《国家基本药物临床应用指南(中成药)2009 年版基层部分》(卫办药政发〔2009〕232 号)

6.《中成药临床应用指导原则》(国中医药医政发〔2010〕30 号)

7.药品说明书、上海大通医药信息技术有限公司的药物咨询及用药安全监测系统软件、400 种中西药注射剂临床配伍应用检索表、相关参考文献。

二、参考资料

【评价方法】

查阅常用中药注射剂的药品说明书,参考药品说明书,将其中对溶媒做出要求的中药注射液品种、适宜溶媒、联合使用冲管、时间间隔进行整理和总结,有 24 种中药注射剂(批准文号为"国药准字 Z")需要注意冲管及用药时间间隔问题。

1.说明书上规定需要冲管的,必须冲管。

2.说明书上未提及冲管,但写有单独使用的,必须冲管。

3.有严格溶媒限制的,必须冲管。

4.以上三点都未提及,根据《400 种中西药注射剂临床配伍应用检索表》,存在配伍禁忌的两药连续滴注,中间必须冲管。

5.以上四点都未提及,若有文献支持,也可作为参考。

6.冲管溶媒:需选择与输液管道中药物相适宜的溶媒。

三、临床常见中药注射剂使用问题

1.生脉注射液说明书载明:静脉滴注一次 25～60mL,用 5％葡萄糖 250～500mL 稀释后使用。查找相关资料:黄镜娟研究表明,生脉注射液与生理盐水配伍后 15min 内,混合液微粒变化显著,最好不要配伍使用,为了安全起见,建议临床上使用生脉注射液应按说明书规定的溶媒 5％葡萄糖。与其他用盐作溶媒的输液组联用时,需要用糖冲管。

2.红花注射液说明书中载明:该药应用 5％～10％葡萄糖 250～500mL 注射液稀释后应用。查找相关文献,在氯化钠溶液中随时间的延长,微粒增多比在葡萄糖溶液中大。与其他用盐作溶媒的输液组联用时,需要用糖冲管。

3.参麦注射液说明书载明:静脉滴注一次 20～100mL,用 5％葡萄糖 250～500mL 稀释后使用。谨慎联合用药,如确需联合使用其他药品时,应注意配伍禁忌以及药物相互作用等问题,保持一定时间的给药间隔。查找相关资料:参麦注射液与 5 种输液配伍后微粒数据显示,和 0.9％氯化钠注射液配伍后微粒增加最为明显,和 5％葡萄糖注射液及木糖醇注射液配伍后微粒增加较少。但和含葡萄糖成分的输液配伍后混合液微粒数先下降,在约 1h 微粒数又升高,然后再次下降。提示葡萄糖可能与参麦注射液中化学成分发生了反应,此反应表现为在溶液混合 1h 后微粒数发生了突跃,然后又趋于稳定。500 份参麦注射液病例,10 例出现药物不良反应,5 例为注射溶媒为 0.9％氯化钠注射液出现不良反应。与其他用盐作溶媒的输液组联用时,需要用糖冲管。

4.注射用红花黄色素说明书载明:静脉滴注,注射用红花黄色素 100mg,加入 0.9％氯化钠注射液 250mL 中,每日一次,建议临床上使用注射用红花黄色素应按说明书规定的溶媒 0.9％氯化钠。注射用红花黄色素与上述 6 种输液调配的成品输液每 1mL 中含 25μm 和 25μm 以上的微粒数均符合规定;用 0.9%NS 调配的成品输液室温存放 6h,其含 $10\mu m$ 及 $10\mu m$ 以上的不溶性微粒数符合规定;用 5%GS、10%GS、GNS、乳酸林格注射液及复方氯化钠注射液调配的成品输液含 $10\mu m$ 及 $10\mu m$ 以上的微粒数超出规定范围。这可能是由于成品输液在静置过程中发生了物理或化学反应产生了不溶性微粒,也可能是中药注射剂本身的带入,或者是外界环境的影响。建议临床上使用注射用红花黄色素应按说明书规定的溶媒 0.9%氯化钠。注射用红花黄色素输液组与用糖作溶媒的输液组联用时,需要用生理盐水冲管。

5.黄芪注射液说明中载明:输液时可选用 0.9%氯化钠注射液(pH 值接近)配伍使用。为了安全起见,建议黄芪注射液选用说明书规定的溶媒。与其他用糖作溶媒的输液组联用时,需要用生理盐水冲管。

6.丹红说明书上载明:如需联合使用其他药品,应谨慎考虑输液容器的冲洗。

7.舒血宁注射液静脉滴注,肌内注射,一次 2～4mL,一日 1～2 次。静脉滴注,每日 20mL,用 5%葡萄糖注射液稀释 250mL 或 500mL 后使用,或遵医嘱。舒血宁注射液与前列地尔输液组存在配伍禁忌,查找相关资料:舒血宁注射液与前列地尔输液组,连续静脉滴注时,输液管末端或过滤网出现黄色或白色絮状物并有沉淀。

8.鸦胆子油乳注射液说明书载明:静脉滴注,一次 10～30mL,一日一次,0.9%氯化钠注射液 250mL。为了用药的安全性和稳定性,建议临床上使用鸦胆子油乳注射液应按说明书规定的溶媒 0.9%氯化钠。与其他用糖作溶媒的输液组联用时,需要用生理盐水冲管。

9.康艾注射液说明书载明:一日 1～2 次,一日 40～60mL,用 5%葡萄糖或 0.9%生理盐水 250～500mL 稀释。为了安全起见,建议康艾注射液选用说明书规定的溶媒。

10.疏血通注射液说明书载明:静脉滴注,每日 6mL 或遵医嘱,加于 5%葡萄糖注射液(或 0.9%氯化钠注射液)250～500mL 中,缓缓滴入。为了安全起见,建议临床上使用疏血通注射液应按说明书规定的溶媒。如确需联合使用时,应谨慎考虑间隔时间及药物相互作用。

11.注射用血塞通说明书载明:静脉滴注,一日一次,一次 200～400mg,以 5% GS 或 10% GS 250～500mL 稀释后缓慢滴注,糖尿病患者可用氯化钠注射液代替葡萄糖注射液稀释后使用。为了用药的安全性和稳定性,建议注射用血塞通选用说明书规定的溶媒。

12.注射用灯盏花素说明书载明:静脉注射,一次 20～50mg,一日 1 次,用 250mL 氯化钠注射液或 500mL 5%或 10%葡萄糖注射液溶解后使用。为了安全起见,建议临床上使用灯盏花素注射液应按说明书规定的溶媒。

13.血栓通注射液说明书载明,临用前用注射用水或氯化钠注射液适量使溶解。静脉滴注:一次 250～500mg,用 5%或 10%葡萄糖注射液或氯化钠注射液 250～500mL 稀释。一日 1 次,或遵医嘱。为了安全起见,建议临床上血栓通注射液应按说明书规定的溶媒。

第四章　抗精神失常药

精神失常是由多种原因引起的以精神活动障碍为特征的一类疾病,包括精神分裂症、躁狂症、抑郁症和焦虑症等。治疗精神疾病应采取综合措施,包括药物治疗、心理治疗、工作调整、环境改善等,其中药物治疗占重要地位。治疗这些疾病的药物统称为抗精神失常药,根据其临床用途分为抗精神病药、抗躁狂症药、抗抑郁症药和抗焦虑症药。

第一节　抗精神病药

精神分裂症是以思维、情感、行为之间不协调,精神活动与现实脱离为主要特征的一类常见的精神病。根据临床症状,将其分为两型,即Ⅰ型和Ⅱ型。前者以幻觉、妄想、思维紊乱等阳性症状为主;后者则以情感淡漠、意志缺失、主动性缺乏等阴性症状为主。抗精神病药又称神经安定药,主要用于治疗精神分裂症,对其他精神病的躁狂症状也有效。

【作用机制】

精神分裂症的发病机制有许多学说,其中脑内多巴胺(DA)系统功能亢进的学说得到了广泛的接受和认可,该学说以下述事实为基础:①精神分裂症患者应用 L-dopa 或促进 DA 释放的药物如苯丙胺可使病情恶化;②精神分裂症患者多巴胺 β-羟化酶活性较正常人低,故减少 DA 转化为 NA,实际增加 DA 含量;③减少 DA 的合成和储存,能改善病情;④Ⅰ型精神分裂症患者死亡后,其壳核和伏隔核 DA 受体(尤其是 D_2 亚型)数目显著增加,DA 代谢产物也增加;⑤应用氯丙嗪等多巴胺受体阻断药可缓解症状,且临床用量与受体阻断作用密切相关。此外,递质 ACh、NA 和 5-HT 增加及 GABA 功能不足等与发病也有一定关系。

DA 是一种重要的中枢神经递质,参与人类神经精神活动的调节,其功能紊乱(亢进或减弱)可导致严重的神经精神疾病。人类中枢神经系统主要存在 4 条 DA 通路:①中脑-边缘系统,主要调控情绪反应。②中脑-皮质系统,主要参与认知、思维、感觉、理解和推理能力的调控。抗精神分裂症药主要药效与中脑-边缘系统及中脑-皮质系统 D_2 受体阻断有关。③黑质-纹状体系统,是锥体外系运动功能的高级中枢。抗精神分裂症药的锥体外系副作用与该通路 D_2 受体阻断有关。④结节-漏斗系统,主要调控垂体激素的分泌,如抑制催乳素的分泌、促进促肾上腺皮质激素(ACTH)和生长激素(GH)的分泌等,应用抗精神病药物则可产生相反的作用,使催乳素分泌增加,ACTH 和 GH 分泌减少,这是其不良反应的基础。

中枢多巴胺受体可分为 D_1 和 D_2 亚型。目前已知中枢神经系统内有 5 种多巴胺受体(D_1、D_2、D_3、D_4 和 D_5)。D_1、D_5 在药理学特征上符合 D_1 亚型受体,称为 D_1 样受体,D_2、D_3、D_4

符合 D_2 亚型受体特征,因此称为 D_2 样受体。黑质-纹状体系统存在 D_1 样受体和 D_2 样受体,中脑-边缘系统和中脑-皮质系统主要存在 D_2 样受体,结节-漏斗系统主要存在 D_2 样受体中的 D_2 亚型。

【药物分类】

抗精神分裂症药大多是强效多巴胺受体阻断药,在发挥治疗作用的同时,大多药物可引起情绪冷漠、精神运动迟缓和运动障碍等不良反应。根据其化学结构及作用特点,将抗精神分裂症药分为以下几类。

1.典型抗精神分裂症药

通常称为第一代抗精神病药。这些药物化学结构各异,主要作用机制基本相同。

(1)吩噻嗪类:①二甲胺类,如氯丙嗪;②哌嗪类,如奋乃静、三氟拉嗪等;③哌啶类,如硫利达嗪。④苯甲酰胺类,如舒必利等。

(2)硫杂蒽类:如氯普噻吨、氟哌噻吨等。

(3)丁酰苯类:如氟哌啶醇、氟哌利多等。

2.非典型抗精神分裂症药

通常称为第二代抗精神病药。这些药物的机制与典型药物有较大区别。

(1)苯二氮䓬类:如氯氮平等。

(2)苯丙异噁唑类:如利培酮。

(3)二苯基丁酰哌啶类:如五氟利多等。

(4)其他类:如阿立哌唑等。

典型抗精神病药对阳性症状为主的Ⅰ型精神分裂症有效,但同时多有较严重的锥体外系不良反应。非典型抗精神病药不仅对阳性症状有效,对阴性症状为主的Ⅱ型精神分裂症也有效,还能改善患者的认知功能、情感症状等,具有引起急性锥体外系症状的危险性较小、催乳素水平升高的程度较轻、镇静作用较弱等优点。但是,非典型抗精神分裂症药物可能引起体重增加、糖脂代谢障碍等其他不良反应,新上市的阿立哌唑和齐拉西酮较少引起体重增加。

一、第一代抗精神病药物

吩噻嗪类

氯丙嗪:氯丙嗪是第一个问世的吩噻嗪类抗精神分裂症药,由于其疗效确切,至今仍是临床常用药物之一。

【体内过程】

氯丙嗪口服或注射均易吸收,口服后 2～4h 血药浓度达峰值,出现镇静作用。服药后 1～3 周出现抗精神病作用。食物、胆碱受体阻断药可显著延缓其吸收。肌注吸收迅速,但因刺激性强应深部注射。吸收后约 90% 与血浆蛋白结合,可分布到全身各组织,以肺、肝、脑、脾和肾中较多。脑内浓度可达血浆浓度的 10 倍,其中以下丘脑、基底神经节、丘脑和海马等部位浓度最高。氯丙嗪主要在肝经 P_{450} 系统代谢为多种产物,主要经肾排泄,亦可通过乳汁分泌。由于其脂溶性高,易蓄积于脂肪组织,停药后数周乃至半年后,尿中仍可检出其代谢产物。不同个体口服相同剂量氯丙嗪后,血药浓度可相差 10 倍以上,所以给药剂量应个体化。由于老年患者对氯丙嗪的代谢与消除速率减慢,故应适当减量。

【药理作用与作用机制】

氯丙嗪为 DA 受体阻断药。对肾上腺素 α 受体、M 胆碱受体也有阻断作用,因此其药理作用广泛。

1.中枢神经系统

(1)抗精神病作用:正常人一次口服 100mg 氯丙嗪后,可出现安静、活动减少、情感淡漠、对周围事物不感兴趣、注意力降低,但理智正常。在安静环境下易入睡,但易被唤醒,醒后神志清楚。与巴比妥类催眠药不同,加大氯丙嗪的剂量也不引起麻醉。精神分裂症患者服药后,在不过分抑制情况下,可迅速控制兴奋躁动,大剂量连续用药可减少或消除幻觉、妄想、躁动及精神运动性兴奋,恢复理智,达到生活自理、产生良好的抗精神病作用。对抑郁无效,甚至可使之加剧。

氯丙嗪等吩噻嗪类药物的抗精神病作用主要是由于阻断了中脑-边缘系统和中脑-皮质系统的 D_2 样受体所致。此外,氯丙嗪对中枢胆碱受体、肾上腺素受体、组胺受体和 5-HT 受体也有一定的阻断作用,从而产生较强抗精神病作用。

由于氯丙嗪对中脑-边缘系统和中脑-皮质系统这两个通路的 D_2 样受体和黑质-纹状体通路的 D_2 样受体的亲和力几乎无差异,因此,在长期应用氯丙嗪的患者中,锥体外系反应的发生率较高。而阻断网状结构上行激活系统的 α 受体则与镇静安定作用有关。长期连续用药后,氯丙嗪的镇静作用可出现耐受性,而其抗精神病作用不出现耐受性。

(2)镇吐作用:氯丙嗪有较强的镇吐作用。小剂量时即可对抗 DA 受体激动剂阿扑吗啡引起的呕吐反应,这是由于氯丙嗪阻断了延脑第四脑室底部催吐化学感受区的 D_2 样受体;大剂量时又可直接抑制呕吐中枢,但不能对抗前庭刺激引起的呕吐。对顽固性呃逆也有效,其机制可能是氯丙嗪抑制位于延髓与催吐化学感受区旁的呃逆中枢调节部位。

(3)对体温调节的作用:氯丙嗪可抑制体温调节中枢,使体温调节失灵,机体体温可随环境温度变化而变化,在低温环境下体温下降至正常以下;在炎热天气,氯丙嗪使体温升高,这是其干扰了机体正常散热的结果。这与解热镇痛药不同,后者只降低发热体温而不降低正常体温。临床上用物理降温(冰袋、冰浴)配合氯丙嗪可出现镇静、嗜睡、体温降低至正常以下、基础代谢降低、器官功能活动减少、耗氧量减低而呈"人工冬眠"状态,用于低温麻醉。

(4)加强中枢抑制药的作用:氯丙嗪可加强全身麻醉药、镇静催眠药、镇痛药及乙醇等的作用,故上述药物与氯丙嗪联合应用时,应适当降低剂量。

2.自主神经系统

氯丙嗪阻断 α 受体,可翻转肾上腺素的升压效应,同时还能抑制血管运动中枢,引起血管扩张、血压下降,故肾上腺素不适合用于氯丙嗪引起的低血压。但反复应用后,其降压作用可产生耐受性而逐渐减弱,且有较多副作用,故不作为抗高血压药应用。氯丙嗪阻断 M 胆碱受体作用较弱,可引起口干、便秘、视力模糊等不良反应。

3.内分泌系统

氯丙嗪阻断结节-漏斗系统的 D_2 样受体,减少下丘脑催乳素抑制因子的释放,使催乳素分泌增加,引起乳房肿大及泌乳;抑制促性腺激素释放因子的释放,减少促卵泡激素和黄体生成素的释放,引起排卵延迟;抑制 ACTH 的释放,使糖皮质激素分泌减少;抑制垂体生长激素的分泌,可用于巨人症的治疗。

【临床应用】

1.精神分裂症

氯丙嗪能够显著缓解阳性症状,如进攻、亢进、幻觉、妄想等,但对抑郁、木僵等阴性症状疗效差。急性期时药物起效较快,临床主要用于Ⅰ型精神分裂症(精神运动性兴奋和幻觉妄想为主)的治疗,尤其对急性患者效果显著,但不能根治,需长期用药,甚至终身治疗;对慢性精神分裂症患者疗效较差。对Ⅱ型精神分裂症患者无效甚至加重病情。氯丙嗪对其他精神病伴有的兴奋、躁动、紧张、幻觉和妄想等症状也有显著疗效。对各种器质性精神病(如脑动脉硬化性精神病、感染中毒性精神病)和症状性精神病的兴奋、幻觉和幻想症状也有效,但剂量要小,控制症状后应立即停药。

2.呕吐和顽固性呃逆

临床主要用于强心苷、吗啡、四环素等多种药物和疾病如尿毒症、恶性肿瘤、放射病等引起的呕吐。对顽固性呃逆也具有显著疗效;对晕动病引起的呕吐无效。

3.低温麻醉与人工冬眠

氯丙嗪配合物理降温(冰袋、冰浴)可用于低温麻醉,减少组织耗氧量,有利于某些手术。氯丙嗪与哌替啶、异丙嗪合用,可使患者深睡,降低体温、基础代谢率及组织耗氧量,增强患者耐缺氧的能力,并使自主神经传导阻滞及中枢神经系统反应性降低,此种状态称为"人工冬眠",有利于机体度过危险的缺氧缺能期,为进行其他有效的对因治疗争取时间,可用于严重感染性休克、创伤性休克、高热及甲状腺危象等的辅助治疗。

【不良反应】

氯丙嗪的安全范围虽然较大,但其药理作用广泛,临床用药时间长,所以不良反应较多。

1.一般不良反应

中枢抑制症状(嗜睡、淡漠、无力等)、M 受体阻断症状(视力模糊、口干、便秘、无汗和眼内压升高等)、α 受体阻断症状(鼻塞、血压下降、体位性低血压及反射性心悸等)。青光眼患者禁用。本药局部刺激性较强,宜深部肌内注射。静脉注射可致血栓性静脉炎,应用生理盐水或葡萄糖溶液稀释后缓慢静注。为防止体位性低血压,注射氯丙嗪后应卧床休息 1~2h,然后缓慢起立。

2.锥体外系反应

长期大量服用氯丙嗪可出现 3 种锥体外系反应:①药源性帕金森综合征,多见于中老年人,表现为肌张力增高、面容呆板、动作迟缓、肌肉震颤和流涎等。一般用药数周至数月发生。②静坐不能,青、中年人多见,表现为坐立不安、反复徘徊。③急性肌张力障碍,多见于青少年,出现在用药后 1～5 日,由于舌、面、颈及背部肌肉痉挛,引起强迫性张口、伸舌、斜颈、呼吸运动障碍及吞咽困难。上述反应是阻断黑质-纹状体通路的 D_2 样受体,使纹状体中的 DA 功能减弱、胆碱功能占优势的结果。减少药量或停药后,症状可减轻或自行消除,也可用中枢性胆碱受体阻断药(苯海索)或促 DA 释放药(金刚烷胺)等缓解锥体外系反应。

此外,还可见迟发性运动障碍,或称为迟发性多动症,仅见于长期用药的部分患者,表现为不自主、有节律的刻板运动,出现口-舌-颊三联症,如吸吮、舔舌、咀嚼及广泛性舞蹈样手足徐动症等。如早期发现及时停药可以恢复,但也有少数在停药后仍不恢复,其机制可能与氯丙嗪长期阻断突触后膜 DA 受体,使 DA 受体敏感性增加或反馈性促进突触前膜 DA 释放增加有关。此反应一旦发生,很难治疗,抗胆碱药可使症状加重,抗 DA 药反而可使此反应减轻。

3.药源性精神异常

氯丙嗪本身可以引起精神异常,如意识障碍、萎靡、淡漠、兴奋、躁动、消极、抑郁、幻觉、妄想等,一旦发生应立即停药。

4.惊厥与癫痫

少数患者用药过程中出现局部或全身抽搐,有惊厥或癫痫史者更易发生,应禁用,必要时加用抗癫痫药。

5.过敏反应

常见症状有皮疹、接触性皮炎、光敏性皮炎。少数患者出现肝损害、黄疸,也可出现粒细胞减少、溶血性贫血和再生障碍性贫血等。

6.内分泌紊乱

部分患者可见乳腺增大、泌乳、月经停止、阳痿。对儿童生长有轻度抑制作用。啮齿类动物服用本药可能诱发乳腺癌。乳腺增生症和乳腺癌患者禁用。

7.心血管系统反应

阻断 α 受体可致体位性低血压,可用去甲肾上腺素、间羟胺等药物治疗。也可致心动过速、心动过缓、心电图改变(ST-T 改变和 Q-T 间期延长)等。

8.急性中毒

一次吞服大量(1～2g)氯丙嗪可致急性中毒,患者出现昏睡、血压下降、心肌损害、心动过速、心电图异常(P-R 间期或 Q-T 间期延长,T 波低平或倒置),应立即对症处理,但禁用肾上腺素,以防血压进一步降低。

【药物相互作用及禁忌证】

氯丙嗪能够增强其他中枢神经抑制药如酒精、麻醉药、镇痛药、镇静催眠药、抗组胺药等的药理作用,联合用药时应调整剂量。与吗啡、哌替啶合用时可能引起低血压和呼吸抑制。此类药物能抑制 DA 受体激动药左旋多巴、溴隐停等药理作用,合用时可使其抗帕金森病作用减弱。氯丙嗪的去甲基代谢产物可拮抗胍乙啶的降压作用,可能是阻止后者被摄入神经末梢。与抗心律失常药胺碘酮、普鲁卡因胺等合用，与匹莫齐特、阿托西汀等合用，均可致心律失常的发生。肝药酶诱导剂如苯妥英钠、卡马西平等可加速氯丙嗪代谢，合用时应适当调整剂量。

氯丙嗪能降低惊厥阈，诱发癫痫，有癫痫及惊厥史者禁用。氯丙嗪能升高眼内压，青光眼患者禁用。乳腺增生症及乳腺癌患者禁用。昏迷（特别是应用中枢抑制药后）患者禁用。伴有心血管疾病的老年患者慎用，对冠心病患者易致猝死，应慎用。严重肝功能损害者禁用。

1. 其他吩噻嗪类药物

吩噻嗪类药物还有奋乃静、氟奋乃静、三氟拉嗪和硫利达嗪（甲硫达嗪），与氯丙嗪相比，奋乃静、氟奋乃静和三氟拉嗪的抗精神病作用增强，锥体外系不良反应也增强，但镇静作用和心血管作用减弱，故较为常用。硫利达嗪的抗精神病作用不及氯丙嗪，但其锥体外系不良反应显著减轻。由于硫利达嗪可致 Q-T 间期延长，引起精神分裂症患者的心律失常和猝死，部分国家已停止使用。

2. 硫杂蒽类

硫杂蒽类，也称为噻吨类，是在氯丙嗪的基础上进行结构改造，将氯丙嗪 10 位氮原子换成碳原子，并通过双键与侧链相连，而得到的一类抗精神病药物。

氯普噻吨：氯普噻吨（氯丙硫蒽，泰尔登）的药理作用与机制均与氯丙嗪相似，抗精神分裂症、抗幻觉和妄想作用比氯丙嗪弱，但镇静作用较强。抗肾上腺素和抗胆碱作用较弱；镇吐作用强。化学结构与三环类抗抑郁药相似，有一定的抗焦虑和抗抑郁作用，临床适于治疗伴有焦虑或焦虑性抑郁的精神分裂症、焦虑性神经官能症、围绝经期抑郁症。不良反应与氯丙嗪相似而较轻，锥体外系反应也较少。偶见皮疹、接触性皮炎及迟发性运动障碍。罕见不良反应有粒细胞减少症、黄疸及乳腺肿大等。

硫杂蒽类药物还有氟哌噻吨、氯哌噻吨、哌普嗪、磺哌噻吨等。

3. 丁酰苯类

本类药物化学结构与吩噻嗪类完全不同，但药理作用与吩噻嗪类相似，是强效抗精神病药、抗焦虑药。

氟哌啶醇：氟哌啶醇（氟哌丁苯，氟哌醇）是第一个合成的丁酰苯类药物，是这类药物的代表药，属高效价抗精神病药。它能选择性阻断 D_2 样受体，药理作用及机制与氯丙嗪相似。其特点为抗精神病作用和镇吐作用较氯丙嗪强，而镇静作用较弱，降温作用不明显，其锥体外系反应发生率高、程度严重。α 受体和 M 受体阻断作用轻，对心血管系统的副作用较小。

临床主要用于治疗各种急慢性精神分裂症及躁狂症，对氯丙嗪无效的患者仍有效，也可用于治疗呕吐及顽固性呃逆、焦虑性神经官能症等。口服吸收快，2～6h 血药浓度达峰值，血浆 $t_{1/2}$ 为 21h，作用可持续 3 日，在肝内代谢，单剂口服后约 40% 由尿排出，胆汁也可排泄少量。

因有致畸报道，孕妇忌用，哺乳期妇女不宜服用；大剂量引起心律失常，心功能不全者禁用；基底神经节病变者禁用。

丁酰苯类药物还有氟哌利多、溴哌利多、苯哌利多、匹莫齐特等。

4.苯酰胺类

舒必利:舒必利(硫苯酰胺)可选择性阻断中脑-边缘和中脑-皮质系统的 D_2 受体,对纹状体 D_2 受体的亲和力较低,因此其锥体外系不良反应较少。对紧张型精神分裂症疗效高、起效快,有药物电休克之称,并有一定的抗抑郁作用,对精神分裂症的阴性症状如情绪低落、忧郁、孤僻、退缩等也有效,也可用于顽固性恶心呕吐的治疗;对长期用其他药物治疗无效的难治病例也有效。

二、第二代抗精神病药物

1.苯二氮䓬类

氯氮平:氯氮平是第一个用于临床的非典型抗精神病药,其抗精神病作用较强而迅速,特异性阻断中脑-边缘系统和中脑-皮质系统的 D_4 亚型受体,而对黑质-纹状体系统的 D_2 和 D_3 亚型受体几乎无亲和力。氯氮平还选择性阻断 $5-HT_{2A}$ 受体,协调 5-HT 和 DA 系统的平衡和相互作用。临床用于治疗急、慢性精神分裂症,而且对其他药物无效的病例,包括慢性精神分裂症的退缩等阴性症状仍有较好疗效;也可用于长期给予氯丙嗪等传统抗精神病药物引起的迟发性运动障碍。此外,氯氮平还具有抗胆碱作用、抗组胺作用、抗 α 受体作用,几乎无锥体外系反应及内分泌紊乱等不良反应。不良反应有流涎、便秘、发热、粒细胞减少,严重者可致粒细胞缺乏(女性多于男性),可能由于免疫反应引起,因此,用药前及用药期间须做白细胞计数检查。癫痫及严重心血管疾病患者慎用。增量过快易致体位性低血压。亦有引起染色体畸变的报道。

2.苯丙异噁唑类

利培酮:利培酮是新一代非典型抗精神病药物,低剂量时可阻断中枢的 $5-HT_2$ 受体,大剂量时又可阻断多巴胺 D_2 受体,对其他受体作用弱。本药全面解除精神分裂症患者的阳性和阴性症状的作用优于氟哌啶醇,适于治疗首发急性患者和慢性患者。不同于其他药物的是该药对精神分裂症患者的认知功能障碍和继发性抑郁也有治疗作用。由于利培酮有效剂量小,见效快,锥体外系反应轻,治疗依从性优于其他抗精神病药,因而自 20 世纪 90 年代应用于临床以来,很快在全球推广应用,已成为治疗精神分裂症的一线药物。

3.二苯基丁酰哌啶类

五氟利多:五氟利多为长效口服抗精神病药,易吸收,每周用药一次即可维持疗效。抗精神病作用强,为丁酰苯类药物匹莫齐特的 7 倍。对急性和慢性精神分裂症、阳性和阴性症状均有效,能控制幻觉、妄想、退缩、淡漠等症状。临床应用有效剂量时,少见镇静作用。不良反应有头痛、乏力、失眠和锥体外系反应。

4.其他

阿立哌唑:阿立哌唑为 2004 年在中国上市的非典型抗精神病药,是 D_2 和 $5-HT_{1A}$ 受体的部分激动剂、$5-HT_{2A}$ 受体阻断剂。对精神分裂症的阳性和阴性症状均有效,长期应用可降低精神分裂症的复发率,并能改善情绪和认知功能障碍,对语言记忆障碍的改善作用优于奥氮平。起效快,精神分裂症患者用药后 1～2 周症状明显改善。

阿立哌唑不良反应少而轻微,最常见的不良反应是头痛、焦虑和失眠,此外,可见恶心、呕吐、便秘、体位性低血压、心动过速。上述不良反应多发生在治疗的初期(第1～2周),随治疗的延续可逐渐减轻。本药极少产生锥体外系不良反应,不增加血浆催乳素水平,嗜睡和体重增加不明显。

第二节 抗抑郁症药

常用抗抑郁症药包括以下几种:

1.选择性5-HT再摄取抑制药:如氟西汀、帕罗西汀、舍曲林等。

2.三环类抗抑郁症药(抑制NA、5-HT再摄取的药物):如丙米嗪、阿米替林、多塞平、氯米帕明等。

3.NA再摄取抑制药:如地昔帕明、马普替林等。

4.其他:曲唑酮、米安色林等。

其中,5-HT再摄取抑制药以其作用选择性强,多无抗胆碱、抗组胺作用、对心血管系统毒性小等优点,在临床抑郁症的治疗中日益受到重视,成为一线抗抑郁症药物。

一、选择性5-HT再摄取抑制药

氟西汀:氟西汀是强效选择性5-HT再摄取抑制剂,能延长和增加5-HT的作用,从而产生抗抑郁作用。氟西汀对肾上腺素受体、组胺受体、GABA受体、M受体、5-HT受体几乎无亲和力,故无抗胆碱作用和心脏毒性。其适用于治疗伴有焦虑的各种抑郁症,且对抑郁症的疗效与三环类相当。此外,该药对强迫症、贪食症、社交恐惧症和神经性厌食症亦有疗效。本药口服吸收良好,6～8h血药浓度达高峰,血浆蛋白结合率约为95％,血浆消除$t_{1/2}$为2～3日,在肝脏经代谢生成去甲基活性代谢物去甲氟西汀,其活性与母体相同,但其消除$t_{1/2}$为7～9日。应用本药时偶有恶心呕吐、头痛头晕、乏力失眠、厌食、体重下降、震颤、惊厥、性欲降低等不良反应。本药不应与单胺氧化酶抑制剂(MAOI)合用,应在MAOI停药14日后使用。心血管疾病、糖尿病患者应慎用。

帕罗西汀:帕罗西汀为强效5-HT再摄取抑制剂,常用剂量时对其他递质无明显影响,通过阻断5-HT的再摄取而提高神经突触间隙5-HT的浓度,从而产生抗抑郁作用。其抗抑郁疗效与三环类相当,而体重增加、对心脏的影响及镇静、抗胆碱等副作用较三环类轻。适于治疗伴有焦虑症的抑郁症患者。口服吸收良好,血浆蛋白结合率为95％,$t_{1/2}$为24h,主要经肝脏代谢,最后由肾排出。常见不良反应为口干、便秘、视力模糊、震颤、头痛、恶心等。禁与MAOI联用。

舍曲林:舍曲林是选择性抑制5-HT再摄取的抗抑郁症药,可用于各类抑郁症的治疗或预防其发作,并对强迫症、经前焦虑症有效。几乎无抗胆碱作用。不良反应比三环类抗抑郁症药少,偶见口干、恶心、腹泻、男性射精延迟、震颤、出汗等,不宜与MAOI合用。严重肝功能不良者禁用。有癫痫病史者慎用。

二、三环类抗抑郁症药

（一）丙米嗪

【体内过程】

丙米嗪（米帕明）口服吸收良好，但个体差异大，生物利用度为29％～77％。口服后2～8h血药浓度达高峰，$t_{1/2}$为10～20h。在体内广泛分布于各组织，以脑、肝、肾及心肌分布较多，蛋白结合率为90％。丙米嗪主要在肝脏代谢，代谢产物去甲丙米嗪（地昔帕明）也有抗抑郁活性。代谢产物和少量原形药物经肾排泄，少量经胆汁排泄。2-羟代谢物与葡萄糖醛酸结合自尿排出。

【药理作用】

本药为最先应用的三环类抗抑郁症药（TCAs），具有较强抗抑郁作用，但兴奋作用不明显，镇静作用弱。

1.对中枢神经系统的作用

正常人服用丙米嗪后出现以镇静为主的症状，但抑郁症患者服药后却出现精神振奋、情绪提高、焦虑缓解、食欲增进、睡眠改善等，但疗效缓慢，连续用药2～3周后才显效。作用机制主要为丙米嗪可以抑制特定脑区神经组织突触前膜对NA的再摄取，对5-HT的再摄取也有抑制作用，提高突触间隙NA、5-HT浓度，促进和改善突触传递功能，从而发挥抗抑郁作用。

2.对自主神经系统的作用

治疗量丙米嗪有显著的M受体阻断作用，会引起口干、便秘、尿潴留和视力模糊等不良反应。

3.对心血管系统的作用

治疗量丙米嗪可阻断α受体，降低血压，引起心律失常，其中心动过速较常见。心电图可出T波倒置或低平。这些作用可能与其抑制心肌中NA的再摄取有关。此外，丙米嗪对心肌还有奎尼丁样直接抑制作用，心血管疾病患者慎用。

【临床应用】

适用于各种类型的抑郁症治疗。对内源性抑郁症、围绝经期抑郁症疗效较好，其次为反应性抑郁症。对伴有焦虑的抑郁症患者疗效显著，对恐惧症亦有效。但对精神分裂症伴发的抑郁状态疗效较差。此外，还可用于小儿遗尿症等。

【不良反应】

常见的不良反应有口干、扩瞳、心动过速、视力模糊、便秘、尿潴留、眼内压升高等阿托品样作用，还可出现多汗、无力、头晕、失眠、精神紊乱、皮疹、震颤、心肌损害。大剂量可引起癫痫样发作。偶见粒细胞减少及黄疸等。长期应用应定期检查血常规和肝功能。

因抗抑郁症药易致尿潴留和眼内压升高，故前列腺肥大、青光眼患者禁用。此外心脏病患者，肝、肾功能不全患者和孕妇禁用。

（二）阿米替林

阿米替林为临床常用的TCA，其抗抑郁作用与丙米嗪极为相似，与后者相比，阿米替林对

5-HT 再摄取的抑制作用强于对 NA 再摄取的抑制;其镇静作用与抗胆碱作用也较明显。可使抑郁症患者情绪提高,对思考缓慢、行为迟缓及食欲不振等症状有所改善。一般用药后 7～10 日可产生明显疗效。口服吸收完全,8～12h 达血药峰浓度,血浆半衰期为 32～40h,蛋白结合率为 82%～96%。经肝脏代谢,主要代谢产物为去甲替林,仍有活性。最终代谢产物以游离型或结合型自肾脏排出体外。排泄较慢,停药 3 周仍可在尿中检出。

三、NA 再摄取抑制药

1.地昔帕明

地昔帕明又名去甲丙米嗪,是强效选择性 NA 再摄取抑制剂,对 DA 的摄取也有一定的抑制作用,对 H_1 受体有强阻断作用,对 α 受体和 M 受体阻断作用较弱。主要用于治疗抑郁症,对轻、中度的抑郁症疗效好,也可用于遗尿症的治疗。本药口服易吸收,2～6h 血药浓度达高峰,主要经肾排泄。与丙米嗪相比,不良反应较少,但对心脏的影响与丙米嗪相似,过量导致心律失常、震颤、惊厥、口干及便秘等,偶致体位性低血压,可能是由于其抑制了 NA 再摄取,阻断了 α 受体作用。

2.马普替林

马普替林在化学上为四环类,是选择性 NA 再摄取抑制剂,对 5-HT 摄取几乎无影响。抗抑郁效果与丙米嗪、阿米替林相似,但奏效快、不良反应少。一般用药后 2～7 日生效,少数人用药 2～3 周后才充分发挥疗效。马普替林还有安定作用,故既适用于迟钝型抑郁症,也适用于激越型抑郁症;抗胆碱作用与丙米嗪类似,远比阿米替林弱;能延长 REMS 睡眠时间。其对心脏的影响也与三环类抗抑郁药一样,延长 Q-T 间期,增加心率。

口服后吸收缓慢而完全,9～16h 达血浆药物峰浓度,广泛分布于全身组织,肺、肾、心、脑和肾上腺的药物浓度均高于血液,血浆蛋白结合率约为 90%,$t_{1/2}$ 约为 51h。

不良反应中以胆碱能阻断症状最为常见,如口干、便秘、视力模糊等,嗜睡、眩晕等不良反应较三环类轻,对心脏毒性小。皮肤过敏发生率较高。易诱发或加重癫痫发作。

四、其他抗抑郁症药

1.曲唑酮

曲唑酮抗抑郁作用与三环类相似,但对心血管系统毒性小,无抗胆碱副作用。作用机制是选择性地阻断 $5-HT_2$ 受体和抑制 5-HT 的再摄取,抑制 NA 再摄取作用较弱。对多巴胺受体、组胺受体、乙酰胆碱受体几乎无作用,也不抑制脑内 MAO 活性。本药对心脏无影响,可用于其他抗抑郁药治疗无效的顽固性抑郁症,尤其适用于老年人或伴有心血管疾病的抑郁症患者。

本药不良反应较少而轻微,最常见的是嗜睡,偶有恶心、呕吐、体重下降、心悸、体位性低血压等,癫痫患者和肝肾功能不良者慎用。本药口服吸收良好,2h 达血药浓度高峰,血浆蛋白结合率为 89%～95%。经肝脏代谢,其代谢产物仍有明显活性,最终代谢产物经肾脏排出。$t_{1/2}$ 平均为 4.1h。

2.米安色林

米安色林为一种四环类抗抑郁症药。对突触前膜 α_2 肾上腺素受体有阻断作用。其治疗抑郁症的机制是通过抑制负反馈而使突触前膜 NA 释放增多。疗效与丙米嗪相似,还具有抗焦虑作用,但抗胆碱和心血管作用小,很少引起低血压。适用于老年人和伴有心脏病的抑郁症患者;也可用于治疗原发性焦虑症或伴有抑郁症的焦虑症。

第三节　抗躁狂症药

躁狂抑郁症是一种情感障碍性精神疾病。有单相型(即躁狂或抑郁两者之一反复发作)和双相型(躁狂和抑郁交替发作)。现认为脑内 5-HT 降低是躁狂和抑郁症的共同的病理生化基础。在此基础上,NA 功能亢进则为躁狂,表现为情绪高涨、联想敏捷、活动增多;NA 功能降低则为抑郁,表现为情绪低落,言语减少,精神活动迟缓。目前临床用于治疗躁狂症的药物包括典型抗躁狂症药碳酸锂、某些抗精神病药(如氯丙嗪、氟哌啶醇、氯氮平、利培酮、匹莫齐特等)、抗癫痫药(如卡马西平、丙戊酸钠)、钙通道阻滞药(如维拉帕米)等。其中,碳酸锂是治疗躁狂症的基本药物。

碳酸锂

【体内过程】

碳酸锂口服吸收快而完全,2～4h 血药浓度达峰值。锂不与血浆蛋白结合,$t_{1/2}$ 为 18～36h。锂虽吸收快,但通过血脑屏障进入脑组织和神经细胞需一定时间,故显效慢。主要经肾排泄,约 80% 由肾小球滤过的锂在近曲小管与钠竞争性重吸收,所以增加钠摄入可促进锂的排泄。钠盐摄入不足或肾小球滤出减少可导致锂在体内潴留,引起中毒。碳酸锂的治疗需进行血药浓度监测指导用药。老年人锂盐排泄慢,应注意调整剂量。

【药理作用与作用机制】

治疗剂量的碳酸锂对正常人精神活动无明显影响,但可显著改善躁狂症或躁狂抑郁症患者失眠、多动等症状,使行为、言语恢复正常,亦可改善精神分裂症的情感障碍。锂盐发挥药理作用的是 Li^+,其情绪安定的确切机制目前仍不清楚,可能与以下四方面有关:①在治疗浓度抑制去极化和 Ca^{2+} 依赖的 NA 和 DA 从神经末梢释放,但不影响或促进 5-HT 的释放;②促进突触间隙儿茶酚胺再摄取,并增加其灭活,使突触间隙 NA 和 DA 浓度降低;③抑制腺苷酸环化酶和磷脂酶 C 所介导的反应;④影响 Na^+、Ca^{2+} 和 Mg^+ 的分布,影响葡萄糖的代谢。

【临床应用】

用于治疗躁狂症或躁狂抑郁症的躁狂状态,对精神分裂症的兴奋躁动也有效。可与抗精神病药合用提高疗效,减少抗精神病药剂量。锂盐对抑郁症也有一定疗效。此外锂盐还可治疗强迫症、周期性精神病、经前期紧张症等。

【不良反应及禁忌证】

锂盐不良反应较多,安全范围较窄,最适浓度为 0.8～1.5mmol/L,超过 2mmol/L 即出现中毒症状。用药早期症状有头昏、恶心、呕吐、腹泻、疲乏、肌肉无力、震颤、口干、多尿等,常在继续治疗 1～2 周内逐渐减轻或消失。此外可引起甲状腺肿大、黏液性水肿、体重增加等。锂在体内蓄积中毒时,可出现脑病综合征,如意识模糊、谵妄、反射亢进、眼震颤、惊厥发作,乃至昏迷、休克、肾功能损害等,一旦出现这些症状,应立即停药,采取措施,促进锂的排泄。静脉注射生理盐水可促进锂的排泄。为预防严重不良反应,最好每日做血药浓度监测。当血锂高达 1.6mmol/L 时应立即减量或停药。严重心血管疾病、肾病、脑损伤、脱水、低钠血症及使用利尿药者禁用。

第五章　镇痛药

第一节　阿片类镇痛药

阿片类一词泛指所有与阿片这种源自罂粟的天然产物相关的化合物。阿片类药物是指来源于阿片的药物,包括其天然产物吗啡、可待因、二甲基吗啡和许多半合成衍生物。内源性阿片肽是阿片受体的天然配体,阿片制剂通过模拟这些肽类而发挥作用。麻醉药一词源自希腊语"stupor",最初是指任何可引起睡眠的药物,现在则主要指阿片类药物。

内源性阿片系统的功能多种多样,包括最为熟知的感觉调制功能,可明显抑制对疼痛刺激的反应;对胃肠道、内分泌和自主功能的调节作用;情绪调节功能,具有显著的阿片类药物犒赏和成瘾特性;以及在学习和记忆的调制过程中起到认知作用。内源性阿片系统具有多种内源性配体(>12 种),但主要的受体类型仅有四种。

一、内源性阿片肽

目前已有三种经典的阿片肽家族被确认,即内啡肽、脑啡肽和强啡肽,每个家族均源自不同基因编码的前体蛋白,分别为前阿黑皮素原(POMC)、前脑啡肽原和前强啡肽原。每种前体蛋白经过复杂剪切及翻译后修饰,最后合成多种活性肽。阿片肽具有共同的氨基酸末端序列,被称为阿片样基序,即酪-甘-甘-苯丙-(蛋或亮)。其后紧接不同的 C 端延伸序列,产生大小为 5~31 个残基的肽类。

β-内啡肽是源自 POMC 的主要阿片肽。除 β-内啡肽外,POMC 前体蛋白也可转化为非阿片类肽,如促肾上腺素皮质激素(ACTH)、促黑素细胞激素(α-MSH)和 β-促脂解素(β-LPH)。前脑啡肽原含有多个蛋氨酸脑啡肽拷贝和一个亮氨酸脑啡肽拷贝。前强啡肽原含有三种不同长度的肽类,强啡肽 A、强啡肽 B 和新内啡肽,均以亮氨酸脑啡肽序列为开端。

一种新型的内源性阿片肽与强啡肽 A 具有序列同源性,被称为痛敏肽或孤啡肽,现称之为 N/OFQ。仅以苯丙氨酸替代阿片样基序中的酪氨酸时,这三种经典阿片肽受体之间的相互作用即会消失。N/OFQ 对行为和疼痛的调制作用与三种经典阿片肽截然不同。

二、阿片受体

人们对三种经典的阿片受体 μ、δ 和 κ 已进行了广泛的研究,N/OFQ 受体系统则尚在研究之中。采用放射性自显影技术,以高选择性配体对三种经典的阿片受体进行特异性标记(如 DAMGO 对应 μ 受体、DPDPE 对应 δ 受体、U-50、488 和 U-69、593 对应 κ 受体),可阐明每种受体类型的配体结合特性,并可对受体的解剖学分布进行定位。每种主要的阿片受体在脑、脊髓和外周均有其独特的解剖学分布。

应用受体选择性拮抗药和激动药有助于研究阿片受体的生物学功能。常用的受体拮抗药包括生长抑素的环状类似物如 CTOP(μ 受体拮抗药)、纳洛酮的衍生物纳曲吲哚(δ 受体拮抗药)以及纳曲酮的二价衍生物 binaltor phimine(κ 受体拮抗药)。应用选择性激动药和拮抗药进行的功能学研究一般显示,μ 和 δ 受体之间十分相似,而 μ/δ 和 κ 受体之间则差异巨大。在输注选择性拮抗药和激动药也被用于研究介导各种阿片效应的受体类型。

临床应用的阿片类药物大多对 μ 受体具有相对选择性,这说明它们与吗啡类似。但是,标准剂量下呈相对选择性的药物在给予足够高的剂量时可作用于其他受体亚型,可能导致其药理学特性的改变。当逐步增加剂量以克服耐受性时更是如此。某些药物,尤其是阿片受体激动-拮抗药,在常规临床用量下可与不止一种类型的受体产生相互作用,对一种受体是激动药,而对另一种受体则是拮抗药。

阿片受体信号转导以及随之发生的细胞内变化

1.阿片受体与第二信使的偶联

μ、δ 和 κ 受体通过与百日咳毒素敏感的 G 蛋白偶联而抑制腺苷酸环化酶活性,激活受体门控性钾电流,抑制电压门控性钙电流。激活钾电流导致细胞膜超级化,抑制钙电流可限制钙的内流,从理论上讲可作为解释阿片类抑制神经递质释放和阻断疼痛传导的机制,但尚未得到证实。阿片受体还可偶联其他第二信使系统,包括激活 MAP 激酶和磷脂酶 C 介导的级联反应。长期使用阿片类药物可导致在信号级联过程的多个水平上产生适应性,这可能与耐受性、敏感性和戒断综合征等效应有关。

2.长期使用阿片类药物后受体脱敏、内化及隐蔽

耐受性是指反复使用某种药物后其效应下降。短期应用阿片类药物可产生急性耐受性,而持续用药则导致典型或慢性耐受性。短期受体脱敏也许是耐受性发生的基础,可能涉及 PKC 对 μ 和 δ 受体的磷酸化作用。许多其他的激酶也参与受体脱敏,包括 PKA 和 β 肾上腺素受体激酶。

长期耐受性可能与腺苷酸环化酶活性增强有关,这是阿片类药物急性用药后 cAMP 水平降低的一种反向调节。长期使用 μ 受体阿片类药物会引起腺苷酸环化醇的超活化。此作用可被预先应用百日咳毒素所防止,这表明其中有 Gi/o 蛋白的介入。与 G 蛋白 $\beta\gamma$ 二聚体清除剂共转染也有这种对抗效应,表明这种复合物在超活化中有一定作用。据 GG 第 11 版的原版介绍,近来有资料认为阿片类耐受性可能与受体脱敏无关,而是与缺乏脱敏有关。

三、临床应用的阿片类药物的效应

吗啡和其他多数临床应用的阿片类激动药通过 μ 受体而发挥作用,可广泛影响生理系统。

这些药物可镇痛、影响情绪和产生犒赏行为，并改变呼吸、心血管、胃肠道和神经内分泌功能。δ受体激动药对于动物也是强镇痛药，其中某些在人体也有效。κ受体激动药主要在脊髓产生镇痛作用，且少见呼吸抑制和瞳孔缩小效应。κ受体激动药不引起欣快感，但可引起烦躁和精神病样作用。在介导犒赏和镇痛作用的神经网络中，μ和κ受体激动药具有拮抗药效应。

当初研发受体混合型激动-拮抗药时，是期望这些药物与吗啡及其相关药物相比，具有较小的成瘾性和较轻的呼吸抑制作用。实际上，药物镇痛程度相当时，同等强度的副作用也会发生。"天花板"效应限制了这些药物所能达到的镇痛效果。某些受体激动-拮抗药，如喷他佐辛和烯丙吗啡，会引起严重的精神病样作用，且用纳洛酮无法对抗（故此作用可能不是由经典的阿片受体介导的）。这些药物也可促使阿片类耐受的患者发生戒断症状，其临床应用进一步受限。

1.镇痛

吗啡样药物可产生镇痛、困倦、情绪变化和精神恍惚等效应，且发挥镇痛作用时不伴有意识丧失。疼痛患者使用治疗剂量的吗啡时，主诉疼痛减轻、不适感减轻或完全消失，常发生困倦。除疼痛缓解外，有些患者可出现欣快感。

无病痛的正常人使用同等剂量吗啡时会感到不适。恶心为常见的反应，也可出现呕吐，还可能有困倦感、精神不振、情绪淡漠以及体力减弱。随着剂量增加，主观感觉、镇痛效应和包括呼吸抑制在内的毒性作用愈发明显。吗啡无抗惊厥活性，一般不会引起言语不清、情绪不稳或明显的动作失调。

吗啡样阿片类药物缓解疼痛的作用具有相对选择性，因为其他感觉不受影响。患者经常诉说疼痛仍然存在，但感觉舒服得多。阿片类对持续性钝痛的缓解作用大于间断性锐痛，足够剂量时甚至还可缓解肾绞痛或胆绞痛等剧烈疼痛。

2.情绪变化和犒赏效应

阿片类药物产生欣快感、镇静和其他情绪变化（包括犒赏效应）的机制尚未完全阐明。然而，介导阿片强化作用的神经系统不同于躯体依赖性和镇痛所涉及的系统。行为学和药理学资料均指向多巴胺能通路尤其是伏隔核在犒赏效应中所起的作用。

3.其他中枢神经系统效应

虽然阿片类药物主要用于镇痛，但如下文所述，它们还可产生其他很多效应。高剂量的阿片类药物在人类可引起肌肉僵直。芬太尼、阿芬太尼、瑞芬太尼和舒芬太尼用于麻醉时，可引起严重的足以危及呼吸的胸壁肌肉僵直，且这种情况并非少见。

（1）对下丘脑的作用：阿片类药物可改变下丘脑热调节机制的平衡点，因此体温通常会轻微下降，而长期大剂量应用时则可升高体温。

（2）神经内分泌作用：吗啡作用于下丘脑时，可抑制促性腺激素释放激素（GnRH）和促肾上腺皮质激素释放激素（CRH）的释放，因此可降低循环中黄体生成素（LH）、卵泡刺激素（FSH）和促肾上腺皮质激素的浓度。这些垂体促激素浓度的下降则导致性类固醇激素和皮质醇的血浆浓度降低。促甲状腺素的分泌相对不受影响。

应用 μ 受体激动药可升高血浆中催乳素的浓度,这可能是通过减少多巴胺能对催乳素分泌的抑制作用实现的。吗啡和 β-内啡肽对生长激素的浓度几乎没有影响。长期用药时,吗啡对下丘脑释放因子的效应就会产生耐受性。持续应用美沙酮的患者可发生以下现象:在女性,因间断使用海洛因而被打乱的月经周期可恢复正常;在男性,循环中 LH 和睾酮的浓度通常在正常范围内。

(3)缩瞳:吗啡、大多数 μ 受体和 κ 受体激动药均可通过兴奋支配瞳孔的副交感神经而收缩瞳孔。μ 受体激动药在毒性剂量下缩瞳作用显著,针尖样瞳孔为其中毒特征。出现窒息时瞳孔则明显扩大。缩瞳效应可产生一定的耐受性,但对于循环中含高浓度阿片类药物的成瘾者,缩瞳效应则持续存在。治疗剂量的吗啡可提高眼的调节能力,降低正常人和青光眼患者的眼内压。

(4)惊厥:在动物身上,高剂量的吗啡及相关阿片类药物可致惊厥。这种作用似乎涉及好几种机制,且不同类型的阿片类药物可引发不同特征的惊厥。吗啡样药物可兴奋特定神经元,尤其是海马锥体细胞。其兴奋效应可能源自中间神经元对 GABA 释放的抑制作用。选择性 δ 受体激动药可产生相似效应。这些作用有助于解释某些药物在仅略高于镇痛所需剂量时即可引发惊厥,尤其是对于儿童。对于大部分阿片类药物,只有在用量远远超过明显镇痛效应所需的剂量时才会发生惊厥,强效 μ 受体激动药用于镇痛时则不引起惊厥。纳洛酮对抗某些阿片类药物引起的惊厥要比其他药物引起的惊厥更为有效。这可能与后者可产生具有惊厥作用的代谢产物有关。抗惊厥药抑制阿片类药物引起的惊厥可能并不总是有效。

(5)呼吸:吗啡样阿片类药物对呼吸的抑制效应至少部分是对脑干呼吸中枢的直接作用所致。这种呼吸抑制作用甚至在还远未影响意识的剂量下即可发生,并随剂量加大而逐渐增强。在人类,吗啡中毒所致的死亡几乎总是因为呼吸停止。治疗剂量的吗啡抑制人体呼吸运动的各个方面(频率、分钟通气量和潮气量),也可引起不规则的周期性呼吸。呼吸流量的减少主要是因为呼吸频率减慢,中毒剂量下呼吸频率可降至每分钟 3～4 次。尽管吗啡对呼吸的效应很容易得到证实,但如果没有潜在的肺功能障碍,标准剂量的吗啡很少会引起有临床意义的呼吸抑制。有一种重要情况是例外,即当阿片类药物经胃肠外给药用于即将分娩的妇女时,药物可经胎盘转运引起新生儿一过性的呼吸抑制。阿片类药物与其他药物如全身麻醉药、镇静药、酒精或镇静催眠药联合应用时呼吸抑制的危险性可能会增加。吗啡的最大呼吸抑制效应发生于静脉给药后 5～10 分钟内,肌内或皮下注射时则在给药后 30～90 分钟内发生。

药物的脂溶性越大,最大呼吸抑制效应出现得越快。治疗剂量下分钟通气量的下降可持续 4～5 小时。阿片类药物的呼吸抑制作用与脑干呼吸中枢对 CO_2 的反应性降低有关。阿片类药物也可抑制参与呼吸节律调节的脑桥和延髓中枢。

(6)咳嗽:吗啡及相关阿片类药物也可抑制咳嗽反射,此效应至少部分是对延髓咳嗽中枢的直接作用所致。呼吸抑制和镇咳作用之间并无必然联系,镇咳药可有效止咳但不抑制呼吸。药物对咳嗽的抑制效应似与位于延髓的受体有关。相比与镇痛有关的受体,这些受体对纳洛酮的敏感性较差。

(7)恶心和呕吐作用:吗啡样药物可直接刺激位于延髓最后区的催吐化学感受区,引起恶心和呕吐。给予治疗剂量的吗啡时,卧位患者相对较少发生恶心和呕吐。而皮下注射15mg的吗啡时,可走动的患者中约40%发生恶心,15%发生呕吐。这提示前庭功能也起一定作用。临床上所有有效的受体激动药均可引起一定程度的恶心和呕吐。5-HT₃受体拮抗药已代替吩噻嗪类用于治疗阿片类药物所致的恶心和呕吐。促胃动力药如甲氧氯普胺也可有效对抗恶心和呕吐。

4.心血管系统

在卧位患者,治疗剂量的吗啡样阿片类药物对血压、心率和节律没有明显影响,但可舒张外周血管,降低外周阻力,并抑制压力感受器反射。因此,当患者由卧位转为直立位时,可发生直立性低血压和晕厥。吗啡对外周小动脉和静脉的扩张作用涉及若干机制。吗啡和其他一些阿片类药物可促进组胺释放,对低血压的发生起到重要作用。但H₁受体拮抗药只能部分阻断其血管舒张效应,纳洛酮则可有效逆转之。吗啡也可抑制二氧化碳分压升高所致的反射性血管收缩效应。

吗啡对正常人的心肌无明显作用。对于伴有冠状动脉疾病但非急症的患者,静脉给予8～15mg的吗啡可降低氧耗量、左室舒张末压和心脏做功,对心脏指数的影响通常较小。与正常人相比,急性心肌梗死患者对吗啡的心血管反应变化较大,变化幅度(如血压的下降)也可能更为明显。

众所周知,吗啡对心绞痛和急性心肌梗死有治疗作用。此效应是通过降低心脏前负荷,变力和变时作用而发挥的,因此可有效改变心肌耗氧量的决定因素,缓解心肌缺血。吗啡可模拟心肌的预适应现象,即短暂的心肌缺血反而可防止进一步的缺血损伤。这种效应似是δ受体对心肌细胞ATP敏感钾电流的调制作用所介导的。

低血容量患者应慎用吗啡样阿片类药物,因其可加重低血容量性休克。吗啡应用于肺心病患者时应特别谨慎,已有常规治疗剂量的吗啡致死的报道。合用某些吩噻嗪类药物可增加吗啡引起低血压的危险性。

5.胃肠道

(1)胃:吗啡和其他μ受体激动药通常会减少盐酸分泌,尽管有时也刺激其分泌。胃壁细胞上阿片受体的激活可增强分泌,但多数情况下,某些间接作用占主导地位,包括增加胰腺生长抑素的分泌和抑制乙酰胆碱的释放。低剂量吗啡可降低胃动力,因此胃排空时间延长,使食管反流可能性增加。胃窦和十二指肠上部的张力提高,使得十二指肠的治疗性插管更加困难。胃内容物通过十二指肠的时间可延迟长达12小时之久,口服药物的吸收也会延缓。

(2)小肠:吗啡可减少胆道、胰腺和肠道的分泌,延缓食物在小肠的消化。用药后小肠的静息张力增加,并可见周期性痉挛。非推进性的节律性和节段性收缩幅度通常会加大,而推进性收缩却明显减少。小肠上部,尤其是十二指肠,受到的影响比回肠更大。过度紧张之后可能有一个相对的张力迟缓期。水分吸收由于肠内容物通过延缓而更加完全,且肠分泌也减少,这使得肠内容物的黏滞度增加。

(3)大肠:吗啡用药后,大肠推进性蠕动波减少或消失,张力升至痉挛程度。肠内容物因此运行迟缓,结果又导致粪便明显干燥,其在大肠的推进也继而延缓。大肠非推进性的节律性收缩幅度通常会增大。肛门括约肌张力增强,直肠扩张引起的反射性松弛效应减弱。这些效应,再加上吗啡的中枢作用减弱了可引起排便反射的正常感觉刺激,导致便秘。

(4)胆道:皮下注射 10mg 的硫酸吗啡后,奥狄括约肌收缩,胆总管压力在 15 分钟内可升高约 10 倍以上,此效应可持续两小时或更长时间。胆囊内流体压也可升高,产生从上腹疼痛到典型胆绞痛等不同的症状。所有阿片类药物均可致胆道痉挛。阿托品仅能部分对抗吗啡引起的胆道痉挛,阿片受体激动药则可防止或缓解之。舌下给予 0.6~1.2mg 的硝酸甘油可使升高的胆囊内压降低。

6.皮肤

治疗剂量的吗啡可引起皮肤血管扩张。面部、颈部和胸部上方的皮肤经常发红。这些变化部分是因组胺释放所致,也可偶尔在吗啡全身用药后引起出汗和瘙痒。注射部位常出现荨麻疹,可能是组胺释放引起的,并非由阿片受体所介导,纳洛酮也无法对抗。吗啡和哌替啶可见此效应,而羟吗啡酮、美沙酮、芬太尼和舒芬太尼则没有。

7.耐受性和躯体依赖性

反复用药可产生耐受性和躯体依赖性是所有阿片类药物的特性。阿片类药物和其他药物的作用发生耐受性仅仅说明药物随时间推移而失去效力,需加大剂量才能产生原有的生理反应。依赖性是指机体的动态平衡出现一系列复杂的、还没被充分理解的变化,停药就会造成机体平衡调定点的失调。突然停止使用阿片类药物常常出现这种紊乱,导致戒断的发生。成瘾是一种行为学模式,其特征是强迫性地使用药物,且获取和使用药物的行为失去控制。耐受性和依赖性是在所有患者身上均可见到的生理学反应,并非成瘾的预兆。

四、吗啡和相关阿片受体激动药

吗啡是评估新型镇痛药物的对照标准。然而,同一个体对不同 μ 受体激动药的反应可能存在很大变化。例如,某些患者不能耐受吗啡,却可耐受等效(镇痛效应)剂量的美沙酮,而另外一些患者则可耐受吗啡而不能耐受美沙酮。如果某种药物出现上述问题,则应试用其他药物。

【吸收、分布、代谢和排泄】

吸收阿片类药物一般经胃肠道吸收良好,也可经直肠黏膜充分吸收,少数药物可采用栓剂给药。高亲脂性阿片类药物易经鼻黏膜和口腔黏膜吸收。那些脂溶性很好的药物也可透皮吸收。阿片类药物皮下或肌内注射后吸收良好,硬膜外或鞘内给药后可充分渗入脊髓。经硬膜外或鞘内给药进入脊髓腔的吗啡可产生明显的镇痛效应,且效应可持续 12~24 小时。由于吗啡具有亲水特性,会在脑脊液中向嘴侧扩散,直到 24 小时后到达脊髓上呼吸控制中枢时,其副作用尤其是呼吸抑制就会发生。高亲脂性药物如氢吗啡酮或芬太尼,可被脊髓神经组织快速吸收,产生非常局限性的效应和节段性镇痛作用。由于药物分布于全身循环中,其作用持续时间较短,并且因为嘴侧扩散较少,使得呼吸抑制的严重程度与药物的血浆浓度更成直接的比例关系。然而,接受硬膜外或鞘内注射芬太尼的患者仍需监测其呼吸抑制情况。

包括吗啡在内的大多数阿片类药物,在一定剂量下,口服后产生的效应弱于经胃肠外给药,这是因为口服时在肝脏存在程度不同的但却显著的首过代谢。吗啡的口服生物利用度约为25%。时效曲线的形态也视给药途径而不同。口服给药时作用持续时间通常稍长一些。如果可以对首过代谢和清除率的变异性进行调整,吗啡口服给药则可获得充分的镇痛效果。吗啡也可在相当广泛的血浆稳态浓度范围内(16～364ng/mL)让癌症患者得到满意的镇痛效果。

静脉给药时,吗啡和大多数阿片类药物起效迅速。而皮下给药时,由于吸收和进入中枢神经系统的速度有差异,脂溶性高的药物比吗啡起效更快。与脂溶性更好的阿片类药物如可待因、海洛因和美沙酮相比,吗啡通过血脑屏障的速度相当慢。

治疗剂量给药后血浆中约三分之一的吗啡与血浆蛋白结合。吗啡不会滞留于组织中,在最后一次用药24小时后其组织浓度已很低。

与葡萄糖醛酸结合是吗啡代谢的主要途径。其两种主要的代谢产物分布是吗啡-6-葡糖醛酸和吗啡-3 葡糖醛酸,也有少量吗啡-3,6-双葡糖醛酸生成。尽管 3-葡糖醛酸和 6-葡糖醛酸极性很大,但仍可穿透血脑屏障而发挥显著的临床作用。吗啡-3-葡糖醛酸与阿片受体亲和力很低,但可能有助于吗啡的兴奋效应。吗啡-6-葡糖醛酸的药理作用与吗啡相似,全身用药时效能是吗啡的两倍。长期用药时,吗啡的镇痛作用中有较大部分是 6-葡糖醛酸所致。实际上,长期口服给药时,血液中吗啡-6-葡糖醛酸水平明显超过吗啡。吗啡-6-葡糖醛酸经肾脏排泄。肾功能衰竭时,吗啡-6-葡糖醛酸会聚积,这或许可以解释吗啡对于肾衰患者具有较大的作用强度和较长的持续时间。在成人,吗啡的半衰期约为两小时,吗啡-6-葡糖醛酸的半衰期则稍长。儿童在 6 个月大时肾功能可达成人水平。在老年患者建议使用低剂量的吗啡,因为吗啡在体内分布容积较小且老年人肾功能普遍下降。N-脱烷基作用在某些吗啡同类药物的代谢中也起重要作用。

1.可待因

与吗啡形成对比,可待因口服给药产生的镇痛和呼吸抑制强度大约是经胃肠外给药的60%。可待因类似物如左啡诺、羟考酮和美沙酮也有较高的口服—胃肠外给药强度比值。这些药物的口服效能越高,说明在肝脏的首过代谢越少。可待因吸收后在肝内代谢,其代谢产物主要以非活性形式经肾排泄。少量(约 10%)可待因可脱甲基转化为吗啡,给予治疗剂量的可待因后尿中可检到游离型与结合型吗啡。可待因与阿片受体的亲和力极低,其镇痛作用是转化而成的吗啡所产生的。可待因的镇咳作用则可能涉及一些可与可待因结合的特异受体。可待因的血浆半衰期为 2～4 小时。

可待因转化为吗啡是 CYP2D6 所起的作用。CYP2D6 遗传多态性的存在使可待因不能转化为吗啡,所以可待因对约 10%的高加索人无镇痛作用。其他类型的多态性可导致可待因代谢增强,对其作用的敏感性也因此增强。所以,对于使用可待因或其他阿片类前体药物未起到充分镇痛作用的患者,应考虑代谢酶多态性的可能性。为鉴定 CYP2D6 多态性而进行的基因测试获得了美国 FDA 的批准。

2.曲马多

曲马多是一种人工合成的可待因类似物,具有较弱的 μ 受体激动作用。其镇痛作用部分是因为抑制了去甲肾上腺素和 5-羟色胺的摄取。对于轻到中度疼痛,曲马多与吗啡或哌替啶同样有效,而对重度或慢性疼痛则效果较差。曲马多用于分娩止痛时,与哌替啶一样有效,且较少引起新生儿呼吸抑制。

3.海洛因

海洛因可快速水解为 6-单乙酰吗啡,随后进一步水解成为吗啡。海洛因和 6-MAM 比吗啡脂溶性更高,更易进入脑内。有证据显示海洛因的药理作用主要通过吗啡和 6-MAM 来发挥。海洛因主要从尿中排泄,且大部分是以游离型和共轭型吗啡的形式存在。

不良反应和注意事项:吗啡和相关阿片类药物可产生多种不良反应,包括呼吸抑制、恶心、呕吐、眩晕、精神恍惚、烦躁不安、瘙痒、便秘、胆道压力升高、尿潴留和低血压,偶见谵妄。镇痛作用消退后也可出现痛觉敏感性增加。

许多因素可改变患者对阿片类镇痛药的敏感性,包括血脑屏障的完整性。例如,按成人剂量推算得到的与体重相应的剂量在新生儿应用吗啡时,可出现意外的深度镇痛和呼吸抑制效应。这是由于新生儿的血脑屏障尚未发育完全。吗啡为亲水性药物,与脂溶性更高的阿片类药物相比,正常情况下进入中枢神经系统的吗啡成比例地减少。对于新生儿或血脑屏障受损的情形,应用亲脂性阿片类药物比吗啡更可能预测其临床效果。在成人,吗啡镇痛作用的持续时间随年龄的增长而逐渐延长,而镇痛效果在给定的剂量下则很少改变。药动学参数的变化仅能部分解释这种现象。剧痛患者可耐受大剂量的吗啡。然而当疼痛消退时,由于疼痛的刺激作用消失,患者会表现出镇静甚至是呼吸抑制效应,其原因尚不清楚。

所有的阿片类镇痛药均在肝脏进行代谢,肝病患者应慎用,因为口服用药后生物利用度提高,或者可能发生蓄积作用。肾脏疾病亦可明显改变吗啡、可待因、双氢可待因、哌替啶和丙氧酚的药物代谢动力学。虽然患者对单次剂量吗啡的耐受性良好,但持续用药时其活性代谢产物吗啡-6-葡萄糖醛酸却可蓄积,引起阿片类药物过量的症状。肾功能减退的患者反复使用可待因时也会出现这种代谢产物的蓄积。当反复使用哌替啶时,去甲哌替啶的蓄积会导致震颤和癫痫样发作。同样,丙氧酚的反复用药也会因去甲丙氧酚的蓄积而引发纳洛酮无法对抗的心脏毒性。

吗啡和相关阿片类药物须慎用于呼吸功能受损的患者(如肺气肿、脊柱后侧凸或严重肥胖)。治疗剂量的吗啡可致肺心病患者死亡。虽然许多这样的患者看似还在正常限度内维持肺部的功能,实际上他们已经启动了代偿机制,例如呼吸频率增加。很多患者血浆中二氧化碳长期处于较高水平,因此对二氧化碳刺激性作用的敏感性降低。阿片类药物的抑制作用则进一步加重上述情况。对于有头部损伤或颅内压已升高的患者,应考虑吗啡的呼吸抑制效应及其升高颅内压的有关能力。尽管头部损伤本身并不构成阿片类药物应用的绝对禁忌证,仍应考虑呼吸抑制加重的可能性,以及需控制患者通气量的可能性。最后,由于阿片类药物可引起精神恍惚和其他副作用(如缩瞳和呕吐,可作为头部损伤患者临床进程的重要指征),应权衡再三,做到明智用药以避免这些危险性。

吗啡可促进组胺释放,引起支气管狭窄和血管扩张,有哮喘史的患者应避免使用。其他不引起组胺释放的 μ 受体激动药如芬太尼衍生物,对这类患者可能是较好的选择。

血容量减少的患者对吗啡和相关药物的扩管效应更敏感,无论何种原因所致的低血压患者均应慎用这些药物。

五、其他 μ 受体激动药

1.左啡诺

左啡诺是吗啡喃类中唯一商品化的阿片类激动药。其右旋异构体缺乏镇痛作用,但对 NMDA 受体有拮抗作用。

左啡诺的药理作用与吗啡近似,但较少引起恶心和呕吐。左啡诺比吗啡代谢慢,半衰期约为 12～16 小时,间隔较短时间反复使用左啡诺可因此导致药物在血浆中的蓄积。

2.哌替啶及其同系物

(1)哌替啶:哌替啶主要是一种 μ 受体激动药,主要作用于中枢神经系统以及肠内神经成分。因其代谢产物的毒性作用,哌替啶不再被推荐用于慢性疼痛的治疗。哌替啶的使用时间不应超过 48 小时,或每天剂量不得大于 600mg。

1)药理学特性:哌替啶可产生一系列与吗啡类似但并非完全一样的效应。哌替啶的镇痛作用在口服约 15 分钟后起效,约 1～2 小时达到高峰,然后逐渐减退。皮下或肌内注射时镇痛作用见效更快(10 分钟内),约 1 小时达到高峰,这与血浆峰值浓度几乎相对应。临床用药时,镇痛作用持续时间为 1.5～3 小时。总体而言,75～100mg 盐酸哌替啶(DEMEROL)胃肠外用药时产生的效果与 10mg 吗啡几乎相当,在等效镇痛剂量下,哌替啶的镇静、呼吸抑制和致欣快作用与吗啡相当。就总的镇痛效果来看,哌替啶口服给药的作用强度约为胃肠外给药的三分之一。少数患者会出现烦躁不安。

与吗啡相比,哌替啶即使用药时间延长也较少引起便秘,这可能与其进入中枢神经系统的能力较强,在较低的全身浓度下即可发挥镇痛作用有关。临床剂量的哌替啶可显著减慢胃排空,延缓其他药物的吸收。

哌替啶主要在肝脏进行代谢,半衰期约为 3 小时。在肝硬化患者,哌替啶的生物利用度可升高至 80%,哌替啶和去甲哌替啶的半衰期也均延长。哌替啶的血浆蛋白结合率约为 60%。仅少量哌替啶以原形排泄。

2)不良反应、注意事项和禁忌证:对哌替啶抑制作用产生耐受性的患者或成瘾者,间隔较短时间反复大剂量地使用哌替啶可引起兴奋性综合征,包括幻觉、震颤、肌肉抽搐、瞳孔扩大、反射亢进和惊厥。这些兴奋症状是因去甲哌替啶蓄积所致,其半衰期为 15～20 小时,而哌替啶的半衰期仅为 3 小时。阿片受体拮抗药可对抗去甲哌替啶的致惊厥作用。由于去甲哌替啶经肾脏和肝脏消除,故肾功能或肝功能减退会增加这种毒性发生的可能性。

哌替啶可通过胎盘屏障,使得发生呼吸运动延迟、分钟通气量减少或氧饱和度降低的婴儿比例或需进行复苏的婴儿比例增加。出现这些状况时,可使用纳洛酮进行治疗。与等效镇痛剂量下的吗啡或美沙酮相比,哌替啶对新生儿的呼吸抑制作用较轻。

3)药物相互作用:正在接受 MAO 抑制药治疗的患者使用哌替啶可能引发严重反应,表现为兴奋性反应("5-羟色胺综合征"),如谵妄、高热、头痛、血压过高或过低、肌肉僵直、惊厥、昏迷甚至死亡,这可能是由于哌替啶抑制神经元对 5-羟色胺的再摄取,导致 5-羟色胺能系统功能亢进。因此服用 MAO 抑制药的患者不应再合用哌替啶及其同系物。服用 MAO 抑制药的患者也可因肝脏 CYP 的抑制而出现阿片效应的增强,这时阿片类药物必须减量。

氯丙嗪和三环类抗抑郁药可增强哌替啶的呼吸抑制和镇静作用。合用地西泮则不会加重其呼吸抑制作用。合用苯巴比妥或苯妥英可提高哌替啶的总清除率,降低其口服生物利用度,这可能与去甲哌替啶的血浆浓度升高有关。据报道,同时应用苯丙胺可增强哌替啶及其同系物的镇痛效应,但却对抗其镇静作用。

4)临床应用:哌替啶主要用于镇痛。单次剂量的哌替啶似乎也对麻醉后寒战有效。哌替啶(25~50mg)常与抗组胺药、糖皮质激素、对乙酰氨基酚或非甾体抗炎药合用,以防止或改善两性霉素 B、阿地白介素、曲妥珠单抗和阿来组单抗静脉用药时伴发的输液反应。

(2)哌替啶同系物

1)地芬诺酯:地芬诺酯是哌替啶的一个同系物,获批用于腹泻的治疗。盐酸地芬诺酯仅供与硫酸阿托品联合用药(LOMOTIL 等)。地芬诺酯治疗成人腹泻时推荐剂量为每天 20mg,分次用药。地芬诺辛是地芬诺酯的代谢产物,并与其母药作用相似。

2)洛哌丁胺:洛哌丁胺与地芬诺酯相似,是一种哌啶衍生物。洛哌丁胺难以进入中枢神经系统,它可作用于肠道环形肌和纵形肌,从而降低胃肠动力。据推测,这是洛哌丁胺与肠道阿片受体相互作用的结果。对于慢性腹泻,洛哌丁胺与地芬诺酯一样有效,并很少产生耐受性。

(3)芬太尼及其同系物:芬太尼是一种人工合成的苯基哌啶类阿片药物。芬太尼及其同系物的作用与其他 μ 受体激动药相似。芬太尼为常用麻醉药,因为它在相对较短的时间内即可达到最大镇痛效应,小剂量注射用药后作用消除快,且心血管安全性较高。

1)药理学特性:芬太尼的效力约为吗啡的 100 倍,舒芬太尼的效力约为吗啡的 1000 倍。这些药物最常经静脉给药,虽然也都常经硬膜外和鞘内给药用以急性术后疼痛和慢性疼痛的治疗。芬太尼和舒芬太尼的脂溶性远高于吗啡,当椎管内给予麻醉药时,因药物嘴侧扩散影响呼吸中枢而引起的延迟性呼吸抑制的危险性大大降低。芬太尼和舒芬太尼静脉用药后达到镇痛效应高峰的时间为 5 分钟,快于吗啡和哌替啶(达到效应高峰的时间为 15 分钟),镇痛作用的消失也较之快。但在大剂量下或输注时间延长时,药物效应就会变得持久,作用持续时间与那些长效阿片类药物相似。

芬太尼及其衍生物可减慢心率,轻微降低血压。但这些药物不促进组胺释放,通常具有较高程度的心血管功能稳定性。它们对心肌的直接抑制作用很小。因此,高剂量的芬太尼或舒芬太尼常作为主要麻醉药用于接受心血管手术的患者或心功能较差的患者。芬太尼和舒芬太尼在肝脏代谢,经肾排泄。较大剂量应用或输注时间延长时,芬太尼和舒芬太尼的作用就会变得较为持久。

2)临床应用:枸橼酸芬太尼和枸橼酸舒芬太尼作为麻醉辅助药已被广泛应用。它们常经静脉、硬膜外或鞘内给药(如硬膜外给药用于术后或分娩止痛)。硬膜外或鞘内输注给药时(伴或不伴局部麻醉药的使用),可用于治疗慢性癌性疼痛和非癌性疼痛的特选病例。其透皮制剂(DURAGESIC)可持续释放芬太尼48小时或更长时间。但是,促进吸收的因素(如发热)可导致药物相对过量,使副作用增强。

(4)美沙酮及其同系物

1)美沙酮:美沙酮为长效 μ 受体激动药,其特性本质上与吗啡是相似的。

①药理作用:美沙酮的突出特性为镇痛作用强、口服效力高、可持久抑制躯体依赖性患者的戒断症状,且反复应用仍可能有效。单次给药24小时之后会发生缩瞳和呼吸抑制效应,反复用药后某些患者可出现明显镇静作用。美沙酮对咳嗽、肠道运动、胆道张力以及垂体激素分泌的影响与吗啡相似。

②吸收、代谢和排泄:美沙酮经胃肠道吸收良好,口服后30分钟内即可出现于血浆中,约4小时达血药峰值浓度。治疗剂量下美沙酮的血浆蛋白结合率约为90%。皮下或肌内注射给药后1~2小时内在脑内达到峰值浓度,这与其镇痛强度和持续时间密切相关。美沙酮也可经口腔黏膜吸收。

美沙酮在肝脏进行广泛的生物转化。其主要代谢产物,即通过 N-脱甲基和环化作用形成的吡咯烷和吡咯啉,与少量原形药物一起经尿和胆汁排泄。酸化尿液可促进美沙酮的排泄。美沙酮的半衰期为15~40小时。

美沙酮与不同组织(包括脑)中的蛋白均可紧密结合,反复用药可逐渐蓄积,停药后血管外结合部位的药物再缓慢释放,维持着较低的血浆浓度。这一过程可用于解释相对较轻但延迟出现的戒断症状。利福平和苯妥英可加速美沙酮代谢,促进戒断症状的发生。

③临床应用:盐酸美沙酮主要用于缓解慢性疼痛,治疗阿片戒断综合征以及海洛因成瘾,但禁用于分娩止痛。

美沙酮注射给药10~20分钟镇痛作用即可见效,口服给药30~60分钟起效。常用口服剂量为 2.5~15mg,这取决于疼痛的严重程度及患者对药物的反应。加大剂量时必须慎重,因为数天内反复用药可使半衰期延长,且药物有蓄积倾向。尽管其血浆半衰期比吗啡长,但单次剂量下美沙酮的镇痛作用持续时间基本上与吗啡相同。反复用药可见蓄积效应,因此可能需要减少剂量或间隔较长时间给药。

2)丙氧吩

①药理作用:尽管其选择性略低于吗啡,但丙氧吩主要与 μ 受体结合,产生与吗啡样阿片药物相似的镇痛作用及其他中枢神经系统效应。等效镇痛剂量下,其副作用如恶心、食欲不

振、便秘、腹痛和困倦的发生率可能与可待因相似。

作为镇痛药,丙氧吩的口服作用强度约为可待因的 1/2～2/3。90～120mg 的盐酸丙氧吩产生的镇痛作用等同于 60mg 的可待因,通常约与 600mg 的阿司匹林相当。联合应用丙氧吩和阿司匹林,同联合应用可待因和阿司匹林一样,可产生比单用其中任何一种药物更好的镇痛效果。

丙氧吩口服给药后 1～2 小时达血药峰值浓度。个体之间的清除率差异性很大。单次剂量应用丙氧吩后,平均血浆半衰期为 6～12 小时,较可待因长。在人体内,其主要代谢途径是经 N-脱甲基作用生成去甲丙氧吩。去甲丙氧吩的半衰期为 30 小时,反复用药后可蓄积至中毒水平。

②临床应用:丙氧吩被推荐用于治疗轻到中度的疼痛。短期用药时,32mg 丙氧吩和阿司匹林经常联合应用,但产生的镇痛效应并不比单用阿司匹林更强,因此建议使用 65mg 的盐酸盐或 100mg 的萘磺酸盐。丙氧吩常与阿司匹林或对乙酰氨基酚联用。丙氧吩的广泛应用很大程度上是可待因成瘾可能性被过分重视的结果。

六、阿片类药物的急性毒性

阿片类药物的急性毒性可能是因临床用药过量、成瘾者意外用药过量或企图自杀引起的。偶尔可发生延迟型毒性,见于阿片类药物注射入受冷皮肤部位或低血压和休克的患者。这是因为药物不能被完全吸收而发挥作用,可能导致再次用药;当恢复正常循环后,多余的药量会突然被吸收而发生延迟型中毒。很难确定任何一种阿片类药物引起人体中毒或致命的确切剂量。在非耐受个体,口服 40～60mg 美沙酮即可出现严重毒性。一个无病痛的正常成人口服的吗啡量低于 120mg 一般不可能致死,胃肠外给药量少于 30mg 也不会发生严重毒性。

1.症状和诊断

昏迷、针尖样瞳孔和呼吸抑制三联征可有力提示阿片类药物中毒。使用了过量阿片类药物的患者通常处于木僵状态,如果过量太多则可能处于昏迷状态。呼吸频率降得很低,或者患者出现窒息和发绀。当气体交换量减少时,一开始有可能还接近正常的血压会逐渐下降。如果供氧恢复得早,血压会好转。但若缺氧持续未得到处理,可能会导致毛细血管损伤,则需采取措施以对抗休克。瞳孔对称并呈针尖样大小,如果缺氧严重瞳孔则会放大。尿液生成受到抑制,体温降低,皮肤湿冷。骨骼肌松软乏力,下颌松弛,舌头可能阻塞呼吸道。婴儿和儿童偶有发生 Frank 惊厥。如果发生死亡,几乎均因呼吸衰竭而致。即使呼吸恢复,患者也仍会因在昏迷期间所发生的并发症如肺炎或休克而死亡。非心源性的肺水肿也常见于阿片类药物中毒。

2.治疗

第一步是要建立开放性气道,维持患者通气。阿片受体拮抗药对严重的呼吸抑制有显著的翻转效应。纳洛酮是首选药物。最安全的用法是将标准剂量的纳洛酮(0.4mg)稀释后缓慢静脉给药,并监测患者的觉醒和呼吸功能。如果小心用药,通常有可能既逆转呼吸抑制而又不促发戒断症状。若首剂无效,可再追加剂量。应观察患者交感神经系统活性的反跳情况,因为这有可能导致心律失常和肺水肿。对抗儿童的阿片类药物中毒时,纳洛酮的起始剂量为 0.01mg/kg。如果总剂量超过 10mg 还未见效,则应质疑诊断的准确性。阿片过量有时伴发的肺水肿可为正压呼吸所对抗。哌替啶和丙氧吩的中毒症状中偶见强直-阵挛性惊厥,纳洛酮可使之改善。

七、阿片受体激动-拮抗药与部分激动药

纳布啡和布托啡诺等药物是竞争性 μ 受体拮抗药,通过激动 K 受体而发挥镇痛作用。喷他佐辛的性质与这些药物类似,但它在保留 K 受体激动效应的同时还是较弱的 μ 受体拮抗药或部分激动药。与之相反,丁丙诺啡为 μ 受体部分激动药。这些药物存在副作用,且镇痛效果有限,其临床应用也因此受到限制。

1.喷他佐辛

喷他佐辛产生的中枢神经系统效应一般与吗啡样药物相似,包括镇痛、镇静和呼吸抑制。喷他佐辛通过激动 κ 受体发挥其镇痛作用。较高剂量的喷他佐辛(60~90mg)可致烦躁不安和精神病样作用。这些作用可能与脊椎上 κ 受体的激活有关,有时可为纳洛酮所对抗。

喷他佐辛产生的心血管作用与那些典型的 μ 受体激动药不同,因为高剂量的喷他佐辛可致血压升高和心率加快。喷他佐辛为 μ 受体的弱拮抗药或部分激动药,不能对抗吗啡所致的呼吸抑制。而当用于吗啡或其他 μ 受体激动药依赖者时,喷他佐辛可促发戒断症状。喷他佐辛用量超过 50~100mg 时其镇痛和呼吸抑制作用可出现"天花板"效应。

目前所用的口服片剂含有盐酸喷他佐辛(相当于 50mg 基础药)和盐酸纳洛酮(相当于 0.5mg 基础药,TALWINNX),这使得片剂作为注射用药来源的可能性减小。口服后,纳洛酮迅速在肝脏失活,而如果将片剂溶解并进行注射,纳洛酮则会在阿片类药物依赖性个体引发不适反应。口服约 50mg 喷他佐辛所产生的镇痛作用与口服 60mg 的可待因相当。

2.纳布啡

纳布啡为阿片受体激动-拮抗药,具有一系列与喷他佐辛性质相似的作用。然而纳布啡是一种更强的 μ 受体拮抗药,较少引起烦躁不安。

(1)药理作用和副作用:肌内注射 10mg 纳布啡所产生的镇痛作用与 10mg 的吗啡相当,镇痛起效时间和持续时间也相似。纳布啡抑制呼吸的程度与吗啡一样。然而纳布啡的作用具有"天花板"效应,当其剂量超过 30mg 时,即使再增加剂量,其呼吸抑制和镇痛作用也不再增强。与喷他佐辛和布托啡诺不同,给予稳定型冠状动脉疾病患者 10mg 纳布啡,不会增加心脏指数、肺动脉压力或心脏做功,全身血压也不会明显改变。给予急性心肌梗死患者纳布啡时这些指数也相对稳定。纳布啡在不高于 10mg 的剂量下副作用很少,镇静、出汗和头痛最为常见。更高剂量(70mg)时,可出现精神病样副作用(如烦躁不安、思维奔逸和身体意象扭曲)。纳布啡在肝脏进行代谢,血浆半衰期为 2~3 小时。纳布啡的口服效价强度是肌内注射的 20%~25%。

(2)临床应用:盐酸纳布啡(NUBAIN)主要用于镇痛。由于纳布啡是一种激动-拮抗药,应用于已在接受吗啡样阿片药物治疗的患者时会引发问题,除非有一个短暂的给药间隔。成人常用剂量为每3~6小时经胃肠外给药10mg,在非耐受个体剂量可增至20mg。

3.布托啡诺

布托啡诺是一种吗啡喃同系物,作用与喷他佐辛相似。

(1)药理作用和副作用:对于术后患者,经胃肠外给予2~3mg布托啡诺所产生的镇痛和呼吸抑制作用约与10mg吗啡或80~100mg哌替啶相当。其作用的出现、高峰和持续时间与吗啡用药后的相似。布托啡诺的血浆半衰期约为3小时。如同喷他佐辛,镇痛剂量的布托啡诺可升高肺动脉压和心脏做功,全身动脉血压轻微降低。

布托啡诺的主要副作用为嗜睡、乏力、出汗、漂浮感和恶心。虽然与等效镇痛剂量的喷他佐辛相比,精神病样作用的发生率较低,但性质相似。布托啡诺可产生躯体依赖性。

(2)临床应用:酒石酸布托啡诺(STADOL)用于缓解急性疼痛的效果比慢性疼痛更好。由于对心脏有副作用,布托啡诺对充血性心力衰竭或心肌梗死患者不如吗啡或哌替啶有效。其常用剂量为肌内注射1~4mg酒石酸盐或每3~4小时胃肠外给药0.5~2mg。布托啡诺有一种鼻腔制剂(STADOLNS),已被证实有效。

4.丁丙诺啡

丁丙诺啡是一种源自二甲基吗啡的半合成、高亲脂性阿片类药物,效价强度为吗啡的25~50倍。

(1)药理作用和副作用:肌内注射约0.4mg丁丙诺啡与10mg吗啡所产生的镇痛作用相当。镇痛作用的持续时间虽然不定,但通常比吗啡长。与吗啡相比,丁丙诺啡的某些主观效应和呼吸抑制作用发生较慢,持续时间较长。

丁丙诺啡似是一种 μ 受体部分激动药,可在已接受 μ 受体激动药治疗数周的患者引发戒断症状。它和纳洛酮一样可对抗镇痛剂量芬太尼所引起的呼吸抑制,但不完全阻断阿片类药物对疼痛的缓解作用。预先使用纳洛酮可预防丁丙诺啡引起呼吸抑制及其他作用,而一旦作用已经产生,即使应用高剂量纳洛酮也不易逆转,因为丁丙诺啡与阿片受体解离缓慢。因此,丁丙诺啡的血浆浓度可能与其临床效应并不相对应。心血管反应及其他副作用(如镇静、恶心、呕吐、眩晕、出汗和头痛)似与吗啡样阿片类药物相似。

舌下用药时,丁丙诺啡(0.4~0.8mg)对术后患者可产生满意的镇痛效果。肌内注射后5分钟达到峰浓度,口服或舌下给药时则为1~2小时。半衰期为3小时,与其效应消失速度无关(见前文)。大部分以原形经粪便排出。血浆蛋白结合率约为96%。

(2)临床应用:丁丙诺啡可用作镇痛药和阿片类药物依赖性患者的维持用药。用于镇痛时肌内或静脉注射的常用剂量为每6小时0.3mg。舌下用药0.4~0.8mg也可有效镇痛。丁丙诺啡经CYP3A4代谢为去甲丁丙诺啡,因此,若患者同时也在服用已知的CYP3A4抑制药(如唑类抗真菌药、大环内酯类抗生素和HIV蛋白酶抑制药)或诱导CYP3A4活性的药物(如抗惊厥药和利福平),使用丁丙诺啡时则应谨慎。

丁丙诺啡被美国 FDA 批准用于治疗阿片类药物成瘾。治疗时先单用丁丙诺啡舌下给药，然后联合丁丙诺啡和纳洛酮(SUBOXONE)进行维持治疗以尽量减少滥用可能性。成瘾者需要较高维持剂量的阿片类药物，丁丙诺啡的部分激动药特性也因此限制了其有效性。然而，维持治疗转为使用更高剂量的美沙酮这种完全激动药还是有可能的。

八、阿片受体拮抗药

这类药物用于治疗阿片类药物过量有显著的疗效。随着对病理生理状态下(如休克、脑卒中、脊髓和脑外伤)内源性阿片系统作用认识的深入，这些拮抗药将会有更多的治疗适应证。

1.药理学特性

如果内源性阿片系统尚未激活，阿片受体拮抗药的药理作用就取决于有无预先使用某种阿片受体激动药、该阿片类药物的药理特性，以及之前对阿片类药物产生的躯体依赖性的程度。

(1)无阿片类药物时的作用：皮下注射 12mg 的纳洛酮(NARCAN)不会产生可察觉的主观效应，24mg 仅引起轻度困倦。纳曲酮似也是一种相对纯粹的拮抗药，但其口服效力更高，作用时间更长。当纳洛酮剂量超过 0.3mg/kg 时，可使正常人的收缩压升高，记忆测试表现下降。有一研究发现高剂量的纳曲酮似可引起轻微烦躁不安，其他一些研究则认为它几乎没有主观作用。

虽然高剂量的拮抗药可望改变内源性阿片肽的作用，实际观测到的效应却常常轻微且有限。这最可能反映的是内源性阿片系统的活性处于较低水平。在这方面，镇痛效应不同于内分泌效应，因为纳洛酮较易使激素水平发生可见的变化。有趣的是，纳洛酮似可阻断安慰剂和针灸的镇痛作用。

内源性阿片肽显然是通过对某些下丘脑释放激素的释放产生强烈抑制作用来参与垂体分泌的调节。因此，给予纳洛酮或纳曲酮可促进 GnRH 和 CRH 的分泌，升高 LH、FSH 和 ACTH 以及由其靶器官产生的类固醇激素的血浆浓度。纳洛酮在女性可刺激催乳素的释放。

(2)拮抗作用：肌内或静脉注射小剂量(0.4~0.8mg)纳洛酮可防止或迅速逆转 μ 受体激动药的作用。伴有呼吸抑制的患者用药后 1~2 分钟内呼吸频率即可增加。镇静作用可被逆转，若血压已经降低，也可恢复正常。为了对抗丁丙诺啡引起的呼吸抑制，需应用更高剂量的纳洛酮。静脉给予 1mg 纳洛酮可完全阻断 25mg 海洛因的效应。纳洛酮可逆转激动-拮抗药如喷他佐辛所致的精神病样和烦躁不安作用，但所需的剂量较大(10~15mg)。拮抗作用的持续时间取决于所用剂量，但通常为 1~4 小时。纳洛酮对阿片类药物的拮抗效应常伴有"超射"现象。例如，被阿片类药物抑制的呼吸频率在使用纳洛酮后可暂时变得比抑制前的更快。儿茶酚胺的反跳性释放可能会导致高血压、心动过速和室性心律失常。肺水肿也见有报道。

(3)对躯体依赖性的作用：对吗啡样阿片类药物依赖者，皮下注射小剂量(0.5mg)的纳洛酮可促发中到重度的戒断症状，与阿片类药物突然撤药的症状极为相似，不同的是这些症状在纳洛酮用药后几分钟内即可出现，约 2 小时后消失。症状的严重程度和持续时间与拮抗药的剂量以及依赖性的程度和类型有关。较高剂量的纳洛酮在喷他佐辛、布托啡诺或纳布啡依赖患者均可促发戒断症状。纳洛酮产生"超射"现象暗示单次使用 μ 受体激动药后 6～24 小时可出现早期急性躯体依赖性。

（4）耐受性和躯体依赖性：即使长期大剂量使用纳洛酮，停药后也不会出现任何可辨识的戒断症状，纳曲酮（另一种相对纯粹的拮抗药）的撤药也很少产生症状和体征。然而，长期应用拮抗药会增加脑内阿片受体的密度，对随后所使用的阿片受体激动药的效应有暂时性的放大作用。纳曲酮和纳洛酮极少或没有滥用的可能性。

（5）吸收、代谢和排泄：虽然纳洛酮易经胃肠道吸收，但进入体循环前几乎完全被肝脏代谢，因此必须经胃肠外给药。纳洛酮的半衰期约为 1 小时，但其临床效应的持续时间会更短。

与纳洛酮相比，纳曲酮口服后可更多地保留其效力。中等剂量口服后，其作用持续时间接近 24 小时。用药后 1～2 小时达血浆峰浓度。其表观半衰期约为 3 小时，且长期用药也不会改变。纳曲酮的效力比纳洛酮强得多，阿片类药物成瘾者口服 100mg 纳曲酮后，产生的组织内浓度足以对抗 25mg 海洛因静脉用药所致的欣快感，时间长达 48 小时。

2.临床应用

阿片受体拮抗药已明确用于阿片类药物中毒尤其是呼吸抑制的治疗，以及阿片类药物躯体依赖性的诊断，并作为治疗药物用于阿片类药物强迫性用药者。纳曲酮已被美国 FDA 批准用于治疗酒精滥用。

阿片类药物过量的治疗：盐酸纳洛酮应慎用于阿片类药物过量，因其在依赖者也可促发戒断症状，并引起不良的心血管副作用。只要小心调整纳洛酮的剂量，往往有可能对抗呼吸抑制效应而不引发完全的戒断症状。纳洛酮的作用持续时间相对较短，常需反复给药或持续输注。母亲经静脉或肌内注射阿片类药物会继发新生儿呼吸抑制，阿片受体拮抗药也可有效减轻此效应。在新生儿，纳洛酮经静脉、肌内或皮下注射的起始剂量为 $10\mu g/kg$。

九、中枢性镇咳药

咳嗽是一种有益的生理机制，可帮助清除呼吸道内异物和过多分泌物，不应不加区别地予以抑制。慢性咳嗽有时会影响休息、睡眠或引起疲劳，尤其是对于老年人。在这种情况下，医生应当用药以降低咳嗽的频率或强度。咳嗽反射较为复杂，涉及中枢和外周神经系统以及支气管树平滑肌。刺激支气管黏膜会引起支气管收缩，随后就会激活位于气管支气管通路的咳嗽受体（可能是一种特殊类型的牵张受体）。这些受体发出的传入信号经迷走神经传导。咳嗽反射的核心部分可能涉及数种机制或中枢，且不同于呼吸调节所涉及的机制。

之前讨论过的阿片类镇痛药与许多非阿片类药物可通过其中枢作用减轻咳嗽。阿片类药物常在低于镇痛剂量的用量下即可产生镇咳效应。口服 10mg 或 20mg 的可待因虽不能镇痛，但其镇咳作用却很明显，较高剂量甚至还可抑制慢性咳嗽。

右美沙芬是可待因类似物美沙芬的右旋异构体。与左旋体不同，它无镇痛效应或成瘾性，也不经阿片受体发挥作用。右美沙芬通过中枢作用提高咳嗽阈值，效价强度与可待因几乎相等,但其主观效应和胃肠道副作用较少。治疗剂量时不抑制纤毛活动,其镇咳效应可持续 5～6 小时。右美沙芬毒性小,极大剂量下可抑制中枢神经系统。

十、阿片类镇痛药的临床应用

阿片类药物仍是疼痛治疗的主力军。这些药物的应用指南已应运而生,可针对多种临床情况,包括对急性疼痛、外伤性疼痛、癌性疼痛、非癌性慢性疼痛以及儿童疼痛的治疗。对于癌性疼痛,遵循标准化的治疗方案可显著提高对疼痛的疗效。

通常建议将阿片类药物与其他镇痛药物如非甾体抗炎药或对乙酰氨基酚联用。这样,既可获得更好的镇痛效应,又可尽量减少阿片类药物的剂量以及不良反应。在某些情况下,非甾体抗炎药可产生与 60mg 可待因同样的镇痛效果。这种"阿片节省"策略是世界卫生组织提出的"镇痛阶梯疗法"的主干。治疗中到重度疼痛时可用强效阿片类药物代替弱效阿片类药物。此外,对于慢性严重疼痛,应持续或不间断地给予镇痛药,而不是仅在需要镇痛时才用。如此可保持稳定的镇痛水平,避免遭受不必要的疼痛。

选择特定的阿片类药物用于疼痛治疗时,其指导因素包括药物的效价强度、药动学特征及有效的给药途径。需应用高剂量阿片类药物时可选择更强效的化合物以减少用药量。作用持续时间也是一个重要的考虑因素。当需降低成瘾危险性或出现患者不能耐受其他药物的情况时,部分激动药或混合激动-拮抗药可能是一种合理的选择。

吗啡有标准型和缓释型制剂可供口服用药。由于存在首关代谢,吗啡的口服效价强度要比胃肠外给药的低 2～6 倍。注意这一点在患者从胃肠外给药换至口服用药时是很重要的。首关代谢在不同个体有着很大的差异性,吗啡的剂量应根据患者的需要进行调整。在体重低于 50kg 的儿童,可每 3～4 小时经胃肠外给予吗啡 0.1mg/kg,或口服 0.3mg/kg。

可待因的口服与胃肠外给药效价比较高,并因此得以广泛应用。口服 30mg 的可待因产生的镇痛效力约与 600mg 的阿司匹林相当。可待因与阿司匹林或对乙酰氨基酚联合应用可产生更强作用,而且在这样的剂量下,镇痛效果可超过 60mg 的可待因。很多药物可用以替代吗啡或可待因。羟考酮(ROXICODINE 等)具有较高的口服与胃肠外给药效价比,尽管其单用有效,但却被广泛地与阿司匹林(PERCODAN 等)或对乙酰氨基酚联合应用。羟考酮也可制成缓释制剂用于慢性疼痛的治疗。不幸的是,这种制剂却被广泛滥用并导致严重后果(包括致死)。

使用其他药物也有助于增强阿片类的镇痛效果,这对那些药物自身也有益处。例如,将阿片类药物与小剂量苯丙胺联用可增强镇痛作用而降低镇静的副作用。某些抗抑郁药如阿米替林和地昔帕明也可增强阿片类药物的镇痛效果,且对一些神经性疼痛也有镇痛作用。其他有效的辅助药包括抗组胺药、抗惊厥药以及糖皮质激素。

其他给药途径除了传统的口服和胃肠外给药方式外,还出现了其他给药方式以提高阿片类药物的疗效并尽量减少其副作用。

1.患者自控镇痛(PCA)

在这种用药方式下,患者可通过一种可精确调控参数的输注泵来控制阿片类药物的用量。PCA 可用于静脉或硬膜外输注。这种技术避免了应用中的延迟效应,与其他方法相比在用量上有更大的灵活性,可更好地调节对疼痛和对阿片类药物的反应的个体差异。它也给予患者更强的控制感。

2.椎管内输注

将阿片类药物输注于硬膜外或鞘内间隙可更直接作用于脊髓后角的初级疼痛处理突触。这种方式所用的药物剂量比口服或胃肠外给药明显降低,全身副作用也因此减少。然而,硬膜外应用阿片类药物有其自身的剂量依赖性副作用,如瘙痒、恶心、呕吐、呼吸抑制和尿潴留。应用亲水性阿片类药物(DURAMORPH 等)可增加化合物的嘴侧扩散,使药物直接作用于脊髓上位点。经椎管内给予吗啡后,延迟的呼吸抑制最晚可见于单次注射用药后 24 小时。椎管内输注吗啡会引起更严重的恶心和呕吐。然而,脊髓上镇痛中枢也会受到刺激,可能引起协同镇痛效应。

与全身性应用阿片类药物与 NSAID 之间的关系相似,椎管内输注阿片类药物常与局部麻醉药联用。这样使两种药物的用量均减少,并减少局部麻醉药所致的运动障碍以及如前所述的阿片类药物引起的并发症。硬膜外给予阿片类药物广泛应用于术后疼痛治疗和分娩过程中的镇痛。硬膜外应用阿片类药物时全身药物浓度较低,因此可减少药物经胎盘转移,降低新生儿发生呼吸抑制的可能性。单次鞘内注射阿片类药物(鞘内麻醉)也普遍用于急性疼痛的治疗。长期鞘内输注阿片类药物一般用于治疗慢性疼痛患者。

直肠给药适用于有吞咽困难或其他口腔疾病、又想采用比胃肠外给药创伤性更小的给药途径的患者。但大多数儿童不能耐受这种方式。直肠给药后在 10 分钟内起效。

第二节　人工合成阿片类镇痛药

一、哌替啶

哌替啶又名度冷丁,为临床上常用的吗啡替代品。

【体内过程】

口服易吸收,生物利用度约 50%,皮下或肌内注射吸收更迅速,起效更快,故临床常用注射给药。血浆 $t_{1/2}$ 约 3h。血浆蛋白结合率约 60%,被肝代谢为哌替啶酸及去甲哌替啶,经肾排出。其中去甲哌替啶有中枢兴奋作用,中毒时易致惊厥可能与此有关。

【药理作用】

激动阿片受体产生与吗啡相似的药理作用,其镇痛作用虽弱于吗啡,但本品常用量的作用强度与 10mg 吗啡的基本相似。本药欣快感、镇静、呼吸抑制和扩张血管作用与吗啡相当。本药也可以提高平滑肌和括约肌张力,但因作用时间短,较少引起便秘和尿潴留。本药镇咳、缩瞳作用不明显。本药有较弱兴奋子宫平滑肌作用,但对妊娠末期子宫正常收缩无影响,也不对抗缩宫素的作用,故不影响产程。

【临床应用】

1.镇痛

可替代吗啡用于创伤、烧伤、术后及晚期癌症等各种剧痛。但用于内脏绞痛时需与阿托品合用。由于新生儿对哌替啶呼吸抑制作用非常敏感,临产前 2～4h 不宜使用。

2.心源性哮喘

哌替啶可用于治疗心源性哮喘,其机制同吗啡。

3.麻醉前给药

其镇静作用可消除患者术前紧张、恐惧等不良情绪,并可减少麻醉药用量及缩短诱导期。

4.人工冬眠

本品与氯丙嗪、异丙嗪合用组成冬眠合剂,用于人工冬眠疗法。但老年人、婴幼儿及呼吸功能不全者冬眠合剂中不宜加用哌替啶,以免加重呼吸抑制。

【不良反应与用药监护】

治疗量可引起眩晕、恶心、呕吐、口干、心悸、体位性低血压,较少引起便秘和尿潴留。偶可致中枢兴奋,如震颤、肌肉痉挛和惊厥。长期反复应用也会产生耐受性和依赖性,过量也可明显抑制呼吸。支气管哮喘和颅脑外伤患者禁用。

二、美沙酮

【药理作用】

镇痛作用强度与吗啡相当,持续时间较长,镇静作用较弱。而抑制呼吸、缩瞳、引起便秘等作用较吗啡弱。由于该药的欣快感弱于吗啡,故依赖性产生也较慢,程度较轻。可使吗啡等的成瘾性减弱。

【临床应用】

用于创伤、手术、晚期癌症等引起的剧痛,广泛用于吗啡和海洛因等成瘾的脱毒治疗。

【不良反应与用药监护】

可致恶心、呕吐、便秘、口干、头晕和抑郁等。长期应用可致多汗、淋巴细胞增多、血浆白蛋白、糖蛋白及催乳素增高。有抑制呼吸作用,故呼吸功能不全者、婴幼儿及临产妇禁用。

三、芬太尼

芬太尼化学结构与哌替啶相似,其效价强度约为吗啡的 80 倍。主要用于各种原因引起的剧痛。本药与氟哌利多合用于神经安定镇痛术。本药与氧化亚氮或其他吸入麻醉剂合用,可增强麻醉效果。本药可产生明显欣快感、呼吸抑制和依赖性，大剂量可致肌肉僵直。本药禁忌证同吗啡。

四、喷他佐辛

喷他佐辛又名镇痛新。

【药理作用】

为阿片受体部分激动药。镇痛作用为吗啡的 1/3，呼吸抑制作用为吗啡的 1/2，对胃肠平滑肌的兴奋作用比吗啡弱。大剂量可加快心率和升高血压。

【临床应用】

临床上主要用于慢性疼痛患者，并已列为非麻醉性镇痛药。

【不良反应与用药监护】

常见不良反应有镇静、嗜睡、眩晕、出汗、头痛等，大剂量（60～90mg）可致烦躁、焦虑、幻觉等精神症状，并可使血压升高、心率增快、思维障碍等。局部反复注射可使局部组织产生无菌性脓肿、溃疡和瘢痕形成，因此注射时应经常更换注射部位。

五、二氢埃托啡

二氢埃托啡，是我国生产的镇痛药。

【药理作用】

其镇痛作用是吗啡的 8000～12 000 倍。镇痛作用起效快，持续时间短。

【临床应用】

用于哌替啶、吗啡等无效的慢性顽固性疼痛和晚期癌症疼痛，也可用于诱导麻醉、复合麻醉及内镜检查术前用药。

【不良反应】

本药小剂量间断使用不易产生耐受性，但大剂量持续用药则易出现耐受，也可产生依赖性。本药过量中毒可致呼吸抑制、瞳孔缩小，甚至昏迷等。呼吸抑制为本药主要致死原因。

第三节　阿片受体拮抗药

一、纳洛酮

纳洛酮化学结构与吗啡相似。

【药理作用】

与阿片受体有较强亲和力，但无明显内在活性，能完全阻断吗啡与阿片受体结合。小剂量

（0.4～0.8mg）肌内注射或静脉注射能迅速翻转吗啡的作用，1～2min 即可消除吗啡中毒引起的呼吸抑制，增加呼吸频率，使患者血压回升及迅速苏醒。但吗啡类药物依赖者可迅速诱发戒断症状。

【临床应用】

临床上主要用于阿片类及酒精急性中毒所致的呼吸抑制、休克、循环衰竭等症状的解救（可使昏迷患者迅速复苏），也可用于对吸毒成瘾患者的诊断。

【不良反应】

不良反应少，大剂量偶致烦躁不安。

二、纳曲酮

纳曲酮的作用、临床应用与纳洛酮相似。

第六章　利尿药和脱水药

第一节　利尿药

一、肾脏的解剖学和生理学

肾脏滤过大量的血浆,重吸收机体必需的生命物质,同时排出和(或)分泌必须清除的物质。人体两个肾脏产生的超滤液总共约 120mL/min,然而产生的终尿仅为 1mL/min。肾脏生成尿液的基本单位是肾单位,它包括过滤器肾小球以及与其相连的具有重吸收作用和调节肾小球滤过功能的肾小管。人体的每个肾脏约有 1×10^6 个肾单位。

近端肾小管紧连肾小囊,弯曲延伸直至末端变直进入肾髓质。正常情况下,滤过液中 65％的 Na^+ 在近端肾小管被重吸收,由于这部分肾小管对水也有较高的通透性,因此这种重吸收基本上为等渗重吸收。在外髓的外带和内带交接处,肾小管急剧变细形成降支细段 (DTL),DTL 穿入内髓形成发夹样转角,然后延伸为升支细段(ATL)。在内髓和外髓交接处,肾小管进一步增粗形成升支粗段(TAL),TAL 由三部分组成,即髓质部(MTAL),皮质部(CTAL)和后斑部。所有的近端直小管、DTL、ATL、MTAL、CTAL 和后斑部被总称为髓袢。DTL 对水有较高的通透性,但是对 NaCl 和尿素的通透性很低。与之相反,ATL 对 NaCl 和尿素有较好的通透性,但对水几乎不能通透。TAL 可主动重吸收 NaCl,但不吸收水和尿素。滤过液中约 25％的 Na^+ 在髓袢被重吸收,其中主要在具有强大重吸收能力的 TAL。

TAL 从入球小动脉和出球小动脉之间穿过,通过致密斑与入球小动脉相接触,致密斑是一小块由特殊分化的高柱状上皮细胞构成的组织。致密斑可感受小管液中 NaCl 浓度的变化。如果小管液中 NaCl 浓度过高,致密斑将某种化学信号(可能是腺苷或 ATP)传递至位于同一肾单位的人球小动脉使其收缩,随后导致肾小球滤过率降低。这种稳态调节机制称为管球反馈,它对于机体的水盐平衡起到重要保护作用。除管球反馈外,致密斑还可调节与其毗邻的位于入球小动脉壁的球旁细胞释放肾素。

经过致密斑约 0.2mm,肾小管移行为远曲小管(DCT)。TAL 的后斑部和 DCT 通常称为远曲小管近端。与 TAL 相似,DCT 主动转运 NaCl,而对水不通透,因此对尿液起到稀释作用,TAL 和 DCT 共同组成肾单位的稀释段,DCT 中的小管液为低渗液。然而,与 TAL 不同,DCT 不参与逆流诱导的肾髓间质高渗的形成。

集合管系统(连接小管、起始集合管、皮质集合管及外层和内层髓质集合管)是对超滤液的构成和容量进行精细调控的部位,也是对电解质进行终末调控的部位。此外,血管升压素也参与调节肾单位中该部分对水的通透性。

集合管的更远端通过肾髓质使髓质的渗透压显著升高。当缺乏抗利尿激素时集合管系统对水的通透性降低,排出稀释的尿液。当存在抗利尿激素时,集合管对水的通透性增加。

在哺乳动物和鸟类,髓质的高渗性对尿液的浓缩起到了重要作用,髓袢特殊的解剖结构和袢的不同节段的不同通透性是实现这种作用的基础。"被动逆流倍增假说"提出,由于 TAL 的主动转运使外髓间质 NaCl 浓度增高,形成了外髓间质的高渗状态。而该段对水几乎不通透,因此对小管液起到稀释作用。当稀释的小管液流经集合管时,如果存在抗利尿激素,那么水分就会被吸收。由于皮质和外髓集合管对尿素通透性较低,那么尿素在小管液中将被浓缩。然而,内髓集合管对尿素是可通透的,因此尿素可扩散到内髓间质,随后在直小血管处通过逆流交换被吸收。由于 DTL 对盐和尿素均不通透,高浓度的尿素促进水分从 DTL 吸收,对 DTL 中的 NaCl 又起到浓缩作用。当小管液流入 TAL 时,NaCl 弥散出对盐通透的 TAL,参与髓间质高渗性的形成。

在肾小球毛细血管,一部分血浆经滤过膜滤过,滤过膜由三部分构成:有孔的毛细血管内皮细胞,位于内皮细胞下的基底膜和足细胞裂隙膜。小分子溶质和水分经滤过膜滤过后进入肾小囊(鲍曼囊),而血液中的有形成分和大分子物质不能通过滤过膜屏障而仍保留在血液中。

二、利尿药的作用原理

利尿药是使尿量增多的药物,临床使用的利尿药可增加 Na^+ 的排出(排钠作用)并伴有阴离子的排出如 Cl。临床使用利尿药的主要目的是通过降低全身 NaCl 含量来减少细胞外液容量。尽管持续的给予利尿药可引起持久的体内净 Na^+ 含量的减少,但是由于肾脏自身的代偿机制使 Na^+ 的排出与摄入呈线性关系,因此利钠作用的时程受到限制,这种现象称为"利尿药的制动作用"。肾脏的代偿机制包括交感神经系统的激活,肾素-血管紧张素-醛固酮系统的激活,动脉血压的降低(可以减少压力性的排钠利尿),肾上皮细胞增生肥大,肾上皮细胞转运体表达增多及尿钠排泄激素的改变如心房利钠肽。

利尿药改变 Na^+ 的排泄,同时也可以改变肾脏对其他阳离子(如 K^+、H^+、Ca^{2+} 和 Mg^{2+}),阴离子(如 Cl^-、HCO_3^- 和 $H_2PO_4^-$)及尿酸的调节。此外,利尿药可间接地改变肾脏血流动力学。

三、碳酸酐酶抑制药

目前,在美国使用的碳酸酐酶抑制药主要有三种,即乙酰唑胺(DIAMOX)、二氯磺胺和醋甲唑胺。近端肾小管内皮细胞存在大量含锌金属酶即碳酸酐酶,碳酸酐酶主要分布在管腔膜和基底外侧膜(IV 型碳酸酐酶),也分布于胞浆内(II 型碳酸酐酶),碳酸酐酶在 $NaHCO_3$ 的重吸收以及酸性物质的分泌中发挥重要作用。在近曲小管,由上皮细胞基底膜的钠泵所建立的

胞浆内 Na^+ 梯度产生的自由能可激活位于管腔膜上的 Na^+-H^+ 反向转运体(也称为 Na^+-H^+ 交换体),它可将 H^+ 转运至管腔同时将 Na^+ 交换至胞浆。在管腔内,H^+ 与滤过的 HCO_3^- 反应生成 H_2CO_3。通常 H_2CO_3 缓慢分解为 CO_2 和 H_2O,但碳酸酐酶可以使该反应速度增加数千倍。CO_2 很快通过管腔膜弥散至上皮细胞内,并与胞浆内的 H_2O 反应生成 H_2CO_3,该反应又可被胞浆内的碳酸酐酶所催化。Na^+-H^+ 反向转运体的不断运转使得胞浆内 H^+ 维持在较低浓度,因此,H_2CO_3 自发地解离为 HCO_3^- 和 H^+,并建立了电化学势能促进 HCO_3^- 通过基底膜重吸收。促进 HCO_3^- 转运的电化学势能可激活位于基底膜上的 Na^+-HCO_3^- 同向转运体(也称为 Na^+-HCO_3^- 协同转运蛋白)促进 $NaHCO_3$ 吸收入组织间液。这种转运过程的净效应是使 $NaHCO_3$ 从管腔转运至组织间液同时水也发生转移(即等渗重吸收)。随着水分转移,管腔内 Cl^- 浓度升高,因此 Cl^- 顺浓度梯度从细胞旁途径弥散至组织间隙。

碳酸酐酶抑制药可有效地抑制膜上和胞浆内的碳酸酐酶,几乎可以完全地抑制 $NaHCO_3$ 在近端小管的重吸收。由于近端小管存在大量的碳酸酐酶,因此,只有抑制大部分酶的活性才能看到其对电解质分泌所产生的影响。尽管近端小管是碳酸酐酶抑制药的主要作用部位,但是碳酸酐酶也参与了集合管的泌酸过程,所以集合管也是碳酸酐酶抑制药的第二作用部位。

1.利尿作用

碳酸酐酶抑制药使尿液中 HCO_3^- 的分泌迅速增加至 35%。同时还抑制集合管系统中可滴定酸及 NH_4^+ 的分泌,结果使得尿液 pH 增至 8 左右,并可能导致代谢性酸中毒。但即使碳酸酐酶被高度抑制,65% 的 HCO_3^- 可通过尚不清楚的机制被重吸收。在前面提到的转运抑制机制将会导致运输至髓袢的 Na^+ 和 Cl^- 增加,髓袢具有强大的重吸收能力,可重吸收绝大部分的 Cl^- 及部分 Na^+。这样,Cl^- 的分泌仅轻度增加,而 HCO_3^- 作为主要的阴离子与阳离子 Na^+ 和 K^+ 一起被分泌。Na^+ 的分泌量约占 5%,而 K^+ 的分泌量约为 70%。K^+ 分泌量的增加部分是由于流到远端肾单位的 Na^+ 增加所致,其机制将在 Na^+ 通道抑制药部分加以描述。其他导致 K^+ 分泌增加的机制包括,集合管呈流量依赖性地增加 K^+ 的分泌;非渗透性因素的血管升压素释放;以及肾素-血管紧张素-醛固酮系统的激活。碳酸酐酶抑制药还能增加磷酸盐的分泌,但几乎不影响 Ca^{2+} 和 Mg^{2+} 的分泌。碳酸酐酶抑制药对肾脏分泌作用的影响具有自限性,这可能是由于被滤过的 HCO_3^- 降低到很低的水平,以至于 CO_2 和 H_2O 之间的非酶催化反应已足以完成对 HCO_3^- 的重吸收,这一状况类似于发生代谢性酸中毒时的情况。

2.对肾脏血流动力学的影响

碳酸酐酶抑制药抑制近端小管的重吸收,可使转运至致密斑的溶质量增加,由此可触发管球反馈,使得入球小动脉血流阻力增加,肾血流量及肾小球滤过率均降低。

3.其他作用

碳酸酐酶可存在于肾脏以外的很多组织。位于眼部睫状突的碳酸酐酶参与了房水中 HCO_3^- 的产生,抑制该部位的碳酸酐酶可减少房水的生成,从而降低眼内压。乙酰唑胺常可引起感觉异常和嗜睡,由此可说明碳酸酐酶对中枢神经系统也有抑制作用。乙酰唑胺对癫痫的治疗作用部分可归功于产生了代谢性酸中毒,然而乙酰唑胺对中枢神经系统的直接作用还是其抗惊厥作用。由于干扰了红细胞内的碳酸酐酶的作用,碳酸酐酶抑制药可增加外周组织 CO_2 的含量,降低 CO_2 的排出。大剂量的碳酸酐酶抑制药还可抑制胃酸的分泌,但并无临床应用价值。乙酰唑胺还能使血管上的 Ca^{2+} 激活的 K^+ 通道开放,从而引起血管舒张,然而其显著的临床意义仍未阐明。

4.吸收和排泄

目前常用的三种碳酸酐酶抑制药的口服生物利用度。碳酸酐酶抑制药与碳酸酐酶有高度的亲和力,因此在全身给药后,富含该酶的组织药物浓度也会较高。

5.毒性作用、不良反应、禁忌证和药物相互作用

碳酸酐酶抑制药很少发生严重的毒性反应,但是,这些药物均属于氨苯磺胺的衍生物,与其他磺胺类药物相似,该类药物可引起骨髓抑制、皮肤毒性、磺胺类的肾损害和过敏反应。若大剂量服用可引起困倦嗜睡和感觉异常。大多数不良反应,禁忌证和药物相互作用继发于尿液碱化和代谢性酸中毒,包括:①来源于尿液的氨转移到体循环,这个过程可诱导或加重肝性脑病(这些药物禁用于肝硬化患者);②形成结晶和输尿管绞痛主要是由于在碱性尿液中磷酸钙盐的沉积;③代谢性和呼吸性酸中毒恶化(这些药物禁用于高氯血症性酸中毒和慢性阻塞性肺病的患者);④减少弱碱从尿液中的排泄。

6.临床应用

单纯给予碳酸酐酶抑制药治疗水肿患者其效能较低。然而,将乙酰唑胺与抑制肾小管远端 Na^+ 重吸收的药物联合应用于尿 Na^+ 基础排泄率较低(<0.2%)的患者,将会引起明显的排钠利尿作用,而这些患者往往对单一的利尿药产生了耐药作用。长期使用碳酸酐酶抑制药的疗效甚至会被代谢性酸中毒减弱。

碳酸酐酶抑制药的主要临床适应证为开角型青光眼,也可用于继发性的青光眼,及急性闭角型青光眼术前应用降低眼内压。乙酰唑胺还可用于癫痫患者,但易产生耐受性使其应用受限。乙酰唑胺还能缓解高空病的症状,但预防性给药效果更好。乙酰唑胺也可用于治疗家族性周期性麻痹。乙酰唑胺治疗高空病和家族性周期性麻痹的作用机制与其诱导代谢性酸中毒有关。最后,碳酸酐酶抑制药可改善代谢性碱中毒,特别是利尿药促进 H^+ 分泌过多所致的碱中毒。

四、渗透性利尿药

渗透性利尿药可经肾小球自由滤过,不被肾小管重吸收,基本没有药理活性。给予大剂量的渗透性利尿药可以显著提高血浆和肾小管内的渗透压。

渗透性利尿药可使水分由细胞内转向细胞外,因此,它能使细胞外液容积扩张,降低血液黏滞度,并抑制肾素释放。这些效应可增加肾血流量,加快肾髓质血流对 NaCl 和尿素的运输,从而可降低肾髓质的张力。在某些情况下,前列腺素可能也参与了渗透性利尿药引起的肾血管舒张和肾髓质的物质运输。肾髓质张力降低后使得水从 DTL 重吸收减少,限制了流入 ATL 的小管液中的 NaCl 的浓度。后一效应可减少 NaCl 在 ATL 的被动重吸收。此外,渗透性利尿药也会干扰 TAL 的物质转运过程。

1.利尿作用

渗透性利尿药几乎可增加尿液中所有电解质的排泄,包括 Na^+、K^+、Ca^{2+}、Mg^{2+}、Cl^-、HCO_3^- 和磷酸盐。

2.对肾脏血流动力学的影响

渗透性利尿药通过多种机制增加肾血流量,但对总的肾小球滤过率影响不大。

3.毒性作用、不良反应、禁忌证和药物相互作用

渗透性利尿药主要分布于细胞外液,使细胞外液渗透压增高,细胞内水分发生转移,细胞外液容量增加,对于心力衰竭或肺充血的患者易引起肺水肿,细胞外液容量增加还可引起低钠血症,这也是该类药物常见不良反应如头痛,恶心和呕吐的原因。另一方面,水分丢失过多也可能引起高钠血症和机体失水。对于严重肾脏疾病的无尿患者或对药物的试验剂量无反应的患者,渗透性利尿药一般禁用。尿素可引起血栓形成,注射局部外漏还可引起疼痛。肝功能损伤的患者可能会出现血氨浓度的增高,该类药也不宜使用。对活动性颅内出血的患者禁用甘露醇和尿素。丙三醇代谢能引起血糖升高。

4.临床应用

5%的住院患者可发生急性肾功能衰竭,相关病死率具有显著性意义。急性肾小管坏死即肾小管上皮细胞损伤易引起急性肾功能衰竭。甘露醇对减轻缺血性或肾毒素所致的肾小球滤过率降低的临床疗效仍未定论,对照研究也不能表明甘露醇的疗效优于本身的水合作用。中等程度肾功能损伤的患者,给予 0.45% 的 NaCl 治疗放射性对照剂引起的肾小球滤过率降低的疗效与给予甘露醇或呋塞米一样甚至优于后两者。接受外科手术的黄疸病人预先给予甘露醇有效。然而,对于进行血管和开放性心脏手术的患者,甘露醇可维持尿量但不影响肾小球滤过率。已确诊为急性肾小管坏死的患者,甘露醇可增加部分患者的尿量,与对甘露醇无反应的病人相比,这些从少尿症状转化为非少尿症状的急性肾小管坏死患者往往恢复得更快,透析治疗也相应减少。这些益处是否与利尿作用有关,或者是否是这些“有反应者”本身肾小管的损伤程度一开始就轻于“无反应者”,具体原因还未能阐明。对于“无反应者”不推荐反复使用甘露醇,逆转急性肾小管坏死患者的少尿到非少尿的治疗袢利尿药更常用。

甘露醇和尿素的另一临床用途是透析平衡失调综合征。从血液透析和腹膜透析的细胞外液中迅速去除溶质会导致细胞外液的渗透压降低,结果,水分由细胞外转向细胞内,引起低血压和中枢神经系统症状(即头痛、恶心、肌肉痉挛、坐立不安、中枢抑制和癫痫)。渗透性利尿药提高细胞外液的渗透压因此可以使水分重新转移至细胞外液中。

渗透性利尿药通过提高血浆渗透压可减少眼部和脑的水分。四种渗透性利尿药可用于控制急性青光眼的眼内压及短期应用于眼部手术的术前及术后的眼内压控制。甘露醇和尿素可用于神经外科手术前后减轻脑水肿和脑疝。

五、Na^+-K^+-$2Cl^-$ 同向转运体抑制药

这类利尿药抑制髓袢中 TAL 的 Na^+-K^+-$2Cl^-$ 同向转运体的活性,因此,它们也称为袢利

尿药。尽管近端肾小管重吸收滤过液中约 65% 的 Na^+,但仅作用于近端小管的利尿药的效能是有限的,因为 TAL 可代偿性重吸收大部分被近端肾小管排出的水分。与之相反,TAL 的 Na^+-K^+-$2Cl^-$ 同向转运体抑制药,有时也称为高效能利尿药,它们具有更强的利尿作用,这种作用依赖于以下两个因素的联合:①滤过液中约 25% 的 Na^+ 在 TAL 被吸收;②肾单位中 TAL 后的肾小管不具有重吸收的能力,不能重吸收在 TAL 排出的水分。

Na^+-K^+-$2Cl^-$ 同向转运体抑制药按化学结构进行分类。呋塞米,布美他尼,依他尼酸和托塞米在美国可应用于临床。呋塞米和布美他尼含有部分氨苯磺胺,依他尼酸为苯氧基乙酸的衍生物,托塞米属磺酰脲类。

在髓袢升支粗段 Na^+-K^+-$2Cl^-$ 同向转运体将 Na^+,K^+ 和 Cl^- 从管腔转入上皮细胞。这种转运体获得的能量主要来自上皮细胞基底膜上 Na 泵建立的 Na^+ 的电化学梯度,同时完成 K^+ 和 Cl^- 向细胞内的"上山"转运。K^+ 通过顶端膜上的钾通道转运至管腔使管腔膜超极化,Cl^- 从基底膜上的氯通道跨膜转运使基底膜产生去极化,结果引起了上皮细胞跨膜电势差。相对于组织间隙,管腔呈正电位。管腔的正电位排斥带正电荷的阳离子(Na^+、Ca^{2+} 和 Mg^{2+}),因而为阳离子向组织间隙转运提供了重要的驱动力。

抑制该转运体的功能,实际上是抑制了肾单位中该段盐的转运。证据表明,药物主要与转运体跨膜区域的 Cl 的结合位点相结合。Na^+-K^+-$2Cl^-$ 同向转运体抑制药也可抑制 Ca^{2+} 和 Mg^{2+} 在 TAL 的重吸收,因为抑制药取消了上皮细胞跨膜电势差即阳离子转运的主要驱动力。

Na 上-K^+-$2Cl^-$ 同向转运体在很多具有分泌和重吸收功能的上皮细胞中被发现,主要分两类。"吸收型"同向转运体(称为 ENCC2、NKCC2 或 BSC1)仅在肾脏表达,一般位于髓袢升支粗段的顶端膜和近顶端的细胞内小囊泡,受 cAMP/PKA 调控。"分泌型"同向转运体(称为 ENCC2、NKCC2 或 BSC1)是一种广泛表达的"管家"蛋白。髓袢利尿药对分泌型转运体的亲和力要弱于吸收型转运体(如布美他尼对两者的亲和力相差四倍)。当吸收型 Na^+-K^+-$2Cl^-$ 同向转运体顶端膜 K^+ 通道或者基底膜 Cl 通道的基因编码发生突变时,将会产生巴特氏综合征(遗传性低钾血症性碱中毒伴盐丢失和低血压)。

1. 利尿作用

髓袢利尿药显著增加尿液中 Na^+ 和 Cl^- 的分泌(约占滤过液中 Na^+ 的 25% 以上),同时也显著增加 Ca^{2+} 和 Mg^{2+} 的分泌。呋塞米还较弱地抑制碳酸酐酶活性使 HCO_3^- 和磷酸盐分泌增多,而布美他尼无此作用。所有 Na^+-K^+-$2Cl^-$ 同向转运体抑制药都能增加尿液中 K^+ 和可滴定酸的排出,部分原因是由流向远曲小管的 Na^+ 增加所致。远曲小管 Na^+ 的增加引起 K^+ 和 H^+ 的排出增多的机制将在 Na^+ 通道阻滞药中讨论。K^+ 和 H^+ 的排出增多的其他机制包括集合管流量依赖性的离子分泌增加,非渗透性抗利尿激素的释放和肾素-血管紧张素-醛固酮系统的激活。髓袢利尿药急剧增加尿酸的分泌,因此,缓慢给予该类药物可减少尿酸的分泌,其原因可能是继发于血容量减少的近端小管转运增加,或是由于利尿药与尿酸在近端小管竞争有机酸分泌机制。

通过阻断 NaCl 在 TAL 的主动重吸收,Na^+-K^+-$2Cl^-$ 同向转运体抑制药干扰了形成肾髓质高渗的关键环节。因而,髓袢利尿药抑制了肾对尿液的浓缩作用。同时,由于 TAL 也是尿液稀释的部位之一,Na^+-K^+-$2Cl^-$ 同向转运体抑制药也能使肾对尿液的稀释功能显著受损。

2.对肾脏血流动力学的影响

Na^+-K^+-$2Cl^-$ 同向转运体抑制药通常可增加总的肾血流量并使肾血流量重新分布至中间皮质层。然而,这些效应不是一定的。肾血流量增加的机制并不清楚,但是,非甾体类抗炎药(NSAID)可减轻髓袢利尿药的利尿作用,部分原因是前者抑制了前列腺素介导的肾血流量增加。髓袢利尿药减少了转运至致密斑的盐量,致密斑不再能感受小管液中 NaCl 的浓度,因此也抑制了肾小管球间反馈。与碳酸酐酶抑制药不同,髓袢利尿药不通过激活肾小管球间反馈以减少肾小球滤过率。髓袢利尿药通过影响 NaCl 在致密斑的转运可以刺激肾素的释放。如果出现了血容量不足,通过反射性地激活交感神经系统及刺激肾内的压力感受器。前列腺素(如 PGI_2)在髓袢利尿药介导的肾素释放中可能起到了重要作用。

3.其他作用

袢利尿药可产生直接的血管效应。袢利尿药,特别是呋塞米,能迅速增加全身的静脉血容量从而使左室充盈压降低。这种效应对肺水肿有益甚至优先于利尿作用,其机制可能是通过前列腺素介导,前提是肾脏未受损。大剂量的 Na^+-K^+-$2Cl^-$ 同向转运体抑制药可抑制很多组织的电解质的转运,但该作用的临床重要性仅在内耳部位。

4.吸收和排泄

由于这些药物大部分都与血浆蛋白结合,所以通过肾小球滤过进入肾小管的药物是有限的。然而,在近曲小管这些药物还可以从有机酸的转运途径分泌,因此,在 TAL 药物可以与位于管腔膜顶端的 Na^+-K^+-$2Cl^-$ 同向转运体的药物结合位点结合。

大约 65% 的呋塞米以原形从尿液中排出,其余的在肾脏与葡萄糖醛酸结合,因此有肾功能障碍的患者呋塞米的消除半衰期延长。布美他尼和托塞米主要在肝脏代谢,因此肝功能障碍的患者该药的消除半衰期延长。

尽管呋塞米的平均口服生物利用度为 60%,但它的改变可从 10%~100%。布美他尼和托塞米的口服生物利用度具有较高的稳定性。对心力衰竭的患者给予托塞米与呋塞米治疗相比,前者可减少住院率及提高患者生活质量,其原因可能是托塞米具有稳定可靠的吸收特点。

髓袢利尿药的消除半衰期较短,目前还没有缓释制剂。所以,常常由于给药间隔太短而难以维持小管腔内有效的药物浓度。值得注意的是托塞米与其他当前在美国应用的袢利尿药相比有更长的半衰期。由于肾小管中袢利尿药的浓度下降,肾单位开始大量重吸收 Na^+,使得袢利尿药对全身 Na^+ 的作用被抵消。这种"利尿后钠贮留"现象可以通过限制饮食中钠盐的摄入或增加给药次数来纠正。

5.毒性作用、不良反应、禁忌证和药物的相互作用

不良反应常与其利尿效能有关,水和电解质平衡紊乱是常见的不良反应。过多使用髓袢利尿药可引起机体严重缺钠,表现为低钠血症和(或)细胞外液丢失伴低血压,肾小球滤过率降低,循环衰竭,血栓栓塞及诱发肝病患者发生肝性脑病。输送到远曲小管的 Na^+ 增加,尤其伴

有肾素-血管紧张素系统激活时将会引起尿液中分泌的 K^+ 和 H^+ 增加,导致低氯血性碱中毒的发生。如果从食物中摄取的 K^+ 不足,就可能形成低钾血症,这又可诱发心律失常,特别是正在服用强心苷类或延长复极时程的抗心律失常药的患者(见第 34 章)。Mg^{2+} 和 Ca^{2+} 分泌的增加可能导致手足抽搐(是发生心律失常的危险因素)和低钙血症(很少发生手足抽搐)。近来有证据表明袢利尿药应当避免用于绝经后骨质疏松的妇女,对她们而言,Ca^{2+} 分泌的增加可能加剧骨代谢。

袢利尿药能引起耳毒性,表现为耳鸣、听力减退、耳聋、眩晕和耳朵的胀闷。听力减退和耳聋往往是不可逆的损伤。耳毒性常发生于快速静脉注射,其次是口服给药。依他尼酸比其他髓袢利尿药更易发生耳毒性,一般适用于不能耐受其他利尿药的患者。髓袢利尿药还可引起高尿酸血症(偶尔会诱发痛风)和血糖增高(很少出现糖尿病),以及增加血浆中低密度脂蛋白胆固醇和三酰甘油的水平,同时降低高密度脂蛋白胆固醇的水平。其他不良反应包括皮疹、光敏感、感觉异常、骨髓抑制及胃肠功能紊乱。

使用髓袢利尿药的禁忌证包括严重的低钠血症和低血容量,对磺胺类药物过敏(指对以亚磺酰氨基为基本结构的髓袢利尿药)和对试验剂量无反应的无尿患者。

髓袢利尿药与以下药物合用可发生药物的相互作用:①氨基糖苷类(耳毒性增加);②抗凝血药(提高抗凝血药物的活性);③强心苷类和延长动作电位时程的抗心律失常药(诱发心律失常);④锂(增加血浆中的 $Li+$ 水平);⑤普萘洛尔(增加血浆普萘洛尔水平);⑥磺脲类(引起血糖升高);⑦顺铂(增加利尿药诱导耳毒性);⑧非甾体类抗炎药(减弱利尿药反应性和减轻大剂量水杨酸类药物引起的毒性作用);⑨丙磺舒(减弱利尿药反应性);⑩噻嗪类利尿药(两种药物协同产生强大的利尿作用);⑪两性霉素 B(增加肾毒性和电解质平衡紊乱)。

6.临床应用

髓袢类利尿药的主要用途是治疗急性肺水肿。快速的静脉容量增加以及迅速的利钠作用减轻左室灌注压,因此快速减轻肺水肿。当减轻细胞外液有助于减轻静脉和肺充血时,髓袢类利尿药也广泛用于治疗慢性充血性心力衰竭。随机临床试验 Meta 分析证实利尿药可以显著减少死亡率和心力衰竭的恶化及提高运动耐力。

利尿药广泛用于治疗高血压,袢类利尿药降压效果与 Na^+-Cl^- 同向转运体抑制药(如噻嗪类利尿药)相当,而很少引起脂质方面的紊乱。然而袢类利尿药的半衰期较短使得它们比噻嗪类利尿药更少用于治疗高血压。其他经典性利尿药对肾病综合征的水肿的疗效较差,袢类利尿药是唯一能够减轻这种疾病的水肿。髓袢利尿药常用于治疗水肿和肝硬化引起的腹水,然而,必须注意脑病和肝肾综合征的发生。服用药物过量的患者,给予髓袢利尿药可产生强迫性利尿加速肾脏对药物的排泄。髓袢利尿药联合等渗盐溶液防止血容量减少,治疗高钙血症。髓袢利尿药干扰肾脏对尿液的浓缩功能。因此,髓袢利尿药联合高渗盐溶液治疗危及生命的低钠血症。髓袢利尿药也用于治疗伴有慢性肾功能不全的水肿。大多数急性肾功能不全的患者给予试验剂量的髓袢利尿药有可能改变少尿急性肾功能不全至非少尿的急性肾功能不全。但是,目前还没有证据表明髓袢利尿药可以阻止急性肾小管坏死和改善急性肾功能不全的结局。

六、Na^+-Cl^-同向转运体抑制药（噻嗪和噻嗪类利尿药）

最早的 Na^+-Cl^- 同向转运体抑制药是苯并噻二嗪的衍生物，因此现在为人们所知道的是噻嗪利尿药。随后，一些与噻嗪利尿药在药效上相似但并不是噻嗪的药物被研发出来，并被称为噻嗪类利尿药。在这里噻嗪类利尿药指的是 Na^+-Cl^- 同向转运体抑制药的所有成员。

噻嗪类利尿药主要抑制 DCT 的 NaCl 的转运，其作用部位在近端小管。与肾单位的其他部位相同，转运的驱动来自于基底膜上的钠泵。Na^+ 电化学梯度所建立的势能主要用于管腔膜上的 Na^+-Cl 同向转运体对抗 Cl^- 的电化学势能差将 Cl^- 转运至胞浆内。Cl^- 然后通过基底膜上的 Cl 通道被动重吸收。噻嗪类利尿药抑制 Na^+-Cl^- 同向转运体，Na^+ 或 Cl^- 与转运体结合调节噻嗪类药物对 Na^+-Cl^- 同向转运体的抑制，这表明噻嗪类的结合位点与 Na^+ 和 Cl^- 相同或者前者改变了后者的结合位点。Na^+-Cl^- 同向转运体（称为 ENCCl）主要表达在肾脏及主要分布于 DCT 上皮细胞的顶膜，它的表达受醛固酮的调节。Na^+-Cl^- 同向转运体的突变将引起低钾血症性碱中毒，也称为"gitelrnans 综合征"。

1. 对肾脏分泌功能的影响

Na^+-Cl^- 同向转运体抑制药可增加 Na^+ 和 Cl^- 的分泌，但是只能产生中等程度的效应（如滤过液中 Na^+ 的最大分泌量仅为 5%）因为大约有 90% 的滤过的 Na^+ 在到达 DCT 之前就被重吸收了。某些噻嗪类的利尿药还具有弱的碳酸酐酶抑制药的作用，这种作用提高了 HCO_3^- 和磷酸盐的分泌，也可以解释了它们的近曲小管的效应。Na^+-Cl^- 同向转运体抑制药能增加 K^+ 和可滴定酸的分泌，其作用机制与讨论过的髓袢利尿药相同。快速给予噻嗪类利尿药可增加尿酸的分泌，但是尿酸分泌会随着长期慢性给药而减少，其机制与髓袢利尿药相同。Na^+-Cl^- 同向转运体抑制药对 Ca^{2+} 分泌的急性效应是多样的，当长期给药时，噻嗪类利尿药减少 Ca^{2+} 的分泌。其机制涉及血容量不足引起近端小管重吸收，也包括噻嗪类利尿药增加 Ca^{2+} 在 DCT 重吸收的直接效应。噻嗪类药物可引起中等程度的尿镁症其机制还未阐明。由于 Na^+-Cl^- 同向转运体抑制药抑制了肾小管皮质稀释段的物质转运，因此，噻嗪类药物减弱了肾脏的水利尿作用。但是，因为 DCT 没有参与髓间质高渗的形成，所以噻嗪类利尿药并不改变肾脏的浓缩功能。

总之，Na^+-Cl^- 同向转运体抑制药不改变 RBF，仅通过增加小管内压可变地减少 GFR。由于噻嗪类的作用部位越过了致密斑，所以对 TGF 只有很弱或几乎没有影响。

2. 吸收和排泄

需要注意的是这类药物的半衰期范围广。磺胺类药物属有机酸类，因此它在近端小管从有机酸的分泌途径分泌。由于噻嗪类药物必须进入小管腔内才能抑制 Na^+-Cl^- 同向转运体，所以，如丙磺舒类药物通过竞争转运至小管腔可以减弱噻嗪类利尿药的作用。然而，噻嗪类利尿药的血浆蛋白结合率变化很大，这个参数决定了苯噻嗪类药物经滤过到肾小管的分布。

3. 毒性作用、不良反应、禁忌证和药物的相互作用

噻嗪类利尿药很少影响中枢神经系统（如眩晕、头痛、感觉异常及乏力），胃肠道（如食欲减

退、恶心、呕吐、胃肠痉挛、腹泻、便秘、胆囊炎和胰腺炎),血液系统(如血液异常)和皮肤(如光敏感及皮疹)。Na^+-Cl^- 同向转运体抑制药引起勃起功能障碍的发生率高于其他的抗高血压药物(如 β 肾上腺素受体阻断药、钙通道阻滞药、血管紧张素转化酶抑制药及 $α_1$ 受体阻断药),但患者通常能耐受。噻嗪类利尿药严重的不良反应与水和电解质平衡紊乱相关。这些不良反应包括细胞外容积减少、低血压、低钾血症、低钠血症、低氯血症、代谢性碱中毒、低镁血症、高钙血症和高尿酸血症。噻嗪类利尿药几乎可引起致命的低钠血症,某些患者再次给予噻嗪类药物时还具有再次发生低钠血症的风险。

噻嗪类利尿药也可降低葡萄糖耐量,此时隐性糖尿病患者往往会显现出来。葡萄糖耐量降低的机制可能涉及胰岛素分泌减少和葡萄糖代谢的改变,在给予利尿药时同时补充 K^+,那么高糖血症将会减轻。此外,除了引起高糖血症外,噻嗪诱导的低血钾会减少其对高血压患者的抗高血压效应及心血管保护作用。噻嗪类利尿药可增加血浆中 LDL 胆固醇和三酰甘油的水平。这些药物禁用于对磺胺类药物过敏的患者。

噻嗪类药物可降低抗凝血药、治疗痛风的促尿素排泄药、磺脲类和胰岛素的疗效,同时可增强麻醉药、二氮嗪、洋地黄糖苷类、锂、袢利尿药和维生素 D 的效应。噻嗪类利尿药的效应可被非甾体类抗炎药及胆汁酸螯合剂所减弱(减少噻嗪类药物的吸收)。两性霉素 B 和糖皮质激素类药物可增加噻嗪类利尿药所诱导的低钾血症的发生。

一种可引起致命性的药物相互作用的是用于治疗 QT 间期延长(心室复极)的抗心律失常药如奎尼丁。QT 间期延长可导致多形性室性心动过速的发生(尖端扭转型室性心动过速),其原因是早后除极引起的触发活动。尽管通常具有自限制性,但是尖端扭转型室性心动过速仍可恶化为致死性的心室颤动。低钾血症可增加奎尼丁诱导的尖端扭转型室性心动过速的风险.噻嗪诱导的低血钾可能参与了很多奎尼丁诱导尖端扭转型室性心动过速的病例。

4.临床应用

噻嗪类利尿药可用于治疗心源性(充血性心力衰竭)、肝源性(肝硬化)及肾源性(肾病综合征、慢性肾功能衰竭、急性肾小球肾炎)水肿。但除了美托拉宗和吲达帕胺外,当肾小球滤过率小于 30~40mL/min 时,大多数噻嗪类利尿药是无效的。

噻嗪类利尿药可降低血压并被广泛用于高血压患者的治疗,既可单独应用也可联合其他降压药应用。噻嗪类药物价格便宜,效应与其他类的抗高血压药相当并具有较好的耐受性。噻嗪类药物可一天服用一次,无需剂量滴定,且禁忌证也较少。此外,当联用其他类的抗高血压药时具有累积或协同效应。虽然,噻嗪类药物可增加猝死及肾细胞癌的危险,但这些药物总体上仍是安全的,可减少高血压患者心血管事件的发生率和死亡率。由于噻嗪类药物的不良反应的严重性在剂量大于抗高血压的最大效应剂量时会逐渐增加,所以用于高血压的治疗仅需低剂量。治疗高血压的常用剂量为氢氯噻嗪 25mg/d 或等效剂量的其他噻嗪类的药物。很多专家认为噻嗪类利尿药是用于不复杂高血压的初期治疗的最好的药物。考虑到糖尿病患者的风险性,临床医生应将噻嗪类药物用于治疗非糖尿病的高血压患者。

噻嗪类利尿药减少尿液中 Ca^{2+} 的分泌,有时可用于治疗钙性肾结石,噻嗪类利尿药也是治疗肾性尿崩症的主要药物,可使尿液的排出量减少 50%。产生这种效应的机制还未阐明清楚。由于还有其他一些卤素化合物在肾脏的分泌与 Cl^- 相似,所以噻嗪类利尿药也可用于治疗 Br^- 中毒。

七、肾上皮细胞 Na^+ 通道阻滞药(保钾利尿药)

氨苯蝶啶和阿米洛利是这类药物中临床上常用的两种。这两种药物都可轻度增加 NaCl 的分泌,常利用其保钾作用来抵消其他类利尿药的排钾作用。因此,氨苯蝶啶、阿米洛利及螺内酯常被称为保钾利尿药。这些药物属有机碱,它们在近曲小管以有机碱的分泌方式进行转运。管腔膜对 Na^+ 有较高的通透性,因此引起了管腔膜而不是基底膜的去极化,同时产生了管腔的跨上皮电势差。这种跨上皮电势差为 K^+ 从 K^+ 通道(ROMK)分泌至管腔提供了重要的驱动力。

阿米洛利和氨苯蝶啶阻断了远端远曲小管和集合管主细胞管腔膜上的 Na^+ 通道,也可能与 Na^+ 竞争 Na^+ 通道的负电荷区域。阿米洛利敏感的 Na^+ 通道(称为 ENaC)由三个亚单位组成(α、β 和 γ)。虽然,仅 α 亚单位就能激活 Na^+ 通道,但是当三个亚单位同时表达于同一个细胞上时可诱导 Na^+ 通道的最大通透性。Liddle 综合征(假性醛固酮增多症)是一种常染色体显性的低肾素、高血容量的高血压,其产生与 β 或 γ 亚单位突变导致 EnaC 基础活性增强有关。阿米洛利用于治疗携带有该基因突变的高血压患者非常有效。

1.对肾脏排泄的影响

由于远端远曲小管和集合管的重吸收能力有限,因此,阻断这部分肾小管上的 Na 通道仅能发挥较弱的排 Na^+ 和 Cl^- 用(约占滤过液中的 2%)。阻断 Na^+ 通道使上皮细胞管腔膜超极化,减少了管腔负的跨膜电位。由于管腔负电势差通常可对抗阳离子的重吸收和促进阴离子的排出,所以降低管腔负电位就可减少 K^+、H^+、Ca^{2+} 和 Mg^{2+} 分泌。血容量的减少可增加尿素在远曲小管的重吸收,因此,长期给予阿米洛利和氨苯蝶啶可减少尿素的分泌。阿米洛利和氨苯蝶啶对肾脏血流动力学几乎没有影响,也不改变 TGF。

2.吸收和排泄

阿米洛利主要以原形从尿液中排出。氨苯蝶啶大多数代谢为有活性的 4-羟基氨苯蝶啶硫酸盐从尿液中排出。因此,对于肝脏疾病(减弱氨苯蝶啶的代谢)和肾功能衰竭(减少活性代谢产物从肾脏排出)的患者,氨苯蝶啶的毒性作用可能会增加。

3.毒性作用、不良反应、禁忌证和药物的相互作用

Na^+ 通道阻滞药最严重的不良反应是高钾血症,有可能会危及生命。因此,对高钾血症的患者要禁用氨苯蝶啶和阿米洛利,对于有可能发生高钾血症的患者也需禁用(如肾功能衰竭的患者,服用其他保钾利尿药的患者,服用血管紧张素转化酶抑制药的患者或补钾的患者)。甚至非甾体类抗炎药也会增加 Na^+ 通道阻滞药引起高钾血症的可能性。喷他脒和大剂量的甲氧苄啶常用于治疗获得性免疫缺陷综合征(AIDS)并发的卡氏肺囊虫性肺炎。因为这些药物能较弱地阻断 EnaC,所以它们也会引起高钾血症,这也许解释了 AIDS 患者常容易发生高钾

血症的原因。肝硬化患者易于发生巨幼红细胞性贫血,因为缺乏叶酸,氨苯蝶啶是一种弱的叶酸的拮抗药,它可以增加这种不良事件发生的可能。氨苯蝶啶还可降低葡萄糖耐量,诱导光敏反应及并发肾间质肾炎和肾结石。氨苯蝶啶和阿米洛利都可引起中枢神经系统、胃肠道、骨骼肌、皮肤和血液系统的不良反应。阿米洛利最常见的不良反应是恶心、呕吐、腹泻和头痛。氨苯蝶啶最常见的不良反应是恶心、呕吐、下肢痉挛和眩晕。

4.临床应用

由于 Na^+ 通道阻滞药只有轻度的排钠作用,所以这类药物很少单独使用治疗水肿或高血压。它们主要是联合其他的利尿药用于临床。联合 Na^+ 通道阻滞药可增强噻嗪类和髓袢利尿药的利尿作用和抗高血压药作用。更重要的是,Na^+ 通道阻滞药能减少 K^+ 的分泌这样可补偿噻嗪类或袢利尿药的排钾作用,最终可维持血浆中 K^+ 的正常水平。Na^+ 通道阻滞药可有效地治疗 Liddle 综合征。大约有 5% 的非洲人携带有 ENaC 的 β 亚单位的 T594M 的多态性,阿米洛利对于携带有该基因多态性的高血压患者有显著的降压作用。雾化吸入阿米洛利可提高囊性纤维病患者的支气管黏膜纤毛清除率。阿米洛利通过抑制 Na^+ 从气道表面上皮细胞的重吸收从而增强呼吸道分泌物的水合作用最终提高了支气管黏膜纤毛清除率。阿米洛利还可用于治疗锂诱导的肾源性尿崩症,因为它可阻断锂转运至集合管上皮细胞内。

八、肾上腺盐皮质激素拮抗药(醛固酮拮抗药,保钾利尿药)

盐皮质激素与特异性的盐皮质激素受体结合可引起盐和水的潴留,同时促进 K^+ 和 H^+ 的排出。目前,主要有两种盐皮质激素受体的拮抗药在美国应用:螺内酯和依普利酮。远曲小管远端和集合管上皮细胞的胞浆内存在有盐皮质激素受体,它与醛固酮有高度的亲和力。醛固酮从基底膜进入胞浆内与盐皮质激素受体结合形成盐皮质激素受体-醛固酮的复合物,该复合物转入到细胞核内调节多个基因的表达,其产物称为醛固酮诱导蛋白。AIP 的净效应是增加管腔膜对 Na^+ 的电导率及增强基底膜 Na^+ 泵的活性。最终使 NaCl 的跨膜转运增加,管腔的跨膜负电位增大,后者又可促进 K^+ 和 H^+ 分泌至管腔。

螺内酯和依普利酮竞争性抑制醛固酮与盐皮质激素受体的结合位点。与盐皮质激素受体-醛固酮复合物不同,盐皮质激素受体-螺内酯复合物不能诱导 AIP 的合成。由于螺内酯和依普利酮阻断了醛固酮的生物效应,这些药物也称为醛固酮拮抗药。盐皮质激素受体拮抗药是唯一不需进入肾小管管腔即可产生利尿作用的利尿药。

1.对尿液生成的影响

盐皮质激素受体拮抗药对尿液生成的影响与上皮细胞 Na^+ 通道阻滞药相似。然而,与 Na^+ 通道阻滞药不同的是,盐皮质激素受体拮抗药的临床疗效取决于内源性醛固酮的水平。内源性醛固酮水平越高,盐皮质激素受体拮抗药对尿液生成的影响就越大。盐皮质激素受体拮抗药对肾脏血流动力学影响很弱或几乎无影响,也不改变 TGF。

2.其他作用

螺内酯与孕酮受体和雄激素受体有一定亲和力,由此产生了相关副作用如男性乳房增生,阳痿及月经失调。与螺内酯相比由于依普利酮具有 9,11 环氧基团,所以它与孕酮受体和雄激素受体的亲和力较低(分别为<1%和<0.1%)。治疗浓度的螺内酯可阻断人 HERG 的 K^+ 通道,这可能解释了对心力衰竭病人的抗心律失常作用。高浓度的螺内酯通过抑制 CYPs 干扰甾体类固醇的生物合成。

3.吸收和排泄

螺内酯可部分被吸收(约为 65%),代谢广泛(甚至首次通过肝脏就可被代谢),经历肝肠循环,血浆蛋白结合率高,半衰期短(约 1.6 小时)。然而,螺内酯的一种活性代谢产物坎利酮的半衰期长达 16.5 小时,因此可延长螺内酯的生物效应。尽管坎利酮和坎利酸盐在美国不能用于临床,但在其他地区仍可应用。坎利酸盐本身是无活性的,但在体内可转化为坎利酮。依普利酮有较好的口服生物利用度,其消除半衰期为 5 小时左右,主要在肝脏经 CYP3A4 转化为无活性的代谢产物。

4.毒性作用、不良反应、禁忌证和药物的相互作用

与其他保钾利尿药相同,盐皮质激素受体拮抗药可引起危及生命的高钾血症。实际上,高钾血症也是盐皮质激素受体拮抗药主要的危险因素。所以,这些药物禁用于高钾血症的患者及因其他疾病或服用其他药物有可能发展为高钾血症的患者。盐皮质激素受体拮抗药还可引起肝硬化患者发生代谢性碱中毒。

水杨酸盐可减弱肾小管的分泌功能,并降低螺内酯的利尿效能,螺内酯可影响强心苷的清除。由于螺内酯也可作用于其他甾体类固醇受体,所以它可引起男性乳房增生、阳痿、性欲减退及月经不调。螺内酯也能导致腹泻、胃炎、胃出血和消化性溃疡(这类药物禁用于消化性溃疡的患者)。中枢神经系统的不良反应包括困倦、嗜睡、共济失调、精神异常和头痛。螺内酯可诱发皮疹及偶见恶性血液系统疾病。治疗剂量的螺内酯是否诱导恶性肿瘤的产生还未定论。CYP3A4 的抑制药可提高依普利酮的血浆水平。这类药物不应给予正在服用依普利酮的患者,反之亦然。除了高钾血症和胃肠功能紊乱,依普利酮不良反应的发生率与安慰剂对照组没有区别。

5.临床应用

治疗水肿和高血压醛固酮常需联合噻嗪类或髓袢利尿药。这样联合应用有利于水肿的改善同时对内环境中 K^+ 的影响也较小。螺内酯用于治疗原发性醛固酮增多症(肾上腺瘤或双侧肾上腺增生),以及限制继发性醛固酮增多症(心力衰竭、肝硬化、肾病综合征和严重腹水)引起的水肿尤为有效。螺内酯被认为是治疗肝硬化腹水优先选择的利尿药。螺内酯除了用于标准的治疗外,实际上,它可显著降低心衰患者室性心律失常的发病率和病死率。

依普利酮的临床应用经验相对有限,它用于治疗高血压似乎是安全而有效的。对急性心肌梗死并发左室收缩功能障碍的患者,在最佳治疗方案中增加依普利酮能显著降低发病率和病死率。

九、利尿药应用

利尿药主要临床应用为治疗高血压和减轻心源性,肾源性及肝功能紊乱引起的水肿。治疗活动性水肿的三种基本策略分别为纠正原发疾病、限制 Na^+ 的摄入和给予利尿药。最理想的是纠正原发疾病,但这往往是不可能的。限制 Na^+ 的摄入也是得到肯定的非药物治疗水肿的策略,但患者的顺从性是主要的障碍。因此,利尿药是治疗充血性心力衰竭、腹水、慢性肾功能衰竭或肾病综合征引起的水肿或容量超负荷的基本用药。

患者是否需要给予利尿药及该采取什么样的治疗方案(如利尿药的类别、剂量、给药途径及给药速度)应根据临床表现来决定。左心衰竭引起的急性肺水肿是一种临床急症,需要采取快速而强有力的治疗策略,其中包括静脉注射髓袢利尿药。这种情况下口服给药或给予较低效能的利尿药都是不适当的。另一方面,对于慢性心功能不全引起的轻度肺水肿和静脉充血最佳的治疗方案是口服髓袢利尿药或噻嗪类利尿药,其给药剂量应逐渐增加直至达到最大收益-风险比。髓袢利尿药或噻嗪类利尿药可降低心衰患者的发病率和病死率;盐皮质激素受体的拮抗药联合其他药物并采取最佳的治疗方案也可以降低心衰患者的发病率和病死率。对于肝硬化伴腹水的患者定期的给予利尿药可避免腹腔穿刺或延长腹腔穿刺的间隔时间,这样既可减轻患者的痛苦又可减少腹腔穿刺引起的蛋白丢失。虽然利尿药可减轻慢性肾功能衰竭引起的水肿,但是常需要增加高效利尿药的剂量。对于肾病综合征的患者,利尿药往往达不到令人满意的效果。慢性肾功能衰竭和肝硬化患者的水肿并不是立即危及生命的因素,尽管如此,但水肿会给患者带来不适,精神压抑和(或)体型改变大大降低了生活质量,治疗水肿部分是因为考虑到生活质量的因素。对这些患者仅需去除部分的水肿液,且使用能缓慢去除水肿液又对正常生理功能影响最小的利尿药。

利尿药抵抗是指给予利尿药已不能改善水肿。如果利尿药抵抗发生在较低效能的利尿药,那么可以考虑用较高效能的利尿药替代(如髓袢利尿药代替噻嗪类药物)。然而,髓袢利尿药产生抵抗也较常见,其原因有多个方面。NSAID 阻断前列腺素诱导的肾血流量的增加及增加 TAL 上 Na^+-K^+-$2Cl^-$ 同向转运体的表达,最终导致髓袢利尿药抵抗。慢性肾功能衰竭的患者,肾血流量降低将会减少到达肾脏的利尿药,及在近曲小管体内聚集的有机酸与髓袢利尿药竞争分泌途径。结果,在管腔活性部位的利尿药的浓度也随之降低。在肾病综合征的患者中,利尿药与蛋白质的结合会影响药物的作用。在肝硬化的患者,肾病综合征或心力衰竭的患者中,肾单位可能已经对利尿药的反应性减弱,因为 Na^+ 在近曲小管的重吸收增加,导致了运输至远曲小管的 Na^+ 减少。

对于髓袢利尿药的抵抗,临床医生有几种选择。卧床休息可以改善肾脏血液循环从而恢复对利尿药的反应。髓袢利尿药剂量的增加可以恢复其反应性。然而,已接近产生最大效应剂量时,再增加剂量已不可能有更大作用(即极限剂量)。多次给予小剂量或连续静脉注射髓袢利尿药可以延长利尿药有效浓度的作用时间。联合用药可以阻断肾单位的多个作用位点从而产生协同效应。如联合应用髓袢利尿药和保钾利尿药或噻嗪类利尿药可提高治疗的反应性。然而,同时给予两个同一类的利尿药并不能获得预期的效果。作用于远曲小管近端的噻嗪类利尿药(如美托拉宗)与髓祥利尿药联合应用将会获得更好的治疗效应。进食之前给予利尿药将会使肾小管内药物到达有效浓度,因为吸收体内盐的负荷处于最高。

第二节 脱水药

脱水药又称渗透性利尿药,本类药物静脉注射后可提高血浆渗透压,产生组织脱水作用。其特点为:①在体内不易被代谢;②不易通过毛细血管进入组织液中;③易经肾小球滤过;④不易被肾小管重吸收。常用药物有甘露醇、山梨醇、高渗葡萄糖等。

一、甘露醇

甘露醇为白色结晶粉末,临床常用 20％的高渗水溶液静脉给药。

【药理作用】

1.脱水作用

静脉注射后能迅速提高血浆渗透压,组织液向血浆转移,产生组织脱水作用。

2.利尿作用

静脉注射后由于血浆渗透压升高,血容量增加,使肾小球滤过率增加,而该药从肾小球滤过后,几乎不被肾小管重吸收,由于渗透压的作用,水的重吸收减少,产生利尿作用。

【临床应用】

1.脑水肿

甘露醇是治疗脑水肿、降低颅内压的首选药,对脑肿瘤、脑外伤、脑组织炎症及缺氧引起的脑水肿均有效。

2.青光眼

甘露醇还能降低青光眼患者的眼内压,用于青光眼急性发作或术前使用以降低眼内压。

3.预防急性肾衰竭

甘露醇的渗透性利尿作用可增加尿量,稀释肾小管内有害物质,从而保护肾小管,使其免于坏死。在急性肾衰少尿时及时应用甘露醇还可通过脱水作用减轻肾间质水肿。

【不良反应及注意事项】

1.本药不良反应较少,注射过快可引起一过性头痛、眩晕和视力模糊等。因可增加循环血量而增加心脏负荷,故慢性心功能不全者禁用。颅内活动性出血者禁用。

2.本药宜静脉给药,不可肌注或皮下注射,一旦漏出皮下,应立即予 50％硫酸镁湿敷,0.5％普鲁卡因局部封闭。

二、山梨醇

山梨醇是甘露醇的同分异构体，药理作用与临床应用同甘露醇。疗效比甘露醇弱。本药一般制成 25％的高渗溶液使用。

三、葡萄糖

50％的高渗葡萄糖有脱水及渗透性利尿作用，作用弱而短暂。单独用于脑水肿停药后可出现颅内压回升，有"反跳"现象，临床常与甘露醇合用于治疗脑水肿和急性肺水肿。

第七章 内科常见疾病的护理

第一节 呼吸衰竭

一、概述

呼吸衰竭是由各种原因导致严重呼吸功能障碍,引起动脉血氧分压(PaO_2)降低,伴或不伴有动脉血二氧化碳分压($PaCO_2$)增高而出现一系列病理生理紊乱的临床综合征。它是一种功能障碍状态,而不是一种疾病,可因肺部疾病引起,也可能是各种疾病的并发症。其临床表现缺乏特异性,诊断有赖于动脉血气分析:在海平面、静息状态、呼吸空气条件下,动脉血氧分压(PaO_2)<6mmHg,伴或不伴 CO_2 分压($PaCO_2$)>50mmHg,并排除心内解剖分流和原发于心排出量降低等致低氧因素,可诊断为呼吸衰竭。临床上按血气分析分为低氧型呼吸衰竭(Ⅰ型呼吸衰竭)与高碳酸型呼吸衰竭(Ⅱ型呼吸衰竭),按发病急缓分为急性呼吸衰竭和慢性呼吸衰竭。

二、临床表现

(一)症状

呼吸衰竭是肺功能不全的晚期表现,常先表现有以缺氧为主的症状,然后才出现二氧化碳潴留,但二者症状有时互相交叉,最后并发出现。慢性缺氧的主要症状为发绀、心悸和胸闷。严重缺氧可出现疲乏无力、头痛、烦躁不安、谵妄、抽搐等。当动脉血氧分压低于 25mmHg 时,可发生深昏迷。二氧化碳潴留早期可无症状,当二氧化碳分压超过 60mmHg 或急剧上升时,症状就较明显。最初出现头痛、头胀、多汗、失眠等,继之出现神经系统症状,往往夜间失眠,白日嗜睡不醒,并有幻觉、神志恍惚等肺性脑病前驱症状。右心衰竭的症状,早期可能不明显,表现为咳嗽、气短、心悸、下肢轻度水肿等。当右心衰竭加重时,出现明显呼吸困难、尿少、上腹胀痛、食欲缺乏、恶心甚至呕吐,发绀逐渐加重。

(二)体征

1.呼吸困难

表现频率与节律方面的改变,呼吸频率>20 次/分或<12 次/分。潮式、间歇或抽泣样呼吸由中枢性呼吸衰竭引起;呼吸费力伴呼气延长,辅助呼吸肌运动多见于周围型呼吸衰竭如慢

性阻塞性肺病;并发二氧化碳麻醉则出现浅慢或潮式呼吸。

2.发绀

发绀是缺氧的典型症状,常以口唇、指甲明显。

3.精神神经症状

急性呼吸衰竭的精神症状较慢性明显,急性严重缺氧可立即出现精神错乱、狂躁、昏迷;慢性缺氧多为智力或定向功能障碍,肺性脑病是二氧化碳潴留的典型表现。

4.心血管系统症状

心率增快＞100次/分,心排血量增加,血压升高,心律失常;二氧化碳潴留可使血管扩张及皮肤湿暖、红润、多汗、血压升高、脉搏洪大。慢性呼吸衰竭常可并发右心衰竭而出现颈静脉怒张、肝脾大、下肢水肿等。

5.消化系统症状

缺氧可使肝细胞变性坏死,严重缺氧和二氧化碳潴留可出现呕血或便血。

6.肾功能受损时症状

如有肾功能损害,则可有少尿、无尿和水肿等。

三、实验室检查

(一)常规检查

(1)血液气体分析:是诊断呼吸衰竭酸碱平衡失调及做出分型以决定治疗方式的必要依据。在单纯高碳酸型呼吸衰竭(通气功能不足)时,其 PaO_2 下降幅度一般约相当于 $PaCO_2$ 的上升幅度,如 PaO_2 下降数值明显超过 $PaCO_2$ 的上升数值时,则应考虑为并发低氧型呼吸衰竭。单纯 $PaO_2 < 8.0kPa(60mmHg)$,为Ⅰ型呼吸衰竭;同时伴有 $PaCO_2 > 6.65kPa(50mmHg)$ 为Ⅱ型呼吸衰竭。pH 值低于 7.35 提示失代偿性酸中毒,pH 值高于 7.5 提示失代偿性碱中毒,根据原发病及 $PaCO_2$ 和 HCO_3^- 的改变可判断是呼吸性或代谢性酸碱失衡。PaO_2、$PaCO_2$、$P(Aa)O_2$ 等指标是呼吸衰竭时决定行呼吸机治疗、其参数调整及撤机的必需指标与依据。

(2)血红蛋白过低(<50g/L)时,缺氧严重也无发绀出现,而血红蛋白及红细胞增高则呼吸衰竭常为慢性或伴有急性加重情况。

(3)肾功能改变可发生于呼吸衰竭患者,主要是功能性肾衰竭,因肾血管反射性收缩,肾小球滤过率(GFR)减少所致,进一步影响代谢产物的清除,血浆尿素和血肌酐水平升高。

(4)肝细胞对缺氧尤其敏感,低氧血症和高碳酸血症均可引起肝功能损伤,主要表现为丙氨酸氨基转移酶升高。

(5)低氧和高碳酸血症可以刺激垂体后叶释放抗利尿激素(ADH),再加上进食少、出汗多,治疗中使用利尿药,呼吸性酸中毒等原因,导致水潴留和稀释性低钠血症、低钾血症、低磷血症、低氯血症、低钙血症和低镁血症等。

（二）特殊检查

（1）X线胸片：可了解心肺、胸壁和胸廓等情况，并要发现气胸、胸腔积液、肺不张等异常表现。

（2）心电图：有助于了解有无心律失常，多见有窦性心动过速和房性心律失常。

（3）头颅CT：若呼吸无规律，呼吸困难继发于中枢神经系统病变，可行此项检查，可发现中枢神经系统病变。

（4）肺功能检查：尽管在某些重症患者，肺功能检测受到限制，但肺功能检查有助于判断原发疾病的种类和严重程度。通常的肺功能检测是肺量测定，包括肺活量、用力肺活量判断气管阻塞的严重程度。呼吸肌功能测试能够提示呼吸肌无力的原因和严重程度。

四、治疗

（一）一般治疗

急性呼吸衰竭时，应尽力寻找发病原因，予积极的现场抢救，由于急性呼吸衰竭突然发作，在发病现场要及时采取抢救措施，包括保持呼吸道畅通、人工呼吸、胸外心脏按压、缓解缺氧，保持大脑、呼吸、循环等主要器官的功能。慢性呼吸衰竭的处理原则是保持呼吸道通畅，改善通气和氧合功能，纠正缺氧、二氧化碳潴留和代谢功能紊乱，防治多脏器功能损害，控制基础疾病和消除诱发因素，具体方法应结合病情而定。

（二）药物治疗

1.保持呼吸道通畅

有助于增加通气量和缓解呼吸困难增加换气效率。首先要注意清除口咽部分泌物并防止呕吐物误吸。应对所有患者使用黏液溶解剂、解痉剂，保证呼吸道湿化等辅助治疗。气管存在痉挛者，可雾化吸入 β_2 受体激动剂沙丁胺醇每次 $100\sim200\mu g$；或用溴化异丙托品气雾剂 $3\sim4$ 喷（每喷 $20\mu g$），每日 $3\sim4$ 次，有利于扩张支气管。适当应用糖皮质激素可作为治疗呼吸衰竭的辅助治疗手段，如用二丙酸倍氯米松 $100\sim200\mu g$，每日 $3\sim4$ 次吸入，必要时应根据病情而建立不同的人工气道。

2.氧疗

氧疗的目的是通过增加吸入氧气浓度，提高肺泡内氧分压（PaO_2），使动脉血氧分压和血氧饱和度（SaO_2）升高，以减轻呼吸做功、降低缺氧性肺动脉高压和减轻右心负荷。临床有缺氧表现及动脉血气分析示 $PaO_2<60mmHg$ 者应立即予以吸氧；呼吸心脏骤停、急性肺水肿、急性呼吸窘迫综合征时，可给予高浓度氧疗；低浓度持续给氧主要用于缺氧伴二氧化碳潴留的慢性呼吸衰竭患者，一般鼻导管 $1\sim2L/min$。

3.改善通气，降低二氧化碳潴留

二氧化碳潴留是肺泡通气不足引起的，肺泡通气量的增加可有效地排出二氧化碳。机械通气（有创或无创）治疗呼吸衰竭疗效已肯定，而呼吸兴奋药的应用在临床上一直颇有争议；尼可刹米是最常用的呼吸兴奋药,它直接兴奋呼吸中枢,增加通气量,亦有一定的促醒作用。有嗜睡表现的本病患者可先静脉缓慢推注尼可刹米 0.375g,随即以尼可刹米 1.875～3.75g 加入 5%葡萄糖注射液 500mL,按每分钟 25～30 滴静脉滴注。

4.纠正酸碱平衡失调和电解质紊乱

常见有下列几种类型的酸碱平衡失调。

(1)呼吸性酸中毒:动脉血气分析示 $PaCO_2$ 升高,实际碳酸氢盐(AB)>标准碳酸氢盐(SB),通过血液缓冲系统的作用和肾脏的调节(分泌 H^+,吸收 Na^+ 与 HCO_3^- 相结合成 $NaHCO_3$),使 pH 接近正常,失代偿时 pH 降低,常见 PaO_2 降低。由肺泡通气不足引起,呼吸性酸中毒的治疗主要是改善肺泡通气量,一般 pH 低于 7.2 时补 5%碳酸氢钠 100～125mL。

(2)呼吸性酸中毒并发代谢性酸中毒:动脉血气分析示 $PaCO_2$ 大多数显著升高,HCO_3^- 和碱剩余(BE)增加有限或在正常范围,大多低于正常,pH 显著下降,PaO_2 和 SaO_2 多明显下降。由于低氧血症、血容量不足、心排血量减少和周围循环障碍,引起体内固定酸产生增加,肾功能损害又使酸性代谢产物的排泄减少。因此机体可有呼吸性酸中毒并发代谢性酸中毒。pH 明显降低,小于 7.2 可考虑用碱性药物。补碱量(mmol)=[正常的 CO_2CP(mmol/L)-测得的 CO_2CP(mmol)]×0.25×体重(kg),所需的 1.5%碳酸氢钠液(mL)=补碱量 178×1000(如需 5%碳酸氢钠,可按此折算);或补充 5%碳酸氢钠(mL)=[正常 HCO_3^-(mmol/L)-测得 HCO_3^-(mmol/L)]×0.5×体重(kg),或先 1 次给予 5%碳酸氢钠 100～150mL 静脉滴注,使 pH 升至 7.25 左右即可,不宜急于将 pH 值调节至正常范围,否则有可能加重二氧化碳潴留。

(3)呼吸性酸中毒并发代谢性碱中毒动脉血气分析示 PaO_2 降低,HCO_3^- 和 BE 升高,且升高程度大于 $PaCO_2$ 的升高,$PaCO_2$ 亦升高明显,pH>7.45 较为多见。常发生于慢性呼吸性酸中毒治疗过程中,可由机械通气不当使二氧化碳排出太快、补充碱性药物过量等引起。治疗时应防止以上医源性因素,不轻易补碱。呼吸器应避免潮气量过大和二氧化碳排出过快。可适当应用利尿药及糖皮质激素;呼吸性酸中毒恢复过程中,注意补充氯化钾。一旦发生呼吸性酸中毒伴有代谢性碱中毒,应及时处理,可考虑使用碳酸酐酶抑制剂如乙酰唑胺,促进肾排出 HCO_3^-,纠正代谢性碱中毒,亦可补充精氨酸盐。

5.抗感染治疗

呼吸道感染是呼吸衰竭最常见的诱因,治疗前应做细菌分离及培养,以明确真正的病原体,选择有效的治疗药物控制呼吸道感染。另外,革兰阴性杆菌在慢性阻塞性肺病患者急性加重中也占有一定的比例,治疗中应注意。经验治疗中,目前主张联合用药,常需要使用广谱高效的抗菌药物,如青霉素类、氨基糖苷类、头孢菌素类抗生素等,如用青霉素 240 万单位加入 5%葡萄糖氯化钠溶液 250mL 中静脉滴注,每日 2 次(青霉素皮肤试验阴性后),同时以环丙沙星每次 0.2g,每日 2 次,静脉滴注。

6.并发症的防治

慢性呼吸衰竭常并发有心力衰竭,此可加重病情,治疗时可使用利尿药;并发消化道出血时给予胃黏膜保护剂或胃酸抑制剂;治疗本病的同时应积极防治休克和多器官功能衰竭。

(三)其他治疗

对意识障碍、呼吸不规则、严重低氧血症($PaO_2 < 45mmHg$)和二氧化碳潴留($PaCO_2 > 70mmHg$)、气管分泌物多且有排痰障碍、全身情况差、疲乏明显及有误吸者,应考虑人工通气;若患者昏迷、意识不清,则经口或经鼻插管以建立人工气道;若患者病情严重无法耐受插管,但又需长时间建立人工气道,则采用气管切开。

五、护理措施

(一)病情观察

呼吸衰竭往往会累及心肾等重要脏器,因此应及时将重症患者转入 ICU,加强对重要脏器功能的监测与支持。

(1)神志:神志与精神的改变,对发现肺性脑病先兆极为重要。如精神恍惚、白天嗜睡、夜间失眠、多语或躁动为肺性脑病表现。若患者出现昏迷要检查瞳孔大小及对光反射、肌张力、腱反射及病理征,以判断昏迷程度。

(2)生命体征:定时测量并记录体温、脉搏、呼吸、血压。注意呼吸幅度、频率、节律的变化,辅助呼吸肌参与呼吸运动的情况。若呼吸变浅、减慢、节律不齐或呼吸暂停,为呼吸中枢受抑制的表现。病程早期患者心率加速、血压上升,后期心脏功能失代偿可致心率减慢、血压下降。

(3)痰:注意痰量、性状及排痰是否通畅。痰量及颜色的改变可直接反映感染的程度及治疗效果。如痰量增多,黄色脓性,表示感染加重;原有大量痰液突然减少,常见于快速利尿,分泌物干结,病情加重,痰栓堵塞小支气管等情况。

(4)尿量、呕吐物和粪便颜色:尿量多少,反映患者体液平衡和心、肾功能的情况。在呼吸衰竭尤其是合并心力衰竭、肾衰竭、休克患者,应每日记录出入量。呼吸衰竭患者常合并消化道出血,应注意观察呕吐物和粪便颜色,并作隐血试验,以便及早发现。

(5)皮肤黏膜:缺氧可致口唇、甲床等部位出现发绀。如发现在输液过程容易发生针头堵塞、注射部位出血或有瘀斑、皮肤黏膜自发出血等,提示呼衰合并弥散性血管内凝血的可能,应及时与医师联系,尽早采取治疗措施。

(6)动脉血气监测:遵医嘱定时采集动脉血,标本及时送检进行血气分析检查,以了解缺氧或二氧化碳潴留的程度,有无酸碱失衡。

(二)保持呼吸道通畅,改善通气

通畅的呼吸道是进行各种呼吸支持治疗的前提条件。

(1)清除气道内分泌物及异物:及时清除痰液,清醒患者鼓励用力咳痰,痰液黏稠难以咳出者,可进行雾化,稀释痰液。对于咳嗽无力或昏迷患者,给予定时协助翻身、拍背,促进排痰,必要时可机械吸痰,以保持呼吸道通畅。

(2)遵医嘱应用支气管扩张剂、祛痰药、呼吸兴奋剂等。呼吸兴奋剂主要适用于以中枢抑制为主、通气量不足引起的呼吸衰竭,对以肺炎、肺水肿、弥漫性肺纤维化等病变引起的以肺换气功能障碍为主所导致的呼吸衰竭患者,一般不使用。尼可刹米是常用的呼吸中枢兴奋剂,可使呼吸加深加快,能增加通气量,还有一定的复苏作用。常规用量为 $0.375 \sim 0.75$ 静脉缓慢推注,继以 $3.0 \sim 3.75g$ 加入 $250mL$ 或 $500mL$ 的液体中以每分钟 $25 \sim 30$ 滴静脉滴注。可根据动脉血气改变而调节尼可刹米用量。多沙普伦除直接兴奋呼吸中枢外,还可通过颈动脉化学感受器反射性兴奋呼吸中枢,作用强,安全范围大。应用呼吸兴奋剂时应注意:①必须保持呼吸道通畅,控制滴速,适当提高吸氧浓度。不可突然停药。②密切观察用药后反应,及时调整药量和给药速度。应用呼吸兴奋剂后,若出现颜面潮红、面部肌肉颤动、烦躁不安等现象,表示过量,应减慢滴速或停用。

(3)加强心理护理,教会患者自我放松等各种缓解焦虑的方法,以缓解呼吸困难,改善通气。

(4)对烦躁不安、失眠Ⅱ型呼吸衰竭患者,禁用对呼吸有抑制的药物,如吗啡等,慎用镇静剂,如地西泮等,以防引起呼吸抑制。

(5)若患者昏迷,应使其处于仰卧位,头后仰,托起下颌并将口打开。患者昏迷逐渐加深,呼吸不规则或出现暂停,呼吸道分泌物增多,咳嗽和吞咽反射明显减弱或消失时,应立即建立人工气道,即气管插管或气管切开,使用机械通气。

(6)气道湿化:干燥的气体长期吸入将损伤呼吸道上皮细胞和支气管表面的黏液层,使痰液不易排出,细菌容易侵入而致呼吸道或肺部感染,因此,无论是经过患者自身气道或人工气道进行氧疗,均必须充分湿化呼吸道黏膜。保证患者足够液体摄入是保持呼吸道湿化最有效的措施。目前已有多种提供气道湿化用的湿化器或雾化器装置,可以直接使用或与呼吸机连接应用。湿化是否充分最好的标志是观察痰液是否容易咳出或吸出。应用湿化装置后应当记录每日湿化器消耗的液体量,以免湿化过量。

(7)氧疗:通过鼻导管或面罩吸氧,以提高 PaO_2 和血氧饱和度,改善组织缺氧。急性呼吸衰竭患者,应立即实施氧疗。慢性呼吸衰竭机体有一定的代偿和适应能力,一般将 $PaO_2 < 60mmHg$($6.6kPa$)定为氧疗的指征,$PaO_2 < 55mmHg$ 必须氧疗。对于确定吸氧浓度的原则是保证 PaO_2 提高到 $60mmHg$ 或脉搏容积血氧饱和度(SpO_2)达 90% 以上的前提下,尽量减低吸氧浓度,以免发生氧中毒。

Ⅰ型呼吸衰竭:其主要问题为氧合功能障碍而通气功能基本正常,较高浓度($35\% \sim 50\%$)或高浓度氧($>50\%$)给氧可以迅速缓解低氧血症而不致引起 CO_2 潴留,当 $PaO_2 > 70mmHg$ 时应逐渐降低氧浓度。由于肺水肿和肺不张所致的肺内静脉血分流增加性缺氧,由于肺泡内充满液体和肺泡萎陷不张,若分流 $>30\%$,即使吸纯氧也难以纠正缺氧,往往需要机械通气治疗。

Ⅱ型呼吸衰竭:如 COPD 引起的慢性呼吸衰竭,应采取低浓度($<30\% \sim 35\%$)持续给氧,这样既能纠正缺氧又能防止 CO_2 潴留的加重。

（三）吸氧装置

（1）鼻导管或鼻塞：主要优点为简单、方便，不影响患者咳痰、进食。缺点为氧浓度不恒定，易受患者呼吸的影响；高流量时对局部黏膜有刺激，氧流量不能大于 7L/min。吸入氧浓度与氧流量的关系：吸入氧浓度（%）=21+4×氧流量（L/min）。

（2）面罩：主要包括简单面罩、带储气囊无重复呼吸面罩和文丘里面罩，主要优点为吸氧浓度相对稳定，可按需调节，该方法对于鼻黏膜刺激小，缺点为在一定程度上影响患者咳痰、进食。

（四）纠正酸碱平衡失调和电解质紊乱

在呼吸衰竭治疗过程中，以下几种类型的酸碱平衡失调为多见。

（1）呼吸性酸中毒：主要的治疗措施是改善通气，维持有效的通气量，促进 CO_2 排出。失代偿严重者可以给予碱性药，如三羟基氨基甲烷（THAM），碳酸氢钠可暂时纠正 pH，但会使通气量减少，加重 CO_2 潴留，应慎用。

（2）代谢性酸中毒：多为低氧血症所致乳酸增多，血容量不足，周围循环衰竭，肾功能障碍影响酸性代谢产物的排出而引起酸中毒，其治疗是通过改善缺氧，并及时治疗引起代谢性酸中毒的因素，若 pH<7.20，可给予碱性药。

（3）呼吸性酸中毒合并代谢性碱中毒：主要原因为快速利尿或使用激素而致低血钾、低血氯，补充碱性药过量，机械通气治疗中 $PaCO_2$ 下降过快。因此应注意在使用机械通气时避免 CO_2 排出过快，严格掌握补碱的量，在应用利尿剂时注意补充氯化钾等。若 pH>7.45 而且 $PaCO_2 \leq 60mmHg$ 时，也可考虑使用碳酸酐酶抑制剂如乙酰唑胺或精氨酸盐等药物。

（4）呼吸性碱中毒：常因过度通气，$PaCO_2$ 下降过快所致，因此应适当控制通气量。

（5）电解质紊乱：以低钾、低氯、低钠最为常见，应及时纠正。

（五）预防及控制感染

呼吸道感染是呼吸衰竭最常见的诱因，尤其在安置人工呼吸机和免疫功能低下时，感染更易反复发生，且不易控制。

（1）做好基础护理，预防感染，尤其是呼吸道感染的发生。

（2）在加强痰液引流的同时，应选择有效抗生素迅速控制呼吸道感染。药物选择应综合临床表现、痰培养及药敏试验结果全面分析。

（六）营养支持

营养支持对提高呼吸衰竭的抢救成功率及患者生活质量均有重要意义。呼吸衰竭患者由于呼吸增快、发热等因素，导致能量消耗增加，机体代谢处于负平衡。抢救时常规鼻饲高蛋白、高脂肪、低糖类，以及含多种维生素、微量元素的流质饮食，必要时给予静脉营养治疗。一般热量达 14.6kJ（kg·d），病情稳定后，鼓励患者经口进食。

（七）防治并发症

慢性呼吸衰竭常见的合并症是慢性肺源性心脏病、右心衰竭，急性加重时可合并上消化道出血、休克和多器官功能衰竭等，应积极防治。严重呼吸衰竭可因脑水肿、脑疝危及生命，应给予脱水治疗。一般主张以轻、中度脱水为宜，以防止脱水后血液浓缩，痰液不能排出。

（八）病因治疗

协助医生积极进行相关检查，寻找引起呼吸衰竭的不同原发病，积极治疗，如处理药物中毒，脑血管疾病、肌肉疾病等。

第二节　心力衰竭

一、概述

心力衰竭是由于各种心脏疾病导致心功能不全的临床综合征。心力衰竭通常伴有肺循环和（或）体循环的充血，故又称之为充血性心力衰竭。

心功能不全分为无症状和有症状两个阶段，无症状阶段是有心室功能障碍的客观指标如射血分数降低，但无充血性心力衰竭的临床症状，如果不积极治疗，将会发展成有症状心功能不全。

（一）临床类型

1.发展速度分类

按其发展速度可分为急性和慢性两种，以慢性居多。急性心力衰竭常因急性的严重心肌损害或突然心脏负荷加重，使心排血量在短时间内急剧下降，甚至丧失排血功能。临床以急性左心衰竭为常见，表现为急性肺水肿、心源性休克。

慢性心力衰竭病程中常有代偿性心脏扩大、心肌肥厚和其他代偿机制参与的缓慢的发展过程。

2.发生部位分类

按其发生的部位可分为左心、右心和全心衰竭。左心衰竭临床上较常见，是指左心室代偿功能不全而发生的，以肺循环淤血为特征的心力衰竭。

右心衰竭是以体循环淤血为主要特征的心力衰竭，临床上多见于肺源性心脏病、先天性心脏病、高血压、冠心病等。

全心衰竭常是左心衰竭使肺动脉压力增高，加重右心负荷，长此以往，右心功能下降、衰竭，即表现出全心功能衰竭症状。

3.功能障碍分类

按有无舒缩功能障碍又可分为收缩性和舒张性心力衰竭。收缩性心力衰竭是指心肌收缩力下降，心排出量不能满足机体代谢的需要，器官、组织血液灌注不足，同时出现肺循环和（或）体循环淤血表现。

舒张性心力衰竭见于心肌收缩力没有明显降低，可使心排血量正常维持，心室舒张功能障碍以致左心室充盈压增高,使肺静脉回流受阻,而导致肺循环淤血。

(二)心力衰竭分期

心力衰竭的分期可以从临床上分清心力衰竭的不同时期,从预防着手,在疾病源头上给予干预,减少和延缓心力衰竭的发生,减少心力衰竭的发展和死亡。

心力衰竭分期分为四期。

A 期:心力衰竭高危期,无器质性心脏、心肌病变或心力衰竭症状,如患者有高血压、代谢综合征、心绞痛,服用心肌毒性药物等,均可发展为心力衰竭的高危因素。

B 期:有器质性心脏病如心脏扩大、心肌肥厚、射血分数降低,但无心力衰竭症状。

C 期:有器质性心脏,病程中有过心力衰竭的症状。

D 期:需要特殊干预治疗的难治性心力衰竭。

心力衰竭的分期在病程中是不能逆转的,只能停留在某一期或向前发展,只有在 A 期对高危因素进行有效治疗,才能减少发生心力衰竭,在 B 期进行有效干预,可以延缓发展到有临床症状心力衰竭。

(三)心脏功能分级

(1)根据患者主观症状和活动能力,心功能分为四级。

Ⅰ级:患者表现为体力活动不受限制,一般活动不出现疲乏、心悸、心绞痛或呼吸困难等症状。

Ⅱ级:患者表现为体力活动轻度受限制,休息时无自觉症状,但日常活动可引起气急、心悸、心绞痛或呼吸困难等症状。

Ⅲ级:患者表现为体力活动明显受限制,稍事活动可气急、心悸等症状,有脏器轻度淤血体征。

Ⅳ级:患者表现为体力活动重度受限制,休息状态有气急、心悸等症状,体力活动后加重,有脏器重度淤血体征。

此分级方法多年来在临床应用,优点是简便易行,缺点是仅凭患者主观感觉,常有患者症状与客观检查有差距,患者个体之间差异比较大。

(2)根据客观评价指标,心功能分为 A、B、C、D 级。

A 级:无心血管疾病的客观依据。

B 级:有轻度心血管疾病的客观依据。

C 级:有中度心血管疾病的客观依据。

D 级:有重度心血管疾病的客观依据。

此分级方法对于轻、中、重度的标准没有具体的规定,需要临床医师主观判断。但结合第一个根据患者主观症状和活动能力进行分级的方案,是能弥补第一分级方案的主观症状与客观指标分离情况的。如患者心脏超声检查提示轻度主动脉瓣狭窄,但没有体力活动受限制的情况,联合分级定为Ⅰ级 B。又如患者体力活动时有心悸、气急症状,但休息症状缓解,心脏超声检查提示左心室射血分数(LVEF)为＜35％,联合分级定为Ⅱ级C。

(3)6min步行试验。

要求患者6分钟之内在平直走廊尽可能地快走,测定其所步行的距离,若6分钟步行距离＜150m,表明为重度心功能不全,150～425m为中度,426～550m为轻度心功能不全。

此试验简单易行、安全、方便,用于评定慢性心力衰竭患者的运动耐力,评价心脏储备能力,也常用于评价心力衰竭治疗的效果。

二、慢性心力衰竭

慢性心力衰竭是多数心血管疾病的终末阶段,也是主要的死亡原因。心力衰竭是一种复杂的临床综合征,特定的症状是呼吸困难和乏力,特定的体征是水肿,这些情况可造成器官功能障碍,影响生活质量。主要表现为心脏收缩功能障碍的主要指标是LVEF下降,一般＜40％;而心脏舒张功能障碍的患者LVEF相对正常,通常心脏无明显扩大,但有心室充盈指标受损。

我国引起慢性心力衰竭的基础心脏病的构成比与过去有所不同,过去我国以风湿性心脏病为主,近十年来其所占比例趋于下降,而冠心病、高血压的所占比例明显上升。

(一)病因及发病机制

1.病因

各种原因引起的心肌、心瓣膜、心包或冠脉、大血管的结构损害,导致心脏容量负荷或压力负荷过重均可造成慢性心力衰竭。

冠心病、高血压、瓣膜病和扩张性心肌病是主要的病因;心肌炎、肾炎、先天性心脏病是较常见的病因;而心包疾病、贫血、甲状腺功能亢进与减退、脚气病、心房黏液瘤、动静脉瘘、心脏肿瘤和结缔组织病、高原病及少见的内分泌病等,是比较少见易被忽视的病因。

2.诱因

(1)感染:是最主要的诱因,最常见的呼吸道感染,其次是风湿热,在幼儿中风湿热则占首位。女性患者泌尿系统感染的诱发亦常见,感染性心内膜炎、全身感染均是诱发因素。

(2)心律失常:特别是快速心律失常如房颤等。

(3)生理、心理压力过大:如劳累过度、情绪激动、精神紧张。

(4)血容量增加:液体摄入过多过快、高钠饮食。

(5)妊娠与分娩。

(6)其他:大量失血、贫血;各种原因引起的水、电解质及酸碱平衡紊乱;某些药物应用不当等。

3.发病机制

慢性心力衰竭的发病机制是很复杂过程,心脏功能大致经过代偿期和失代偿期。

(1)心力衰竭代偿期:心脏受损初始引起机体短期的适应性和代偿性反应,启动了Frank-

Starling 机制,增加心脏的前负荷,使回心血量增加,心室舒张末容积增加,心室扩大,心肌收缩力增强,而维持心排血量的基本正常或相对正常。

机体的适应性和代偿性的反应,激活交感神经体液系统,交感神经兴奋性增强,增强心肌收缩力并提高心率,以增加心脏排血量,但同时机体周围血管收缩,增加了心脏后负荷,心肌增厚,心率加快,心肌耗氧量加大。

心脏功能下降,心排血量降低、肾素-血管紧张素-醛固酮系统也被激活,代偿性增加血管阻力和潴留水、钠,以维持灌注压;交感神经兴奋性增加,同时激活神经内分泌细胞因子如心钠素、血管升压素、缓激肽等,参与调节血管舒缩,排钠利尿,对抗由于交感神经兴奋和肾素-血管紧张素-醛固酮系统激活造成的水钠潴留效应。在多因素作用下共同维持机体血压稳定,保证了重要脏器的灌注。

(2)心力衰竭失代偿期:长期、持续的交感神经和肾素-血管紧张素-醛固酮系统高兴奋性,多种内源性的神经激素和细胞因子的激活与失衡,又造成继发心肌损害,持续性心脏扩大、心肌肥厚,使心肌耗氧量增加,加重心肌的损伤。神经内分泌系统活性增加不断,加重血流动力学紊乱,损伤心肌细胞,导致心排血量不足,出现心力衰竭症状。

(3)心室重构:所谓的心室重构,就是在心脏扩大、心肌肥厚的过程中,心肌细胞、胞外基质、胶原纤维网等均有相应变化,左心室结构、形态、容积和功能发生一系列变化。研究表明,心力衰竭的发生发展的基本机制就是心室重构。由于基础病的不同,进展情况不同和各种代偿机制的复杂作用,有些患者心脏扩大、肥厚已很明显,但临床可无心力衰竭表现。但如基础病病因不能除,随着时间的推移,心室重构的病理变化,可自身不断发展,心力衰竭必然会出现。

从代偿到不代偿,除了因为代偿能力限度、代偿机制中的负面作用外,心肌细胞的能量供应和利用障碍,导致心肌细胞坏死、纤维化也是重要因素。

心肌细胞的减少使心肌收缩力下降,又因纤维化的增加使心室的顺应性下降,心室重构更趋明显,最终导致不可逆的心肌损害,心力衰竭终末阶段。

(二)临床表现

慢性心力衰竭早期可以无症状或仅出现心动过速、面色苍白、出汗、疲乏和活动耐力减低症状等。

1.左心衰竭

(1)症状

①呼吸困难:劳力性呼吸困难是最早出现的呼吸困难症状,因为体力活动会使回心血量增加,左心房压力升高,肺淤血加重。开始仅剧烈活动或体力劳动后出现症状,休息后缓解,随肺淤血加重,逐渐发展到更轻活动后,甚至休息时,也出现呼吸困难。

夜间阵发性呼吸困难是左心衰竭早期最典型的表现,又称为"心源性哮喘"。是由于平卧血液重新分布使肺血量增加,夜间迷走神经张力增加,小支气管收缩,横膈位高,肺活量减少所致。典型表现是患者熟睡1～2小时后,突然憋气而惊醒,被迫坐起,同时伴有咳嗽、咳泡沫痰和(或)哮鸣性呼吸音。多数患者端坐休息后可自行缓解,次日白天无异常感觉。严重者可持续发作,甚至发生急性肺水肿。

端坐呼吸多在病程晚期出现,是肺淤血达到一定程度,平卧回心血量增多、膈肌上抬,呼吸更困难,必须采用高枕卧位、半卧位,甚至坐位,才可减轻呼吸困难。最严重的患者即使端坐床边,下肢下垂,上身前倾,仍不能缓解呼吸困难。

②咳嗽、咳痰、咯血:咳嗽、咳痰早期即可出现,是肺泡和支气管黏膜淤血所致,多发生在夜间,直立或坐位症状减轻。咳白色浆液性泡沫样痰为其特点,偶见痰中带有血丝。如发生急性肺水肿,则咳大量粉红色泡沫痰。

③其他症状:倦怠、乏力、心悸、头晕、失眠、嗜睡、烦躁等症状,重者可有少尿,是与心排血量低下,组织、器官灌注不足有关。

(2)体征

①慢性左心衰竭可有心脏扩大,心尖搏动向左下移位。心率加快、第一心音减弱、心尖区舒张期奔马律,最有诊断价值。部分患者可出现交替脉,是左心衰竭的特征性体征。

②肺部可闻湿啰音,急性肺水肿时可出现哮鸣音。

2.右心衰竭

(1)症状:主要表现为体循环静脉淤血。消化道症状如食欲缺乏、恶心呕吐、水肿、腹胀、肝区胀痛等为右心衰竭的最常见症状。

劳力性呼吸困难也是右心衰竭常见症状。

(2)体征

①水肿:早期在身体的下垂部位和组织疏松部位,出现凹陷性水肿,为对称性。重者可出现全身水肿,并伴有胸腔积液、腹水和阴囊水肿。胸腔积液是因体静脉压力增高所致,胸腔静脉有一部分回流到肺静脉,所以胸腔积液更多见于全心衰竭时,以双侧为多见。

②颈静脉征:颈静脉怒张是右心衰竭的主要体征,其程度与静脉压升高的程度正相关;压迫患者的腹部或肝脏,回心血量增加而使颈静脉怒张更明显,称为肝颈静脉回流征阳性,肝颈静脉回流征阳性则更是具有特征性。

③肝大和压痛:可出现肝大和压痛;持续慢性右心衰竭可发展为心源性肝硬化,晚期肝脏压痛不明显,但伴有黄疸、肝功能损害和腹水。

④发绀:发绀是由于供血不足,组织摄取血氧相对增加,静脉血氧降低所致。表现为面部毛细血管扩张、发绀、色素沉着。

3.全心衰竭

右心衰竭继发于左心衰竭而形成全心衰竭,但当右心衰竭后,肺淤血的临床表现减轻。扩张型心肌病等表现左、右心同时衰竭者,肺淤血症状都不严重,左心衰竭的表现主要是心排血量减少的相关症状和体征。

（三）实验室检查

1.X 线检查

（1）心影的大小、形态可为病因诊断提供重要依据,根据心脏扩大的程度和动态改变,间接反映心功能状态。

（2）肺门血管影增强是早期肺静脉压增高的主要表现;肺动脉压力增高可见右下肺动脉增宽;肺间质水肿可使肺野模糊;Kerley B 线是在肺野外侧清晰可见的水平线状影,是肺小叶间隔内积液的表现,是慢性肺淤血的特征性表现。

2.超声心动图

超声心动图比 X 线检查更能准确地提供各心腔大小变化及心瓣膜结构情况。左心室射血分数（LVEF 值）可反映心脏收缩功能,正常 LVEF 值＞50％,LVEF 值≤40％为收缩期心力衰竭诊断标准。

应用多普勒超声是临床上最实用的判断心室舒张功能的方法,E 峰是心动周期的心室舒张早期心室充盈速度的最大值,A 峰是心室舒张末期心室充盈的最大值,正常人 E/A 的比值不小于 1.2,中青年应更大。

3.有创性血流动力学检查

此检查常用于重症心力衰竭患者,可直接反映左心功能。

4.放射性核素检查

帮助判断心室腔大小,反映 LVEF 值和左心室最大充盈速率。

（四）治疗要点

1.病因治疗

（1）基本病因治疗:对有损心肌的疾病应早期进行有效治疗如高血压、冠心病、糖尿病、代谢综合征等;心血管畸形、心瓣膜病力争在发生心脏衰竭之前进行介入或外科手术治疗;对于一些病因不明的疾病亦应早期干预如原发性扩张型心肌病,以延缓心室重构。

（2）诱因治疗:积极消除诱因,最常见的诱因是感染,特别是呼吸道感染,积极应用有针对性的抗生素控制感染。心律失常特别是房颤都是引起心脏衰竭常见诱因,对于快速房颤要积极控制心室率,及时复律。纠正贫血、控制高血压等均可防止心力衰竭发生或（和）加重。

2.一般治疗

减轻心脏负担,限制体力活动,避免劳累和精神紧张。低钠饮食,少食多餐,限制饮水量。给予持续氧气吸入,流量 2～4L/min。

3.利尿药

利尿药是治疗心力衰竭的常用药物,通过排钠排水减轻水肿、减轻心脏负荷、缓解淤血症状。原则上应长期应用,但在水肿消失后应以最小剂量维持如氢氯噻嗪 25mg 隔日 1 次。常用利尿药有排钾利尿药如氢氯噻嗪等;襻利尿药如呋塞米、丁脲胺等;保钾利尿药如螺内酯、氨苯蝶啶等。排钾利尿药主要不良反应是可引起低血钾,应补充氯化钾或与保钾利尿药同用。

噻嗪类利尿药可抑制尿酸排泄,引起高尿酸血症,大剂量长期应用可影响胆固醇及糖的代谢,应严密监测。

4.肾素-血管紧张素-醛固酮系统抑制药

(1)血管紧张素转换酶(ACE)抑制药应用:ACE 抑制药扩张血管,改善淤血症状,更重要的是降低心力衰竭患者代偿性神经-体液的不利影响,限制心肌、血管重构,维护心肌功能,推迟心力衰竭的进展,降低远期死亡率。

①用法:常用 ACE 抑制药如卡托普利 12.5～25mg,2/h,培哚普利 2～4mg,1/h,贝那普利对有早期肾功能损害患者较适用,使用量是 5～10mg,1/h。临床应用一定要从小剂量开始,逐渐加量。

②ACE 抑制药的不良反应:有低血压、肾功能一过性恶化、高血钾、干咳等。

③ACE 抑制药的禁忌证:无尿性肾衰竭、肾动脉狭窄、血肌酐升高≥225μmol/L、高血压、低血压、妊娠、哺乳期妇女及对此药过敏者。

(2)血管紧张素受体阻滞药(ARBB)应用:ARBB 在阻断肾素血管紧张素系统作用与 ACE 抑制药作用相同,但缺少对缓激肽降解抑制作用。当患者应用 ACE 抑制药出现干咳不能耐受,可应用 ARBB 类药,常用 ARBB 如坎地沙坦、氯沙坦、缬沙坦等。

ARBB 类药的用药注意事项、不良反应除干咳以外,其他均与 ACE 抑制药相同。

(3)醛固酮拮抗药应用:研究证明螺内酯 20mg,1～2/h 小剂量应用,可以阻断醛固酮效应,延缓心肌、血管的重构,改善慢性心力衰竭的远期效果。

注意事项:中重度心力衰竭患者应用时,需注意血钾的检测;肾功能不全、血肌酐异常、高血钾及应用胰岛素的糖尿病患者不宜使用。

5.β 受体阻滞药应用

β 受体阻滞药可对抗交感神经激活,阻断交感神经激活后各种有害影响。临床应用其疗效常在用药后 2～3 个月才出现,但明显提高运动耐力,改善心力衰竭预后,降低死亡率。

β 受体阻滞药具有负性肌力作用,临床中应慎重应用,应用药物应从小剂量开始,如美托洛尔 12.5mg,1/h;比索洛尔 1.25mg,1/h;卡维地洛 6.25mg,1/h,逐渐加量,适量维持。

注意事项:用药应在心力衰竭稳定、无体液潴留情况下、小剂量开始应用。

患有支气管痉挛性疾病、心动过缓、二度以上包括二度的房室传导阻滞的患者禁用。

6.正性肌力药物应用

是治疗心力衰竭的主要药物,适于治疗以收缩功能异常为特征的心力衰竭,尤其对心腔扩大引起的低心排血量心力衰竭,伴快速心律失常的患者作用最佳。

(1)洋地黄类药物:是临床最常用的强心药物,具有正性肌力和减慢心率作用,在增加心肌收缩力的同时,不增加心肌耗氧量。

①适应证:充血性心力衰竭,尤其伴有心房颤动和心室率增快的心力衰竭是最好指征,对心房颤动、心房扑动和室上性心动过速均有效。

②禁忌证:严重房室传导阻滞、肥厚性梗阻型心肌病、急性心肌梗死 24 小时内不宜使用。

洋地黄中毒或过量者为绝对禁忌证。

③用法:地高辛为口服制剂,维持量法,0.25mg,1/h。此药口服后 2～3 小时血浓度达高峰,4～8 小时获最大效应,半衰期为 1.6 天,连续口服 7 天后血浆浓度可达稳态。适用于中度心力衰竭的维持治疗。

毛花苷 C 为静脉注射制剂,注射后 10 分钟起效,1～2 小时达高峰,每次 0.2～0.4mg,稀释后静脉注射,24 小时总量 0.8～1.2mg。适用于急性心衰或慢性心衰加重时,尤其适用于心衰伴快速心房颤动者。

④毒性反应:药物的治疗剂量和中毒剂量接近,易发生中毒。易导致洋地黄中毒的情况主要有:急性心肌梗死、急性心肌炎引起的心肌损害、低血钾、严重缺氧、肾衰竭等情况。

常见不良反应有:胃肠道表现如恶心、呕吐;神经系统表现如视物模糊、黄视、绿视;心血管系统表现,多为各种心律失常,也是洋地黄中毒最重要的表现,最常见的心律失常是室性期前收缩,多呈二联律。快速房性心律失常伴有传导阻滞是洋地黄中毒特征性的表现。

(2)β 受体兴奋药:临床常是短期应用治疗重症心力衰竭,常用的有多巴酚丁胺、多巴胺静脉滴注。适用于急性心肌梗死伴心力衰竭的患者;小剂量多巴胺 2～5μg/(kg.min)能扩张肾动脉,增加肾血流量和排钠利尿,从而用于充血性心力衰竭的治疗。

(五)护理措施

1.一般护理

(1)休息与活动:保证患者体位的舒适性,有明显呼吸困难者给予高枕卧位或半卧位;端坐呼吸者可使用床上小桌,必要时双腿下垂;伴胸腔积液、腹腔积液者宜采取半卧位;下肢水肿者可抬高下肢,促进下肢静脉回流。协助卧床患者定时改变体位,以防止发生压疮;卧床期间可给予气压式血液循环驱动泵,或指导患者进行踝泵运动,以促进下肢血液循环;必要时加床档防止坠床、跌倒的发生。长期卧床者易发生静脉血栓形成甚至发生肺栓塞,因此应根据其心功能分级制订活动计划,可按照半卧位、坐位、床边摆动肢体、床边站立、室内活动、短距离步行等方式逐步进行。

(2)吸氧:遵医嘱给予氧气吸入,指导患者及家属安全用氧,嘱其不可自行调节氧流量。

(3)皮肤护理:保持床单位清洁、干燥、平整,可使用气垫床。指导并告知患者变换体位的方法、间隔时间及其重要性。膝部及踝部、足跟、背部等骨隆突处可垫软枕以减轻局部压力,必要时可用减压敷料保护局部皮肤。翻身及床上使用便器时动作轻巧,避免拉、拽等动作,防止损伤皮肤。严重水肿患者可给予芒硝湿敷并及时更换。

(4)饮食:遵医嘱给予低盐、清淡、易消化饮食,少食多餐,伴低蛋白血症者可给予高蛋白饮食。

2.病情观察

密切观察并记录患者体温、心率、心律、血压、呼吸、血氧饱和度等,发现异常及时通知医生。水肿患者每日观察水肿变化,下肢水肿患者测量腿围并记录,腹腔积液患者测量腹围并记录,胸腔积液及心包积液患者观察呼吸困难的程度,准确记录 24 小时出入量,每日测量体重,以便早期发现液体潴留,协助做好相应检查及抽液的配合。

3.用药护理

静脉输液速度不宜过快,输液量不宜过多,可遵医嘱使用输液泵控制输液速度。

(1)利尿剂:包括呋塞米、托拉塞米、螺内酯、双氢克尿噻等。不良反应主要有电解质紊乱、直立性低血压、头晕、疲乏、胃肠道反应。嘱患者用药后应缓慢改变体位,并遵医嘱监测电解质、体重、血压及尿量的变化。

(2)洋地黄制剂:包括地高辛、毛花苷丙等。洋地黄中毒的临床表现主要有心脏毒性反应、神经毒性反应、胃肠道症状等。用药期间,注意定期监测地高辛浓度,按时给药,口服给药前若患者心率低于 60 次/分或节律不规则时应暂停给药,并通知医生处理;静脉使用洋地黄制剂时,应缓慢给药,同时监测心率、心律变化。若出现洋地黄中毒症状应立即停药,遵医嘱根据电解质结果给予补钾及使用抗心律失常药物处理。

(3)正性肌力药物:包括多巴酚丁胺、多巴胺等。使用时注意观察患者的心率和血压变化,定时观察输液及穿刺部位血管的情况,及时发现血管活性药物对穿刺部位血管的刺激情况,必要时重新更换穿刺部位,防止发生静脉炎或药物渗出,保证患者的用药安全。

(4)血管扩张剂:常选用硝酸酯类药物,其不良反应包括搏动性头痛、头晕、疲乏、胃肠道反应、晕厥、低血压、面部潮红等,使用时注意观察患者用药的反应及血压变化。

(5)ACEI:包括贝那普利、福辛普利钠等。其不良反应主要有皮疹、直立性低血压、干咳、头晕、疲乏、胃肠道反应,与保钾利尿剂合用时易致血钾升高。服药时若出现不明原因的干咳应通知医生,遵医嘱减量或更换药物,并每天监测患者的血压、体重,记录出入量。

(6)β受体拮抗剂:常用药物为美托洛尔,必须从小剂量开始逐渐加大剂量,不良反应有直立性低血压、头晕、疲乏、水肿、心衰、心率减慢等。应用期间每天要注意监测患者的心率、血压,防止出现传导阻滞使心衰加重,告知患者变换体位时宜缓慢。

(7)抗凝和抗血小板药物:如阿司匹林、华法林等,服药期间观察患者有无牙龈、鼻黏膜、皮下出血等表现,遵医嘱监测出凝血时间。

4.心理护理

慢性心力衰竭患者因病程长且多次反复发作,易产生焦虑及抑郁情绪。对于此类患者,护士要热情、耐心地给予护理并加以安慰。护士通过耐心讲解疾病诱因、治疗、预后等知识,使其对所患疾病有所了解,积极地参与及配合治疗,增强战胜疾病的信心。此外家庭成员还需营造和谐的家庭气氛,给予患者心理支持。鼓励患者参加各种娱乐活动,使其增添生活情趣,转移注意力,调整心情,提高免疫力,加强身体素质,从而减少心衰的发生。

5.健康宣教

(1)监测体重:每日测量体重,评估是否有体液潴留。如在 3 天内体重突然增加 2kg 以上,应考虑钠、水潴留的可能,需要及时就医,调整利尿剂的剂量。

(2)饮食指导:指导患者清淡饮食,少食多餐,适当补充蛋白质的摄入,多食新鲜水果和蔬菜,忌辛辣刺激性食品及咖啡、浓茶等刺激性饮料,戒烟酒,避免钠含量高的食品如腌制、熏制食品,香肠、罐头、海产品、苏打饼干等,以限制钠盐摄入。一般钠盐(食盐、酱油、黄酱、咸菜等)可限制在每天 5g 以下,病情严重者在每天 2g 以下。液体入量以每日 1.5～2L 为宜,可适当根据尿量、出汗的情况进行调整。告知患者及家属治疗饮食的重要性,需要家属鼓励和督促患者执行。

(3)活动指导:在患者活动耐力许可范围内,鼓励患者尽可能做到生活自理。心功能Ⅰ级患者,不需限制一般体力活动,可适当参加体育锻炼,但应避免剧烈运动;心功能Ⅱ级患者需适当限制体力活动,增加午睡时间,可进行轻体力劳动或家务劳动;心功能Ⅲ级患者,应以卧床休息为主,严格限制一般的体力活动,鼓励患者日常生活自理;心功能Ⅳ级患者应绝对卧床休息,日常生活由他人照顾。心力衰竭症状改善后可增加活动量,应首先考虑增加活动时间和活动频率,再考虑增加活动强度。应以有氧运动作为主要形式,如走路、游泳、骑自行车、爬楼梯、打太极拳等。运动时间以 30～60 分钟为宜,包括运动前热身、运动及运动后整理时间。体力虚弱的慢性心力衰竭患者,建议延长热身时间,以 10～15 分钟为宜,正式运动时间以 20～30 分钟为宜。运动频率以每周 3～5 次为宜。运动强度据运动时的心率来确定,从最大预测心率(HRmax)[HRmax=220－年龄(岁)]的 50%～60% 开始,之后逐步递增。

(4)用药指导:告知患者及家属目前口服药物的名称、服用方法、剂量、不良反应及注意事项,嘱咐患者不能自行更改药物或停药,如有不适及时就诊。

(5)避免诱发因素:避免过度劳累、剧烈运动、情绪激动、精神过于紧张、受凉、感染。

6.延续护理

(1)进行电话及门诊随访,指导患者科学地休息活动、按时服药、定期复查、避免诱发心力衰竭加重的因素等。

(2)告知患者出现药物不良反应、呼吸困难进行性加重、尿少、体重短期内迅速增加、水肿时应到医院及时就诊。

(3)嘱咐使用抗凝、抗血小板治疗患者定期复查出凝血功能。

三、急性心力衰竭

急性心力衰竭(AHF)是指急性心脏病变引起心排血量显著、急骤降低,导致组织器官灌注不足和急性肺淤血的一组临床综合征。临床上以急性左心衰较为常见,表现为急性肺水肿或心源性休克等,为内科急危重症,需及时抢救。急性右心衰竭相对少见。

(一)病因

心脏解剖或功能的突发异常,使心排血量急剧降低,肺静脉压骤然升高而发生急性左心衰竭。

(1)与冠心病有关的急性广泛前壁心肌梗死、乳头肌断裂、室间隔破损穿孔等。

(2)感染性心内膜炎引起瓣膜穿孔等所致急性反流。

(3)其他,如高血压心脏病血压急剧升高、在原有心脏病的基础上快速心律失常或严重缓慢性心律失常、输液过多过快等。

(二)病理生理

心脏收缩力突然严重减弱,心输出量急剧减少;或左室瓣膜急性反流,使左室舒张末压迅速升高,肺静脉回流受阻而压力快速升高,引起肺毛细血管压升高而使血管内液体渗到肺间质和肺泡内形成急性肺水肿。急性肺水肿早期可因交感神经激活,血压可一过性升高,随着病情进展,血压常下降,严重者可出现心源性休克。

(三)临床表现

急性肺水肿为急性左心衰的最常见表现。主要表现为突发严重呼吸困难,呼吸频率常达30~40 次/分,频繁咳嗽,咳大量白色或粉红色泡沫状痰。常极度烦躁不安,面色灰白,取坐位,两腿下垂,大汗淋漓,皮肤湿冷,极重者可因脑缺氧而致神志模糊。听诊时两肺满布湿性啰音和哮鸣音,心尖部第一心音减弱,心率增快,同时有舒张早期奔马律,肺动脉瓣第二心音亢进。

AHF 的临床严重程度常用 Killip 分级:

Ⅰ级:无 AHF;Ⅱ级:AHF,肺部中下肺野湿性啰音,心脏奔马律,胸片见肺淤血;Ⅲ级:严重 AHF,严重肺水肿,双肺布满湿啰音;Ⅳ:心源性休克。

(四)诊断要点

根据患者典型症状与体征,如突发极度呼吸困难、咳粉红色泡沫痰,两肺满布湿性啰音和哮鸣音、心脏舒张期奔马律等一般即可诊断。

(五)抢救配合

1.体位

立即协助患者取坐位,双腿下垂,以减少静脉回流。

2.吸氧

在保证气道通畅的前提下,高流量(6~8L/min)鼻导管或面罩给氧,应用酒精(一般可用30%～50%)湿化,使肺泡内泡沫的表面张力降低而破裂,有利于改善肺泡通气。对于病情特别严重者应给予无创呼吸机正压通气(NIPPV)加压面罩给氧。上述措施无效时采取气管插管。

3.药物治疗

迅速建立静脉通路,遵医嘱正确用药。

(1)减少肺血容量,降低肺循环压力。

①吗啡:镇静,可减轻患者焦虑、躁动所带来的额外心脏负担,还可扩张小静脉和小动脉,减轻心脏前后负荷。可用 3~5mg 静脉注射,于 3 分钟内推完,必要时每间隔 15 分钟重复一次。年老体弱者应酌情减量或改为皮下或肌内注射。同时严密观察生命体征。

②快速利尿:呋塞米 20～40mg 静脉注射,于 2 分钟内推完,4 小时可重复 1 次。本药除利尿作用外,还有扩张静脉作用,有利于缓解肺水肿。

③血管扩张剂：根据病情选择硝普钠、硝酸甘油或酚妥拉明静脉滴注，并监测血压。应用硝普钠或硝酸甘油血管扩张剂时，需每 5～10 分钟监测血压一次，根据血压逐步增加剂量至目标剂量，使收缩压维持在 100mmHg 左右，病情控制后采取逐步减量、停药。不可突然停药，以免引起病情反跳。硝普钠含有氰化物，连续用药时间不宜超过 24 小时。

（2）增加心肌收缩力

①西地兰：最适用于肺水肿伴有快速心房颤动，并已知有心室扩大伴左心室收缩功能不全者。首剂 0.4～0.8mg，稀释后缓慢静脉注射，2 小时后酌情再给 0.2～0.4mg。急性心肌梗死发病 24 小时内患者不宜用洋地黄类药物。

②氨茶碱：具有平喘、强心、扩血管、利尿作用。常用 250mg 稀释后缓慢静脉注射，1～2 小时可重复一次。

③多巴胺、多巴酚丁胺：肺水肿伴有低血压，组织器官灌注不足时可选用。

4.其他治疗

激素可降低肺毛细血管通透性，减少渗出，常用地塞米松。仔细寻找并消除诱因，加强基本病因治疗。对于心源性休克，尤其是急性心梗合并肺水肿者，可采取主动脉内球囊反搏术增加心排血量，改善肺水肿。

第三节　胃炎

一、急性胃炎

急性胃炎是由各种有害因素引起的胃黏膜或胃壁的炎症。其主要病损是糜烂和出血，故常称为糜烂出血性胃炎。糜烂是指黏膜破坏不穿过黏膜肌层，出血是指黏膜下或黏膜内血液外渗而无黏膜上皮破坏，常同时伴有黏膜水肿和脆弱。黏膜病理改变分为急性单纯性胃炎和急性糜烂出血性胃炎；按发病部位分为胃窦炎、胃体炎及全胃炎。

（一）病因与发病机制

由化学、物理（机械的和温度的因素）、微生物感染或细菌毒素等引起，以后者较为多见。在进食被微生物和细菌毒素污染的食物引起的急性单纯性胃炎中，微生物包括沙门菌属、嗜盐杆菌、幽门螺杆菌、轮状病毒及诺沃克病毒等，细菌毒素以金黄色葡萄球菌毒素为多见。

（二）临床表现

急性胃炎的临床表现常因病因不同而很不一致。因酗酒、刺激性食物引起者，多有上腹部不适、疼痛、食欲减退、恶心、呕吐等，一般不很严重。

由致病微生物及其毒素引起者，常于进食数小时或 24 小时内发病，多伴有腹泻、发热和稀水样便，称急性胃肠炎。重者有脱水、酸中毒和休克等表现。体检有上腹压痛、肠鸣音亢进等。

药物及应激状态引起者常以消化道出血为主要表现，患者多有呕血和黑粪，出血也可呈间歇发作,出血量大者可发生低血容量性休克。

(三)实验室及其他检查

1.实验室检查

(1)血常规:如有出血,则有不同程度的贫血;如系细菌感染所致,可有白细胞计数及中性粒细胞增高。

(2)粪常规:如有出血,则肉眼见黑粪,大便潜血阳性;如并发腹泻,大便中可见有脓细胞和红细胞。

2.特殊检查

胃镜及活检为确诊本病的主要方法,急诊胃镜可见多发性糜烂、出血灶、多发浅表溃疡及黏膜水肿等表现。一般出血后 24～48 小时内进行该项检查,可明确本病诊断。

(四)治疗

积极治疗原发病,除去可能的致病因素,注意休息,清淡饮食,抑制胃酸分泌并保护胃黏膜,纠正水、电解质失衡,对已发生上消化道大出血者,按上消化道大出血治疗原则采取综合措施治疗并进行对症处理。

(五)观察要点

(1)观察出血期间监测生命体征的变化并记录。观察腹痛的性质、部位、是否有压痛及反跳痛,观察有无上消化道出血等并发症,发现异常及时告知医师,并配合处理。

(2)应观察腹痛发生的时间、部位、性质、程度,是否有发热、腹泻、呕吐等伴随症状和体征。

(3)观察患者呕吐的次数及呕吐物的性质、量。

(4)观察患者呕血与黑粪的颜色、性状和量的情况。

(六)护理措施

1.常规护理

(1)一般护理

①休息:患者要注意休息,减少活动,避免劳累。急性出血时应卧床休息。

②饮食:一般进无渣、温热、半流质饮食。少量出血时可给牛奶、米汤等流质饮食,以中和胃酸,利于胃黏膜的修复。呕血者应暂禁食,可静脉补充营养。

③环境:为患者创造整洁、舒适、安静的环境,定时开窗通风,保证空气新鲜及温、湿度适宜,使其心情舒畅。

④出血期间协助患者用生理盐水漱口,每天 2 次。

⑤评估:评估患者的心理状态,有针对性地疏导,解除患者的紧张情绪。

(2)药物治疗的护理:观察药物的作用、不良反应、服用时的注意事项,如抑制胃酸的药物多于餐前服用、抗生素类多于餐后服用;并询问患者有无过敏史,严密观察用药后的反应;应用止泻药时应注意观察排便次数,观察粪便的颜色、性状及量,腹泻控制后及时停药;保护胃黏膜的药物多是餐前服用,个别药例外;应用解痉镇痛药,如山莨菪碱或阿托品,使用后会出现口干等不良反应,并且青光眼及前列腺增生症者禁用。保证患者每天的液体入量,根据患者情况和药物性质调节滴注速度,合理安排所用药物的前后顺序。

(3)高热的护理:高热 39℃ 以上者应行物理降温,如头置冰袋或用冰水冷敷,用酒精或温水擦浴。效果不理想者遵医嘱给予解热药。对畏寒患者应注意保暖。患者退热时往往大量出汗,应及时给予更换衣裤、被盖,并进行保暖,防止湿冷受寒而上呼吸道感染。

(4)消化道出血的急救与护理

①患者有呕血、便血等出血病史,出现面色苍白,表情淡漠,出冷汗,脉搏细数,肠鸣音亢进,应首先考虑有出血情况,严密观察血压。

②患者出现呕血,立即去枕平卧,头偏向一侧,绝对卧床,禁食,及时备好吸引器。

③立即通知值班医师或主管医师。

④迅速建立静脉通路(大号针头),同时验血型、交叉配血,加快患者的输液速度,如已有备血立即取血。

⑤测血压、脉搏、体温,每隔 15～30 分钟监测 1 次,并做好记录。

⑥给予吸氧,保持呼吸道通畅,同时注意保暖。

⑦密切观察病情变化,注意呕吐物及粪便的颜色、性质、量,做好记录。

⑧食管静脉曲张破裂出血,备好三腔二囊管,配合医师置三腔二囊管进行止血。

⑨按医嘱给予止血药及扩容药。

⑩正确记录 24 小时出入量,必要时留置导尿,做好重症护理记录。做好心理指导,消除紧张、焦虑情绪。如经内科治疗出血不止,应考虑手术治疗,做好术前准备。

(5)预防窒息及抢救护理

①应嘱患者呕血时不要屏气,尽量将血轻轻呕出,以防窒息。

②准备好抢救用品,如吸引器、鼻导管、气管插管和气管切开包等。

③出现窒息时立即开放气道,上开口器。

④立即清除口腔、鼻腔内血凝块,用吸引器吸出呼吸道内的血液及分泌物。

⑤迅速抬高患者床尾,使其成头低足高位。若患者意识清楚,鼓励用力咳嗽,并用手轻拍背部帮助支气管内淤血排出。如患者意识不清则应迅速将患者上半身垂于床边并一手托扶,另一手轻拍患侧背部。

⑥清除患者口、鼻腔内的淤血。用压舌板刺激其咽喉部,引起呕吐反射,使其能咯出阻塞于咽喉部的血块,对牙关紧闭者用开口器及舌钳协助。

⑦如以上措施不能使血块排出,应立即用吸引器吸出淤血及血块,必要时立即行气管插管或气管镜直视下吸取血块。气道通畅后,若患者自主呼吸未恢复,应行人工呼吸,给予高流量吸氧或按医嘱应用呼吸中枢兴奋药。

(6)腹痛的护理

①明确诊断后可遵医嘱给予局部热敷、按摩、针灸,或给予镇痛药物等缓解腹痛症状,同时应安慰、陪伴患者以使其精神放松,消除紧张、恐惧心理,保持情绪稳定,以增强患者对疼痛的

耐受性。

②非药物镇痛方法：可以用分散注意力法，如数数、谈话、深呼吸等。

③行为疗法：如放松技术、冥想、音乐疗法等。

（7）恶心、呕吐与上腹不适的护理

①评估症状是否与精神因素有关，关心和帮助患者，消除紧张情绪。

②及时为患者清理呕吐物、更换衣物，协助患者采取舒适体位。

③避免不良刺激。严重呕吐患者要密切观察，及时纠正水、电解质平衡紊乱。一般呕吐物为消化液和食物时有酸臭味，混有大量胆汁时呈绿色，混有血液呈鲜红色或棕色残渣。

（8）呕血、黑粪的护理

①排除鼻腔出血及进食大量动物血、铁剂等所致呕吐物呈咖啡色或黑粪。

②必要时遵医嘱给予输血、补液、补充血容量治疗。

2.健康指导

（1）饮食指导

①急性期病情较重，排便次数多，常伴呕吐，严重者会出现脱水和电解质紊乱。此时应禁食，使胃肠道彻底休息，依靠静脉输液补充水和电解质。

②病情较轻的患者，可饮糖盐水，补充水和盐，纠正水盐代谢紊乱。

③病情缓解后的恢复期，首先试食流质饮食。

④一般患者呕吐停止后可选用清流质软食，注意少量多餐，以每天 6～7 餐为宜。开始可给少量米汤、藕粉、杏仁霜等，待症状缓解、排便次数减少，可改为全流质食物。

⑤尽量少用产气及其他含脂肪多的食物，如牛奶及其他奶制品、蔗糖、过甜食物以及肉类。

（2）心理指导

①解释症状出现的原因：患者因出现呕血、黑粪或症状反复发作而产生紧张、焦虑、恐惧心理。护理人员应向其耐心说明出血原因，并给予解释和安慰。应告知患者，通过有效治疗，出血会很快停止，并通过自我护理和保健，可减少疾病的复发。

②心理疏导：耐心解答患者及家属提出的问题，向患者解释精神紧张不利于呕吐的缓解，特别是有的呕吐与精神因素有关，紧张、焦虑还会影响食欲和消化能力，而树立信心及情绪稳定则有利于症状的缓解。

③应用放松技术：利用深呼吸、转移注意力等放松技术，减少呕吐的发生。

（3）出院指导：向患者及家属进行卫生宣传教育，本病是胃的一种急性损害，只要去除病因和诱因就能治愈，也可以防止其发展为慢性胃炎。应向患者及家属讲明病因，如是药物引起，应告诫今后禁用此药；如疾病需要必须使用，应遵医嘱配合服用制酸药以及胃黏膜保护药。指导患者饮食要有规律性，少食多餐，避免刺激性食物和对胃有损害的药物，或遵医嘱从小量开始、饭后服药；要节制烟、酒。遵医嘱坚持服药，如有不适，及时来医院就诊，并定期门诊复查。嘱患者进食要有规律，避免食生、冷、硬及刺激性食物和饮料。

二、慢性胃炎

慢性胃炎是由各种病因引起的胃黏膜慢性炎症。主要组织病理学特征是炎症、萎缩和肠化生。发病率高,且随年龄增长而增高,约占接受胃镜检查的门诊患者中的 80%～90%。男性稍多于女性。

(一)病因与发病机制

慢性胃炎的病因目前还未完全阐明,认为与下列因素有关:

1.幽门螺杆菌感染

现认为 Hp 感染是慢性胃炎最主要的病因。Hp 在慢性胃炎的检出率高达 80%～90%。Hp 可以造成黏膜上皮细胞的变性坏死及黏膜的炎症反应。Hp 的抗原物质还能引起宿主对于黏膜的自身免疫反应。

2.自身免疫反应

部分慢性胃炎患者血液中能检测到壁细胞抗体(PCA)和内因子抗体(IFA),说明慢性胃炎与自身免疫具有密切关系。这些自身抗体与壁细胞结合后,在补体的参与下,破坏壁细胞,壁细胞数目减少,最终造成胃酸分泌缺乏,维生素 B_{12} 吸收不良,导致恶性贫血。自身免疫性胃炎还可伴有其他自身免疫病如桥本甲状腺炎、白癜风等。

3.十二指肠液反流

幽门括约肌松弛或胃部手术胃肠吻合后,十二指肠液易发生反流,其中的胆汁和胰酶可以造成胃黏膜的损伤,产生炎症。

4.其他

研究发现慢性胃炎还与遗传、年龄、吸烟、饮酒、环境、饮食习惯等因素有关。如水土中含过多硝酸盐、微量元素比例失调等均可增加慢性胃炎发生的危险性并影响其转归。饮食中高盐和缺乏新鲜蔬菜水果与胃黏膜萎缩、肠化生以及胃癌的发生密切相关。

(二)临床表现

目前我国临床上仍将慢性胃炎分为慢性浅表性和慢性萎缩性两类。根据炎症分布部位分为 A、B 两型。病变常局限于胃窦部,而胃体黏膜基本正常,称为胃窦胃炎,又称 B 型胃炎;少数病例炎症局限于胃体或胃底,称为胃体胃炎,又称 A 型胃炎。

慢性胃炎起病隐匿,症状多无特异性。症状的轻重与病变的严重程度无密切关系,而与病变是否处于活动期有关。由幽门螺杆菌引起的慢性胃炎多数患者无症状,有症状者表现为上腹痛、饱胀不适,以餐后明显,有时伴嗳气、反酸、恶心、呕吐。少数患者可有上消化道少量出血的表现。自身免疫性胃炎患者可伴有畏食、贫血、体重减轻等症状。恶性贫血患者尚有舌炎、四肢感觉异常等表现。

慢性胃炎除了上腹可有轻压痛外,一般无明显的腹部体征。

（三）辅助检查

1.内镜及胃黏膜活组织检查

二者结合是诊断慢性胃炎的最可靠方法,可通过活检确定胃炎的病理类型,并能检测幽门螺杆菌。按悉尼标准,慢性胃炎的胃镜表现可分类为:充血渗出性胃炎、平坦糜烂性胃炎、隆起糜烂性胃炎、萎缩性胃炎、出血性胃炎、反流性胃炎、皱襞增生性胃炎七种。

浅表性胃炎表现为黏膜充血与水肿混杂出现,镜下呈红白相间,以红为主,表面附着灰白色分泌物,可见局限性出血点和糜烂。萎缩性胃炎黏膜多苍白或灰白色,黏膜变薄,可透见黏膜下血管纹,皱襞细平,常见糜烂出血灶;局部可见颗粒状或结节状上皮增生。

2.幽门螺杆菌检测

对活检标本检测幽门螺杆菌,可采取快速尿素酶检查和胃黏膜涂片、组织切片、培养等,以增加诊断的可靠性。根除幽门螺杆菌治疗后,可在胃镜复查时重复上述检查,亦可采用非侵入性检查,如 ^{13}C 或 ^{14}C 尿素呼气试验。

3.血清学检查

自身免疫性胃炎血清促胃泌素水平常明显升高,血清中可测得 PCA 和 IFA。多灶萎缩性胃炎时,血清促胃泌素水平正常或偏低。

（四）诊断要点

慢性胃炎无特异性临床表现,确诊依赖于胃镜和黏膜活检。Hp 检查、免疫学检查有助于病因学分析。消化性溃疡、胃癌、胃肠神经官能症、慢性胆囊炎都可以表现为上腹不适,胃镜和胆囊 B 超可以鉴别。

（五）治疗要点

1.抗菌治疗

绝大多数慢性活动性胃炎患者胃黏膜中可检出幽门螺杆菌,而根除幽门螺杆菌可使胃黏膜炎症消退。根除幽门螺杆菌特别适用于:①伴有胃黏膜糜烂、萎缩及肠化生、异型增生者;②有消化不良症状者;③有胃癌家族史者。

2.保护胃黏膜

氢氧化铝凝胶、复方氢氧化铝片、硫糖铝等可保护胃黏膜不受 NSAID 和胆汁的侵害;但是,A 型胃炎不宜用抗酸药,对于低胃酸分泌的 B 型胃炎,不提倡摄入醋类酸性饮食,反而要应用抗酸药以减少 H^+ 的反弥散。

3.对症处理

对症处理是慢性胃炎药物治疗不可缺少的部分,可改善症状,树立治疗的信心。胃肠动力药如多潘立酮或西沙必利对于腹胀、恶心、呕吐、腹痛具有明显的疗效;助消化药有相似疗效,如乳酶生、多酶片、干酵母片、健胃消食片等均可选用;恶性贫血者应予维生素 B_{12} 注射。

4.异型增生的治疗

慢性胃炎进一步发展,胃上皮或化生的肠上皮在再生过程中发生发育异常,可形成异型增生,表现为细胞异型性和腺体结构的紊乱,异型增生是胃癌的癌前病变,应予高度重视。对轻度异型增生除给予上述积极治疗外,关键在于定期随访。补充多种维生素及微量元素对于逆转黏膜肠化生和不典型增生有一定效果。重度异型增生则宜予预防性手术,目前多采用内镜下胃黏膜切除术。

（六）护理措施

1.起居护理

慢性胃炎急性发作时应卧床休息,注意上腹部保暖。慢性胃炎恢复期,患者生活要有规律,注意劳逸结合,避免过度劳累。

2.疼痛护理

遵医嘱给予局部热敷、按摩或给止痛药、抗酸药等缓解上腹部的疼痛,同时应安慰、陪伴患者以使其精神放松,增强对疼痛的耐受力。还可采取中医方法止痛:①熨敷:食盐适量炒热,敷熨胃痛部位,用治胃寒作痛。②推拿:用拇指在患者中脘、内关、足三里和至阳重压揉按,用力由轻至重,由重到轻,脘痛缓解后再按压5分钟。适用于胃脘痛诸证。③刮痧:在患者上脘、中脘、下脘部和胸骨柄及脊椎两侧,适用于胃脘痛实证、热证。④针刺:主穴常取合谷、内关、中脘、足三里、公孙。寒邪客胃和脾胃虚寒者,加灸。⑤耳针:取穴神门、胃、交感、十二指肠、肝、脾。每次选用3～5个穴,毫针轻中度刺激,也可用王不留行贴压。⑥探吐:食滞胃脘胀满疼痛欲吐者,可用盐汤探吐以涌吐宿食,缓解胃痛。

3.饮食护理

慢性胃炎患者应慎饮食。急性发作期少量多餐,一般进少渣、温热、清淡的流质或半流饮食为宜。恢复期鼓励患者进食易消化食物,定时进餐,细嚼慢咽,减轻胃部负担为原则。不暴饮暴食,避免辛辣、生冷等刺激性食物。如胃酸缺乏者食物应完全煮熟后食用,可酌情食用酸性食物如山楂、食醋等;胃酸高者应避免刺激性食物,如烟酒、浓茶、甜腻之品。可结合中医辨证选食:易食滞腹胀者平素可选食宽中和胃消食之品,如萝卜、山楂、柑橘等;喜温者可适量补充温中健脾之品,如牛奶、鸡蛋、大枣、山药、生姜、饴糖等;舌红少津者宜多食益胃生津之品,如梨、甘蔗或石斛、麦冬煎汤代茶饮。

4.心理护理

精神因素也与慢性胃炎消化不良症状的发生密切相关。对产生焦虑不安的患者,应评估焦虑的程度,帮助患者降低现存的焦虑水平,提供安全和舒适的环境,减少对感官的刺激。表现出对患者的理解和同情,谈话时语速要缓慢,态度要和蔼,不与患者进行争辩。指导放松疗法,如深呼吸、按摩、热水浴等。如果焦虑症状明显,可遵医嘱给予对症治疗的药物。

5.健康教育

（1）介绍本病有关的病因,指导患者避免诱发因素,注意生活规律,劳逸结合,保持良好心态。

（2）保持口腔清洁,避免咽、喉、口腔病灶细菌或病毒侵入胃内,引起细菌或病毒的感染。

（3）注意饮食调理和饮食卫生,多吃新鲜蔬菜、水果,尽量少吃或不吃烟熏、腌制食物。忌浓茶、咖啡,过冷、过热、粗糙和刺激性食物。

(4)对嗜烟酒患者应向其讲明危害,可与患者及家属共同制订戒烟戒酒计划,让家属监督该计划的实施。

(5)指导患者遵医嘱服药,并介绍出院后常用药物的名称、药物作用,服用的剂量、方法及时间。服用对胃有刺激性的药物,如阿司匹林等非甾体类抗炎药物时,需餐后服用,减少药物对胃的刺激。中成药如健胃消食片、午时茶、保和丸等均有助运化,家中可常备。

(6)慢性萎缩性胃炎可有10%患者转为胃癌,患者要坚持定期复诊,特别是胃黏膜异型增生者,应定期胃镜检查。

第四节　消化性溃疡

消化性溃疡(PU)主要是指发生在胃和十二指肠的慢性溃疡,即胃溃疡(GU)和十二指肠溃疡(DU),溃疡的形成与胃酸/胃蛋白酶的消化作用有关。

本病是常见病,临床上十二指肠溃疡比胃溃疡多见,男性多于女性。十二指肠溃疡好发于青壮年,胃溃疡发病年龄较十二指肠溃疡约迟10年。消化性溃疡是自限性疾病,但易复发。多数消化性溃疡患者具有典型临床特点,即慢性、周期性、节律性上腹痛。秋冬和冬春之交是本病的好发季节。

一、病因与发病机制

消化性溃疡的病因和发病机制较为复杂,迄今尚未完全阐明。概括起来,是胃、十二指肠局部黏膜损害因素(致溃疡因素)和黏膜保护因素(黏膜免疫因素)之间失去平衡所致,这是溃疡发生的基本原理。

(一)损害因素

1.幽门螺杆菌(Hp)感染

Hp为消化性溃疡的一个重要发病原因。Hp感染导致消化性溃疡的确切机制未明,可能的机制是Hp感染改变了黏膜侵袭因素与防御因素之间的平衡。Hp凭借其毒力因子的作用,诱发局部炎症和免疫反应,损害局部黏膜的防御/修复机制。另一方面,Hp感染可增加促胃液素和胃酸的分泌,增强了侵袭因素。这两方面的协同作用造成了胃十二指肠黏膜损害和溃疡形成。故消除Hp可降低消化性溃疡复发率。

2.胃酸和胃蛋白酶

在损害因素中,胃酸-胃蛋白酶,尤其是胃酸的作用占主导地位。此外,胃蛋白酶的蛋白水解作用与胃酸的腐蚀作用一样,是引起消化性溃疡形成的组织损伤的组成部分。胃酸加胃蛋白酶更具有侵袭力。DU患者多存在胃酸分泌增高,因该类患者多为慢性胃窦炎,胃体黏膜未受损或轻微受损,仍保留旺盛的泌酸能力。

3.药物

NSAIDs 是消化性溃疡的另一个常见病因,引起的溃疡以 GU 多见。NSAIDs 除可直接损害胃黏膜外,更主要的是此类药物通过抑制环氧化酶(COX)而导致胃肠黏膜生理性前列腺素 E 合成不足,削弱前列腺素对胃及十二指肠的保护作用。NSAIDs 所致的溃疡形成与药物的种类、剂量、用药持续时间具有相关性,高龄、同时服用抗凝血药或肾上腺糖皮质激素等因素可加重或促发 NSAIDs 所致的溃疡及其并发症发生的危险性。NSAIDs 和幽门螺杆菌是引起消化性溃疡发病的两个独立因素,至于两者是否有协同作用则尚无定论。

4.饮食失调

粗糙和刺激性食物或饮料可引起黏膜的物理性和化学性损伤。不定时的饮食习惯会破坏胃酸分泌规律。饮料与烈酒除直接损伤黏膜外,还能促进胃酸分泌,咖啡也能刺激胃酸分泌。这些因素均可能与消化性溃疡的发生和复发有关。

5.精神因素

持久和过度精神紧张、情绪激动等精神因素可引起大脑皮质功能紊乱,使迷走神经兴奋和肾上腺皮质激素分泌增加,导致胃酸和胃蛋白酶分泌增多,促使溃疡形成。

6.吸烟

研究证明吸烟可增加 GU 和 DU 的发病率,同时可影响溃疡的愈合,但机制尚不很清楚。

(二)保护因素

(1)胃黏液-黏膜屏障:该屏障可以阻碍胃腔内 H^+ 反弥散入黏膜。

(2)黏膜的血液循环和上皮细胞的更新:胃、十二指肠黏膜的良好血液循环和上皮细胞强大的再生力,对黏膜的完整性起着重要作用。

(3)前列腺素:前列腺素对黏膜细胞有保护作用,能促进黏膜的血液循环,促进胃黏膜细胞分泌黏液及 HCO_3^-,是增强黏膜上皮更新,维持黏膜完整性的一个重要因素。

(三)其他因素

1.遗传因素

研究发现,O 型血者比其他血型容易患 DU。家族中有患消化性溃疡倾向者,其亲属患病机会比没有家族倾向者高三倍。

2.全身疾病

慢性肾功能衰竭、类风湿性关节炎、肝硬化等疾病可能与消化性溃疡的发病有关。

在上述因素中,胃酸/胃蛋白酶在消化性溃疡发病中起决定性作用,因胃蛋白酶活性受到胃酸的制约,所以胃酸是溃疡形成的直接原因。但胃酸的这一损害作用一般只有在正常黏膜防御/修复功能遭受破坏时才能发生。GU 和 DU 的病因各有侧重,前者着重于保护因素的削弱,而后者则侧重于损害因素的增强。

十二指肠溃疡好发部位为十二指肠球部,发生在十二指肠降部的溃疡称为球后溃疡。胃溃疡的好发部位为胃角和胃窦小弯侧。与糜烂不同,溃疡的黏膜缺损超过黏膜肌层。一般为单个溃疡,2个以上者称为多发性溃疡;溃疡形状多呈圆形或椭圆形,直径小于10mm,GU要比DU稍大,直径大于2cm的称为巨大溃疡。溃疡边缘光整、底部洁净,由肉芽组织构成,上面覆盖有灰白色或灰黄色纤维渗出物。活动期溃疡周围黏膜常有炎症水肿。溃疡浅者累及黏膜肌层,深者达肌层甚至浆膜层,溃破血管时引起出血,穿破浆膜层时引起穿孔。溃疡愈合时周围黏膜炎症、水肿消退,边缘上皮细胞增生覆盖溃疡面,其下的肉芽组织纤维转化,变为瘢痕,瘢痕收缩使周围黏膜皱襞向其集中。

二、临床表现

临床表现不一,少数可无症状,或以出血、穿孔等并发症为首发症状。典型的消化性溃疡有如下临床特点:①慢性过程,呈反复发作,病史可达数年至数十年;②周期性发作,发作与自发缓解相交替,反映了溃疡急性活动、逐渐愈合、形成瘢痕的病程周期。发作期可为数周或数月,缓解期亦长短不一,短者数周、长者数年,因患者的个体差异、溃疡的发展情况和治疗效果及自我护理措施而异。发作与下列诱因有关:季节(多在秋冬或冬春之交发病)、精神紧张、情绪波动、饮食不调或服用与发病有关的药物等,少数也可无明显诱因。③发作时上腹痛呈节律性,以DU更明显。

1.症状

(1)上腹痛:为本病的主要症状。多位于中上腹,可偏右或偏左。高位或前壁溃疡常向胸部放射,后壁溃疡则放射至脊柱旁的相应部位。性质多为灼痛,亦可为钝痛、胀痛、剧痛或饥饿样痛。一般为轻至中度持续性痛。可通过休息、进食、服制酸药物、以手按压疼痛部位、呕吐等方法减轻或缓解。由于疼痛的发生与溃疡面接触胃酸和胃酸的酸度有关,而食物是引起胃液分泌的主要原因,因此,临床上疼痛常与饮食之间具有明显相关性,GU与DU的疼痛各有特点(表7-1)。部分患者仅表现为无规律性的上腹隐痛不适。也可因并发症而发生疼痛性质及节律的改变。

表7-1　GU与DU的疼痛特点比较

	GU	DU
疼痛部位	剑突下正中或偏左	上腹正中或稍偏右
疼痛性质	饱胀痛,痉挛感	饥饿样痛,烧灼感
疼痛发作时间	多在餐后0.5~1小时出现,午夜痛少见	餐后2~4小时或(及)午夜痛
一般规律	进餐-疼痛-缓解	疼痛-进餐-缓解

(2)其他:可伴有反酸、暖气、上腹胀、恶心、呕吐等,患者可因疼痛而减食或为止痛而多餐。也可有自主神经功能失调表现,如失眠、多汗、脉缓等。

2.体征

溃疡缓解期无明显体征,活动期上腹部可有局限性轻压痛,胃溃疡压痛多在剑突下或左上腹,十二指肠溃疡压痛常偏右上腹。少数患者于背部第6~12胸椎棘突附近有压痛点(称

Boas 征）。应当注意胃与十二指肠是空腔内脏,体表的定位不能完全确切反映病灶的解剖部位。

3.特殊类型的消化性溃疡

(1)复合溃疡:指胃和十二指肠同时发生的溃疡。DU 往往先于 GU 出现。幽门梗阻发生率较高。

(2)幽门管溃疡:幽门管溃疡与 DU 相似,胃酸分泌一般较高。幽门管溃疡腹痛的节律性不明显,对药物治疗反应较差,呕吐较多见,较易发生幽门梗阻、出血和穿孔等并发症。

(3)球后溃疡:指发生在十二指肠球部以下的溃疡,多发生在十二指肠乳头的近端。具有 DU 的临床特点,但午夜痛及背部放射痛多见,对药物治疗反应较差,较易并发出血。

(4)巨大溃疡:指直径大于 2cm 的溃疡。对药物治疗反应较差、愈合时间较慢,易发生慢性穿透或穿孔。胃的巨大溃疡注意与恶性溃疡鉴别。

(5)老年人消化性溃疡:近年老年人发生消化性溃疡的报道增多。多发生在胃,且多见于胃体部,胃溃疡直径常＞2.5cm。多发性溃疡和复合性溃疡在老年人均较常见。临床表现不典型,疼痛多无规律,食欲不振、恶心、呕吐、消瘦、贫血等症状突出,易误诊为胃癌。

(6)无症状性溃疡:约 15％消化性溃疡患者可无症状,而以出血、穿孔等并发症为首发症状。可见于任何年龄,以老年人较多见;NSAIDs 引起的溃疡近半数无症状。

4.并发症

(1)出血:出血是消化性溃疡最常见的并发症,也是上消化道大出血最常见的病因,约发生于 15％～25％的患者,DU 比 GU 易发生。溃疡基底部穿破血管为出血的主要原因。一般出血前腹痛加剧,出血后疼痛会有所缓解。出血量与被侵蚀的血管大小有关,轻者粪便隐血阳性或黑便,重者呕血,超过 1000mL 可引起周围循环衰竭。

(2)穿孔:溃疡病灶穿透浆膜层则并发穿孔,见于 2％～10％病例,是消化性溃疡最严重的并发症。十二指肠溃疡比胃溃疡多见。临床上可分为:①急性穿孔:最常见,溃疡病灶多位于十二指肠前壁或胃前壁,又称游离性穿孔。穿孔后胃肠内容物渗入腹膜腔而引起急性弥漫性腹膜炎。临床上可突然出现剧烈腹痛,腹肌高度强直,并有全腹压痛和反跳痛,肠鸣音减弱或消失,肝浊音界缩小或消失。②亚急性穿孔:邻近后壁的穿孔或游离穿孔较小,只引起局限性腹膜炎,症状较急性穿孔轻而体征较局限。③慢性穿孔:溃疡穿透并与邻近器官、组织粘连,穿孔时胃肠内容物不流入腹腔,又称穿透性溃疡。这种穿透性溃疡改变了腹痛规律,变得顽固而持续,疼痛常放射至背部。老年人消化性溃疡穿孔,腹痛及腹膜刺激征不明显。

(3)幽门梗阻:主要是由 DU 或幽门管溃疡引起,约见于 2％～4％的患者。溃疡急性发作时可因炎症水肿和幽门部痉挛而引起暂时性梗阻,可随炎症的好转而缓解,内科治疗有效,故称为功能性或内科性幽门梗阻。反之,由于溃疡愈合、瘢痕形成和瘢痕组织收缩或与周围组织粘连而阻塞幽门通道者,则属持久性,非经外科手术不能缓解,称为器质性或外科性幽门梗阻。幽门梗阻临床表现为:餐后上腹饱胀、上腹疼痛加重,伴有恶心、呕吐,大量呕吐后症状可以改善,呕吐物含发酵酸性宿食。严重呕吐可致失水和低氯低钾性碱中毒,发生营养不良和体重减轻。体检可见胃型和胃蠕动波,空腹时胃有振水音。进一步作胃镜或 X 线钡剂检查可确诊。

(4)癌变:DU 癌变者罕见,GU 癌变率在 1% 以下,对胃溃疡应提高警惕。长期慢性 GU 病史、年龄在 45 岁以上、经严格内科治疗 6～8 周疼痛无好转,出现进行性消瘦,粪便隐血试验持续阳性者,应怀疑癌变,需进一步检查和定期随访。

三、辅助检查

1.内镜和胃黏膜组织活检检查

这是确诊消化性溃疡首选的检查方法。可直接观察溃疡部位、大小、性质、分期。胃的良、恶性溃疡鉴别必须由活组织检查来确定。胃镜下溃疡可分为活动期(A 期)、愈合期(H 期)和瘢痕期(S 期)。A 期:溃疡灶周边炎症浸润,溃疡面白色苔。H 期:溃疡周边炎症消失,黏膜新生,溃疡变浅变小。S 期:溃疡灶内肉芽形成。

2.X 线钡餐检查

此检查适用于对胃镜检查有禁忌或不愿接受胃镜检查者。龛影是直接征象,对溃疡诊断有重要价值。

3.幽门螺杆菌检测

这是消化性溃疡的常规检查项目,有无幽门螺杆菌感染决定治疗方案的选择。检测方法分为侵入性和非侵入性两大类。侵入性需通过胃镜取胃黏膜活检,主要包括快速尿素酶试验、组织学检查和幽门螺杆菌培养。快速尿素酶试验是侵入性检查的首选方法。非侵入性主要有血清学检查及 ^{13}C 或 ^{14}C 尿素呼气试验,可作为根除治疗后复查的首选方法。

4.胃液分析和血清胃泌素测定

此检查一般仅在疑有胃泌素瘤时作鉴别诊断之用。

5.大便隐血试验

阳性提示溃疡处于活动期,一般经治疗 1～2 周内可转阴,如持续阳性,应考虑癌变。

四、诊断要点

根据慢性病程、周期性发作的节律性上腹疼痛病史,可做出初步诊断。确诊有赖胃镜检查。X 线钡餐检查发现龛影亦有确诊价值。

五、治疗要点

治疗的目的是消除病因、缓解症状、愈合溃疡、防止复发和防治并发症。

1.降低胃内酸度的药物

药物有 H_2 受体拮抗剂(H_2RA)、质子泵抑制剂(PPI)和碱性抗酸剂。H_2RA 能阻止组胺与 H_2 受体结合,使壁细胞分泌胃酸减少。PPI 可使壁细胞胃酸分泌中的关键酶 H^+-K^+-ATP 酶失活,从而阻滞壁细胞胞浆内 H^+ 转移至胃腔而抑制胃酸分泌,因此抑酸的作用比 H_2RA 更强且持久,对 DU 的疗效优于 H_2RA。PPI 还是根除幽门螺杆菌治疗方案中最常用的基础药物。抗酸剂即氢氧化铝、铝碳酸镁等及其复方制剂,为碱性药物,具有中和胃酸的作用,可迅速缓解疼痛症状,目前多作为加强止痛的辅助治疗。溃疡的愈合与抑酸治疗的强度和时间成正比。

2.保护胃黏膜药物

此类药物有 3 类,即硫糖铝、胶体铋、前列腺素类。在酸性环境下,硫糖铝能与溃疡的蛋白质渗出物相结合,形成一层保护膜,促进溃疡的愈合;并能促进内源性前列腺素 E 的合成以及吸附表皮生长因子,使之在溃疡或炎症处聚集,有利于黏膜再生。用法是硫糖铝 1.0g,每日 3～4 次。枸橼酸铋钾(胶体次枸橼酸铋)除具有类似硫糖铝作用外,兼有较强抑制幽门螺杆菌作用,可作为根除幽门螺杆菌联合治疗方案的组分。用法是枸橼酸铋钾 120mg,每日 4 次。前列腺素类代表药物为米索前列醇,具有抑制胃酸分泌、增加胃十二指肠黏膜的黏液及碳酸氢盐分泌和增加黏膜血流等作用,主要用于 NSAIDs 溃疡的预防。

3.根除幽门螺杆菌治疗

凡有幽门螺杆菌感染的消化性溃疡,无论初发或复发、活动或静止、有无合并症,均应予以根除幽门螺杆菌治疗。目前推荐以 PPI 或胶体铋为基础加上两种抗生素的三联治疗方案(表7-2)。治疗后应常规复查幽门螺杆菌是否已被根除,复查应在根除幽门螺杆菌治疗结束至少 4 周后进行。

表 7-2 根除 Hp 三联疗法方案

PPI 或胶体铋	抗菌药物
奥美拉唑 40mg/d	克拉霉素 500～1000mg/d
兰索拉唑 60mg/d	阿莫西林 1000～2000mg/d
枸橼酸铋钾 480mg/d	甲硝唑 800mg/d
选择一种	选择两种

注:上述剂量分 2 次服,疗程 7 天

4.NSAIDs 溃疡的治疗及初始预防

对服用 NSAIDs 后出现的溃疡,如情况允许应立即停用 NSAIDs,予常规剂量常规疗程的 H_2RA 或 PPI 治疗;如病情不允许可换用对黏膜损伤少的 NSAIDs 如特异性 COX-2 抑制剂(如塞来昔布),选用 PPI 治疗。对初始使用 NSAIDs 的患者是否应常规给药预防溃疡的发生仍有争论。已明确的是,对于发生 NSAIDs 溃疡并发症的高危患者,如既往有溃疡病史、高龄、同时应用抗凝血药(包括低剂量的阿司匹林)或糖皮质激素者,应常规给予抗溃疡药物预防,目前认为 PPI 或米索前列醇预防效果较好。

5.手术治疗

对于大量出血经内科治疗无效;急性穿孔;瘢痕性幽门梗阻;胃溃疡癌变;严格内科治疗无效的顽固性溃疡者,可行外科手术治疗。

六、主要护理诊断/问题

（1）疼痛：腹痛与胃酸刺激溃疡面或穿孔有关。

（2）营养失调：低于机体需要量与疼痛导致摄入量减少、消化吸收障碍有关。

七、护理措施

（一）常规护理

1.基础生命体征观察

（1）大量出血后，多数患者在 24 小时内出现低热，一般不超过 38.5℃，持续 3～5 天。

（2）出血时先出现脉搏加快，再出现血压下降。

（3）注意测量坐卧位血压和脉搏（如果患者卧位改坐位血压下降＞20mmHg，心率上升＞10 次/分，提示血容量明显不足，是紧急输血的指征）。

2.活动与体位

病室环境应安静、舒适；疼痛剧烈者应给予卧床休息，避免头晕跌倒；有大出血时应绝对卧床休息，并取平卧位、下肢稍抬高，出现休克时应注意保暖，并给予氧气吸入；呕吐时头偏向一侧；床边悬挂防跌倒牌，休克患者平卧位拉起床挡。做好禁食患者的口腔护理，解释禁食的目的。

3.饮食护理

出血期禁食。关注补液量是否恰当，防止血容量不足。恢复期根据医嘱给予适当饮食，如流质、无渣半流等。饮食从流质、无渣（低纤维）半流到低纤维普食。

4.心理指导

教育患者及家属保持良好的心态，正确对待疾病，安慰鼓励患者，出血患者急需心理支持，保持情绪稳定。

（二）专科护理

1.对症护理

（1）帮助患者减少或去除加重或诱发疼痛的因素，停服非甾体抗炎药物；避免食用刺激性食物；戒除烟酒。因酒精可刺激黏膜引起损伤，烟中的尼古丁不仅能损伤黏膜，刺激壁细胞增生和胃酸分泌，还可降低幽门括约肌张力，使胆汁易反流入胃，并抑制胰腺分泌，削弱十二指肠腔内对胃酸的中和能力。

（2）如十二指肠溃疡表现空腹痛或午夜痛，指导患者在疼痛前进食制酸性食物，如苏打饼干或服用制酸药物，以防疼痛发生，也可采用局部热敷或针灸镇痛。

（3）发生并发症时应有针对性地采取相关护理措施，并通知医师，协助救治。

（4）确定有急性穿孔时，应立即禁食、禁水，留置胃管抽吸胃内容物并做胃肠减压。

（5）患者若无休克症状可将床头抬高 35°～45°，以利于胃肠漏出物向下腹部及盆腔引流，并可松弛腹肌,减轻腹痛及有毒物的吸收。

(6)迅速建立静脉通道,做好备血等各项术前准备工作。

(7)幽门梗阻频繁呕吐者需禁食、置胃管进行连续的胃肠减压。

(8)每天清晨和睡前可给3%氯化钠溶液或2%碳酸氢钠溶液洗胃,加强支持疗法,静脉补液,2000~3000mL/d,以保证机体能量供给。

2.药物治疗护理

遵医嘱给患者进行药物治疗,并注意观察药效及不良反应。

(1)生长抑素及其类似物:善宁和思他宁静脉推注时需注意药物的连续性、速度,注意有无不良反应,如恶心、呕吐等。静脉推注生长抑素前需先缓慢手推250μg,停止用药>5分钟应重新手推250μg。

(2)根除幽门螺杆菌治疗:幽门螺杆菌阳性患者,常服用杀幽门螺杆菌的三联用药:质子泵抑制药+阿莫西林(需做青霉素皮试)+克拉霉素。疗程一般为7天。

(3)保护胃黏膜治疗:胃黏膜保护药主要有硫糖铝、达喜等,达喜一般餐后2小时嚼服。硫糖铝片只在酸性条件下有效,故对十二指肠溃疡疗效好;应在餐后2~3小时给药,也可与抗胆碱药同服,不能与多酶片同服,以免降低二者的效价;可有口干、恶心、便秘等不良反应。铋剂在酸性环境中才能起作用,故应餐前服用,并向患者说明服药期间粪便可呈黑色。

(4)抗酸分泌治疗:临床常用抑制胃酸分泌药物有H_2受体拮抗药(如雷尼替丁、西咪替丁等)和质子泵抑制药(如奥美拉唑、泮托拉唑、雷贝拉唑等),胃溃疡质子泵抑制药的疗程一般为6~8周,十二指肠溃疡质子泵抑制药的服药疗程4~6周,质子泵抑制药需餐前30分钟服用;抗酸药乳剂给药前要充分摇匀,服用片剂时应嚼服;抗酸药与奶制品相互作用可形成络合物,要避免同时服用。酸性的食物及饮料不宜与抗酸药同服。氢氧化铝凝胶能阻碍磷的吸收,老年人长期服用应警惕引起骨质疏松。H_2受体拮抗药长期使用可导致乏力、腹泻、粒细胞减少、皮疹,部分男性患者可有乳房轻度发育等不良反应,亦可能出现头痛、头晕、疲倦等反应,治疗过程中应向患者解释并注意观察,出现不良反应时应及时告知医师;另外,这类药物口服给药,空腹吸收快,药物应在餐中或餐后即刻服用,也可将一天剂量一次在夜间服用,但不能与抗酸药同时服用;静脉给药时注意控制速度,速度过快可引起低血压和心律失常。质子泵抑制药可引起头晕,特别是用药初期,应嘱咐患者避免开车或做其他必须注意力高度集中的事。

3.输血护理

(1)立即配血,建立静脉通道,配合医师迅速、准确地实施输血、输液,输注速度根据病情需要而定,也可测定中心静脉压,调整输液量和速度;输血输液过程中应加强观察,防止发生急性肺水肿。

(2)遵医嘱应用止血药物和其他抢救药物,并观察其疗效和不良反应,如去甲肾上腺素可引起高血压,故有高血压的患者应慎用。

(3)向患者和家属说明安静休息有利于止血,躁动会加重出血;要关心、体贴和安慰患者,抢救工作要忙而不乱,以减轻患者的紧张情绪;要经常巡视病房,大出血和有休克时应陪伴患者,使之有一种安全感;解释各项检查、治疗措施,听取和解答患者及家属的提问,以消除他们的疑问;患者呕血和黑粪后要及时清除血迹和污物,以减少对患者的不良刺激。

4.其他应急措施及护理

(1)消化道出血

①凡年龄在45岁以上、有长期溃疡病史反复发作者,8小时内输血400~800mL,血压仍不见好转者或大出血合并幽门梗阻或穿孔时,需做好术前准备。

②冰生理盐水洗胃法:其作用主要是利用冰生理盐水来降低胃黏膜的温度,使血管收缩,血流量减少,以达止血目的。洗胃过程中要密切观察患者腹部情况,有无急性腹痛、腹膜炎,并观察心跳、呼吸和血压的变化。

(2)活动无耐力:活动后乏力、虚弱、气喘、出汗、头晕、眼前发黑、耳鸣。注意休息,适量活动,贫血程度轻者可参加日常活动,无需卧床休息。对严重贫血者,应根据其活动耐力下降程度制订休息方式、活动强度及每次活动持续时间。增加患者的营养,提供高蛋白、高维生素、易消化饮食,必要时静脉输血、血浆、白蛋白。

(3)穿孔应早期发现,立即禁食,补血,补液,迅速做好术前准备,置胃管给予胃肠减压,争取6~12小时紧急手术。

(4)幽门梗阻轻症患者可进流质饮食,重症患者需禁食、静脉补液,每天清晨和睡前准备3%氯化钠溶液或2%碳酸氢钠溶液洗胃,保留1小时后排出。必要时行胃肠减压,一般连续吸引72小时,使胃得到休息,幽门部水肿消退,梗阻松解;准确记录出入量,定期复查血电解质。

(5)癌变。

(三)健康指导

1.休息与活动

保持乐观情绪。指导患者规律生活,避免过度紧张、劳累,选择适当的锻炼方式,提高机体免疫力。向患者及家属讲解引起及加重溃疡病的相关因素。

2.用药指导

教育患者按医嘱正确服药,学会观察药物疗效及不良反应,不随便停药、减量,防止溃疡复发。指导患者慎用或勿用致溃疡药物,如阿司匹林、咖啡因、泼尼松等。若出现呕血、黑粪应立即就医。

3.饮食指导

①进餐和少量多餐,让患者养成定时进餐的习惯,每餐不宜过饱,以免胃窦部过度扩张而刺激胃酸分泌。在病变活动期还应少量多餐,每天4~6餐,使胃酸分泌有规律。症状缓解后应及时恢复正常餐次饮食。

②忌食刺激性强的食物,机械性刺激较强的食物包括生、冷、粗、硬类(如水果、蔬菜等)以及产气性食物(如洋葱、芹菜、玉米、干果等)。化学性刺激强的食物多为产酸类或刺激胃酸大量分泌类,如浓肉汤、咖啡、油炸食物、酸辣、香料等调味品及碳酸饮料类等。应戒除烟、酒。

③选择营养丰富、易消化的食物。主食以面食为主,因面食较柔软、含碱、易消化,不习惯

于面食者可以用软饭、米粥代替。蛋白质类食物具有中和胃酸作用,适量饮用脱脂淡牛奶能稀释胃酸,宜安排在两餐之间饮用,因其钙质吸收可刺激胃酸分泌,故不宜多饮。脂肪到达十二指肠时可使小肠分泌肠抑促胃液素,抑制胃酸分泌,但又因其可使胃排空延缓而促进胃酸分泌,故应摄入适量的脂肪。协助患者建立合理的饮食习惯和结构。

4.心理指导

①不良的心理因素可诱发和加重病情,而消化性溃疡的患者因疼痛刺激或并发出血,易产生紧张、焦虑等不良情绪,使胃黏膜保护因素减弱、损害因素增加,导致病情加重。

②应为患者创造安静、舒适的环境,减少不良刺激。

③多与患者交谈,使患者了解疾病的诱发因素、疾病过程和治疗效果,增强治疗信心,克服焦虑、紧张心理。

④针对溃疡病患者临床心理特点,心理护理工作首先要重视患者的情绪变化。

⑤除了通过解释、支持、暗示等基本心理护理技术以外,应选择认知调整指导模式。

⑥要耐心倾听患者的痛苦与忧伤,了解患者的不良精神因素及各种应激。

⑦在取得患者绝对信任的基础上,指导患者调整各种不良的生活方式与饮食习惯,消除各种心理社会压力。例如,帮助患者建立正确的自我观念,不苛求自己,不给自己造成过重的压力;要学会放松自己,做到接受自己和喜欢自己;学会表达自己的内心感受,让别人理解自己;应适当处理自己的不良情绪,不过分压抑自己。在人际关系处理上学会顺其自然,不过分关注自己,克服以自我为中心;也不要过分地迎合别人,以致委曲求全。

5.出院指导

①向患者及家属讲解引起溃疡病的主要病因,以及加重和诱发溃疡病的有关因素。

②本病治愈率较高,但易复发,病程迁延,易出现相应并发症,故积极消除诱因、合理饮食、按时服药,对预防复发十分重要。

③指导患者合理安排休息时间,保证充足的睡眠,生活要有规律,避免精神过度紧张,长时间脑力劳动后要适当活动,保持良好的心态。

④指导患者规律进食,少量多餐,强调正确饮食的重要性。

⑤嘱患者按医嘱服药,指导患者正确服药的方法,学会观察药效及不良反应,不随便停用药物,以减少复发,尤其在季节转换时更应注意。

⑥嘱患者注意病情变化,定期复诊,及早发现和处理并发症,如上腹疼痛节律发生变化并加剧,或出现呕血、黑粪应立即就医。

⑦养成排便后观察粪便的习惯。

6.随访指导

定期复诊(规则治疗 1 个月应复查)。若出现上腹疼痛节律发生变化或加剧等症状应及时就诊。

第五节 胃癌

胃癌是指源于胃黏膜上皮细胞的恶性肿瘤，主要是胃腺癌。据世界卫生组织公布的报告，世界胃癌年发病率为 13.86/10 万，男性中，胃癌的发病率和死亡率均占恶性肿瘤的第二位。我国是胃癌的高发区，胃癌年患病率和死亡率均是世界平均水平的 2 倍多。我国胃癌男性发病率和死亡率一直居各种肿瘤发病与死亡的首位。

胃癌分为早期和进展期两种，早期胃癌是指癌组织浸润仅达黏膜层和黏膜下层，进展期指癌组织浸润已达肌层或更深层。

一、诊断标准

1.临床表现

(1)发病年龄及性别：胃癌可发生于任何年龄，但以 40～60 岁多发，男女之比约为 2:1。

(2)症状：早期胃癌无特异性临床症状，进展期胃癌以体重下降、上腹部不适或疼痛为最常见。肿瘤位于贲门部可以出现吞咽困难，位于胃窦部可引起呕吐。其他还有食欲不振、消化道出血、乏力、早饱等。

(3)体征：早期胃癌无任何体征。中晚期胃癌以上腹压痛最常见，部分患者可触及上腹肿块，可有贫血、肝肿大、黄疸、腹腔积液、左锁骨上淋巴结肿大。

2.辅助检查

(1)常规及生化检查：早期胃癌常无特殊表现，胃液及大便潜血的检测可以为发现消化道肿瘤提供线索；胃液酸度检测约有 65% 胃癌患者呈现胃酸缺乏。进展期胃癌常可出现贫血，肝功能异常。

(2)肿瘤标志物检测：如胃液胎儿硫糖蛋白、血液或胃液癌胚抗原、K-ras 基因、P53 等，但目前尚未发现对胃癌诊断有特异性价值的指标，还不能作为常规诊断的必需项目。

(3)胃镜检查：胃镜检查是胃癌尤其是早期胃癌诊断的主要手段。为了更早地发现胃癌，对有胃部症状或有胃癌家族史或患有胃的癌前疾病者均应尽早或定期行胃镜检查。内镜下活检进行病理学检查，可确定细胞分化程度和组织细胞分型。如胃镜检查与病理组织学诊断不符，应尽早复查胃镜并活检。

(4)X 线钡餐检查：采用气钡双重对比技术检查胃癌仍是目前诊断胃癌的重要方法之一，但如发现恶性胃小区改变或恶性溃疡征象而不能确诊，或发现肿块性病变或浸润性病变或巨大胃皱襞等，均必须行胃镜检查并取活检行病理组织学检查确诊。

(5)B 型超声诊断：口服对比剂，用 B 超探头对胃进行检查有一定意义，其效果在进展期胃癌更明显。

(6)CT 及 MRI 检查：可发现胃壁增厚、腔内肿块、胃腔狭窄等胃癌的基本征象，观察胃癌的转移征象是其主要作用之一。

二、治疗原则

1.手术治疗

胃癌一旦确诊应尽早手术切除为宜,手术仍是目前治愈胃癌的主要手段。

2.辅助化疗

(1)术前化疗:外科手术前的新辅助化疗以缩小原发灶增加根治切除的可能性。术前1周给予1～2种抗癌药,如5-FU1000mg静脉注射,每日1次,连续3～5日。

(2)术中化疗:手术过程中行局部动脉插管,一次性足量灌注化疗药物以提高手术切除率。

(3)术后化疗:是根治胃癌最常用的方法,用于清除隐匿性转移灶以防止复发。化疗于术后3～4周内开始为宜,可根据患者身体条件行单一或联合化疗。

(4)联合化疗:是失去手术切除机会的晚期胃癌患者重要的治疗方法,常选用的化疗药物有奥沙利铂、氟尿嘧啶(5-FU)、顺铂、表柔比星、多西他赛、阿霉素、丝裂霉素;而替吉奥、卡培他滨是能口服的5-FU衍生物,可用来替代5-FU,可单药口服,或与其他药物如顺铂或奥沙利铂等联合使用。

3.放射治疗

胃癌对放疗的敏感性较差,一般效果不理想,不单独使用。主要是手术中对肿瘤及暴露组织等进行照射。

4.免疫治疗

免疫治疗是肿瘤生物治疗的一种,但到目前为止尚无理想的免疫治疗方法应用于临床,仍是手术、化疗和放疗的辅助治疗方法。

5.内镜治疗

(1)早期胃癌的内镜治疗:胃镜下切除早期癌,包括胃黏膜切除术、黏膜下剥离术、激光治疗、光动力治疗、微波治疗、局部注药治疗。

①黏膜切除术(EMR):EMR治疗早期胃癌的适应证是:黏膜层早癌;高分化腺癌;小于20mm的Ⅱa(表面隆起型);小于10mm的Ⅱb(表面平坦型),没有溃疡形成或溃疡瘢痕的Ⅱc(表面凹陷型)。EMR特别适用于年老、体弱等不适合或不能耐受外科手术者。

②黏膜下剥离术(ESD):是在EMR基础上发展而来的新技术。2004年日本胃癌协会提出了ESD治疗早期胃癌的扩大适应证:肿瘤直径≤20mm,无合并溃疡的未分化型黏膜内癌;不论病灶大小,无合并溃疡的分化良好的黏膜内癌;肿瘤直径≤30mm,合并溃疡的分化良好的黏膜内癌;肿瘤直径≤30mm,无合并溃疡的分化良好的黏膜下SM1癌。

③其他:早期胃癌的治疗还可采用内镜下注射纯乙醇方法,使病灶缩小、局限、纤维化,亦可采用内镜微波凝固或激光治疗,其缺点是无术后病理组织学检查评价治疗效果。早期胃癌患者除行必要的内镜或手术治疗外,如幽门螺杆菌(Hp)阳性,亦应行有效的Hp根除治疗。

(2)晚期胃癌内镜治疗:晚期胃癌行内镜下激光或电凝烧灼使肿瘤组织脱落可暂时缓解梗阻症状,但由于肿瘤生长迅速,常需几周内重复。位于贲门部的晚期癌,亦可放置膨胀型支架以缓解患者梗阻症状并能进食维持营养。

三、护理措施

(一)基础护理

1.休息

保持安静、整洁和舒适的环境,有利于睡眠和休息。早期胃癌患者经过治疗后可从事一些轻工作和锻炼,应注意劳逸结合。中晚期胃癌患者需卧床休息,以减少体力消耗。恶病质患者做好皮肤护理,定时翻身并按摩受压部位。做好生活护理和基础护理,使患者能心情舒畅地休息治疗。

2.饮食

以合乎患者口味,又能达到身体基本热量的需求为主要目标。给予高热量、高蛋白、丰富维生素与易消化的食物,宜少量多餐。化疗患者往往食欲减退,应多鼓励进食。如有并发症需禁食或进行胃肠减压者,予以静脉输液以维持营养需要。恶心、呕吐的患者,进行口腔护理。

3.心理护理

患者情绪上常表现出否认、悲伤、退缩和愤怒,甚至拒绝接受治疗,而家属也常出现焦虑、无助,有的甚至挑剔医护活动。护理人员应给予患者及家属心理上的支持。根据患者的性格、人生观及心理承受能力来决定是否告知事实真相。耐心做好解释工作,了解患者各方面的要求并予以满足,调动患者的主观能动性,使之能积极配合治疗。对晚期患者,应予以临终关怀,使患者能愉快地度过最后时光。

(二)疾病护理

1.疼痛护理

疼痛是晚期胃癌患者的主要痛苦,可采用转移注意力或松弛疗法,如听音乐、洗澡等,以减轻患者对疼痛的敏感性,增强其对疼痛的耐受力。疼痛剧烈时,可按医嘱予以止痛药,观察患者反应,防止药物成瘾。如果患者要求止痛药的次数过于频繁,除了要考虑止痛药的剂量不足外,也要注意患者的情绪状态,多给他一些倾诉的时间。在治疗性会谈的同时,可给予背部按摩或与医师商量酌情给予安慰药,以满足患者心理上的需要。

2.化疗的护理

化疗中严密观察药物引起的局部及全身反应,如恶心、呕吐、白细胞降低及肝、肾功能异常等,及时与医师联系,及早采取处理措施。化疗期间保护好血管,避免药液外漏引起的血管及局部皮肤损害。一旦发生静脉炎,立即予以2%利多卡因局部封闭或50%硫酸镁湿敷,局部还可行热敷、理疗等。如有脱发,可让患者戴帽或用假发,以满足其对自我形象的要求。

3.加强病情观察,预防并发症发生

观察患者生命体征的变化,观察腹痛、腹胀及呕血、黑粪的情况,观察化疗前后症状及体征改善情况。晚期胃癌患者免疫力下降,身体各部分易发生感染,应加强护理与观察,保持口腔、

皮肤的清洁。长期卧床患者,要定期翻身、按摩,指导并协助进行肢体活动,以预防压疮及血栓性静脉炎的发生。

（三）健康指导

(1)指导患者注意饮食卫生,多食含有维生素 C 的新鲜蔬菜、水果。食物加工要得当,粮食和食物贮存适当,少食腌制品及熏制食物、油煎及含盐高的食物,不食霉变食物。避免刺激性食物,防止暴饮暴食。

(2)告知患者及家属与发生胃癌有关的因素。患有与胃癌相关的疾病者(如胃息肉、萎缩性胃炎、胃溃疡等)应积极治疗原发病。

(3)嘱患者定期随访进行胃镜及 X 线检查,以及时发现癌变。

第八章　外科常见疾病的护理

第一节　甲状腺功能亢进

甲状腺功能亢进症(简称甲亢)是指由多种病因导致甲状腺激素分泌过多引起的临床综合征。按引起甲亢的原因可分为 3 类:①原发性甲亢,主要指毒性弥漫性甲状腺肿(简称 GD),最常见,以 20～40 岁女性多见,可伴有突眼。病因尚未完全明确,目前普遍认为是一种与遗传有关的自身免疫性疾病,精神刺激、病毒感染、过度劳累及严重应激等因素对发病可能也有影响。②继发性甲亢,较少见,常继发于地方性或散发性甲状腺肿,发病年龄多在 40 岁以上,无突眼。其发病与结节本身自主性分泌紊乱有关。③高功能腺瘤,指具有自主分泌甲状腺激素的甲状腺腺瘤,少见,无突眼。其发病与腺瘤本身自主性分泌紊乱有关。

一、护理评估

(一)健康史

(1)询问患者家族中有无本病的发病史、有无其他自身免疫性疾病史。

(2)发病前有无精神刺激、感染、创伤或其他强烈应激等情况发生。

(3)怀疑继发性甲亢或高功能腺瘤者,应了解有无结节性甲状腺肿及甲状腺腺瘤等病史;有无相关用药史和手术史。

(二)身体状况

1.甲亢全身表现

患者食欲明显增加,但消瘦、体重下降,疲乏无力、怕热多汗。性情急躁、易激惹、多言好动、失眠不安、注意力分散、记忆力下降等。心动过速(常在 90～120 次/分)、脉压增大(常大于40mmHg),在静息或睡眠时心率仍增快是甲亢的特征性表现之一。不到半数的 GD 患者可有突眼表现。

2.甲状腺局部表现

原发性甲亢者甲状腺肿大往往并不显著,两侧呈对称性、弥漫性肿大;继发性甲亢的甲状腺肿大明显,常为不对称性、结节性肿大;高功能腺瘤者常为局部结节性肿大,结节周围的甲状腺组织呈萎缩改变。各种甲亢肿大的甲状腺可随吞咽动作上下移动、表面光滑、无压痛;甲亢严重者腺体可触及震颤和听到连续性收缩期增强的血管杂音。甲状腺肿大明显者可见邻近器官压迫症状；气管受压可致呼吸困难；食管受压可见吞咽困难；喉返神经受压可出现声音嘶哑；颈交感神经节（链）受压可致或 Horner 综合征，表现为受压同侧面部无汗、眼球内陷、上睑下垂及瞳孔缩小等。

（三）心理-社会状况

患者常处于精神紧张、敏感多疑、急躁易怒状态，易与他人发生争执，家庭内外人际关系紧张，在诊疗活动中可出现不协调或不依从行为，事后难免自责、神情沮丧。患者也可因甲状腺肿大、突眼等外形改变，造成社交心理障碍。

（四）辅助检查

1.基础代谢率（BMR）测定

用基础代谢率测定器测定，较可靠；但常简便地选择清晨患者起床前（安静、空腹时）测定脉率和血压（mmHg），按公式"基础代谢率（％）＝脉率＋脉压－111"计算。这种方法虽简单，但不适用于心律失常的患者。基础代谢率正常值为 ±10％，＋20％～＋30％为轻度甲亢，＋30％～＋60％为中度甲亢，＋60％以上为重度甲亢。影响基础代谢测定结果的因素较多，因此近年来不少医院已停止此项测定。

2.血清 T_3、T_4 测定

甲亢患者血清 T_3、T_4 的升高可以不同步，两者均测定对不同患者有意义。血清游离甲状腺素（FT_4）及游离三碘原氨酸（FT_3）均可增高。游离甲状腺素能直接反映甲状腺功能，而且不受血中 TBG 变化的影响，对甲亢诊断较 T_3 和 T_4 更为准确。

3.甲状腺摄[131]碘（I）率测定

正常甲状腺 24 小时内摄的[131]碘量为总入量的 30％～40％，若摄[131]碘率增高，在 2 小时内超过总量的 25％，或 24 小时内超过总量的 50％，且吸[131]碘高峰较早出现，可提示有甲亢。

4.其他

B 超有利于分析甲状腺形态、腺体内结节数量，并可区分实质性或囊性结节；颈部 X 线吞钡透视或摄片可显示气管、食管有无受压变形或移位；核素扫描可评估甲状腺肿块良、恶性的倾向；心电图可反映心脏有无异常。血清钙磷测定有助于分析术后手足抽搐的原因。

（五）治疗要点及反应

甲亢的主要治疗方法有三种，应根据不同情况选用。

1.抗甲状腺药物治疗

通过抑制甲状腺激素的合成而发挥治疗作用。

2.放射性[131]I 治疗

利用亢进的甲状腺组织高度摄碘能力及[131]I 所释放的 β 射线对甲状腺组织自我毁损效应，减少甲状腺激素的分泌。

3.手术治疗

甲状腺大部切除术是目前治疗甲亢最常用而有效的方法，长期治愈率达 95％以上，主要

缺点是有一定的手术并发症,约有5%的患者术后甲亢复发,偶尔也可致甲状腺功能减退。常见术后并发症如下:

(1)呼吸困难和窒息:术后最危急的并发症。多发生在术后48小时内。临床表现为进行性呼吸困难、烦躁、发绀,甚至窒息。常见原因:①切口内出血形成血肿压迫气管。②喉头水肿。③术后气管塌陷。④双侧喉返神经损伤致声带处于内收状态,声门关闭。

(2)甲状腺危象:是甲亢手术治疗后危及生命的并发症之一。多数发生于术后12~36小时内。主要表现为发热(>39℃)、脉快而弱(>120次/分)、烦躁不安、谵妄,甚至昏迷,常伴有呕吐和水样便腹泻。常危及患者生命,应及时予以抢救治疗。其发生与术前准备不充分、甲亢症状未控制、肾上腺皮质功能减退及手术应激等有关。

(3)喉返神经损伤:主要是手术操作直接损伤引起,如切断、缝扎或牵拉过度等;少数由血肿压迫或瘢痕组织牵拉而引起。损伤的后果与损伤的性质(永久性或短暂性)和范围(单侧或双侧)有关。一侧喉返神经损伤会引起声嘶;两侧喉返神经损伤会发生两侧声带麻痹,引起失音或呼吸困难,甚至窒息。

(4)喉上神经损伤:多因切断或集束结扎所致。若损伤喉上神经外支(运动支),会使环甲肌麻痹,引起声带松弛,患者音调降低;损伤喉上神经内支(感觉支),患者喉部黏膜感觉障碍,进流质时,易误吸而诱发反射性呛咳。

(5)手足抽搐:手术时误伤甲状旁腺或其血液供应受损,导致具有升高和维持血钙水平的甲状旁腺素不能正常分泌,血钙浓度下降。多数患者症状轻而短暂,仅有面部或手足的强直感或麻木感;重者每日多次面肌和手足疼痛性痉挛,甚至喉、膈肌痉挛而窒息。

二、护理诊断及合作性问题

(1)焦虑:与担心手术及预后等有关。

(2)营养失调:低于机体需要量与机体高代谢状态下营养摄入相对不足有关。

(3)体像紊乱:与突眼和甲状腺肿大有关。

(4)潜在并发症:呼吸困难和窒息、甲状腺危象、喉返神经损伤、喉上神经损伤、手足抽搐等。

三、护理目标

患者情绪稳定,焦虑减轻;营养状况得到改善,体重恢复正常;手术后生命体征平稳,未发生并发症或发生时得到及时救护;能正确认识自我,注意修饰、改善形象,主动参与人际交往。

四、护理措施

(一)术前护理

1.一般护理

(1)提供安静轻松的环境:将患者安置在通风、安静的病室。室温稍低,色调和谐,避免患者精神刺激或过度兴奋,使患者得到充分的休息和睡眠。向同病室室友解释甲亢相关症状,取得同病室患者的体谅与理解,限制来访,减少外来刺激。必要时可给患者提供单人病室,以防患者间的互相干扰,避免情绪波动。

(2)患者因代谢率高,常感饥饿,为满足机体代谢亢进的需要,每天需供给患者5~6餐,鼓励其进食高热量、高蛋白质和富含维生素的均衡饮食。主食应足量,可适当增加奶类、蛋类、瘦肉类等优质蛋白以纠正负氮平衡,两餐之间增加点心。每日饮水2000~3000mL以补充出汗、腹泻、呼吸加快等所丢失的水分。但有心脏疾病的患者应避免大量摄水,以防水肿和心力衰竭。禁用对中枢神经有兴奋作用的浓茶、咖啡等刺激性饮料,戒烟酒。勿进食增加肠蠕动及易导致腹泻的富含纤维的食物。忌食海带、紫菜,海产品等含碘丰富的食物。

(3)卧位:睡眠时可采取侧卧颈部微曲位,以减轻肿大甲状腺对气管的压迫。

2.药物准备

术前通过药物降低基础代谢率是甲亢患者手术准备的重要环节。术前药物准备方法通常是开始即用碘剂,2~3周后待甲亢症状得到基本控制,表现为:患者情绪稳定,睡眠好转,体重增加;脉率<90次/分以下;基础代谢率<+20%后;腺体缩小变硬,便可进行手术。碘剂的作用在于抑制甲状腺素的释放,减少甲状腺血流,使甲状腺缩小变硬,有助避免术后甲状腺危象的发生。但因碘剂只能抑制甲状腺素的释放,而不能抑制甲状腺素的合成,停服后会导致储存于甲状腺滤泡内的甲状球蛋白大量分解,使原有甲亢症状再现,甚至加重。故碘剂不能单独治疗甲亢,仅用于手术前准备,凡不拟行手术治疗的甲亢患者均不宜服用碘剂。常用的碘剂是复方碘化钾溶液,每日3次口服,第1日每次3滴,第2日每次4滴,依此逐日递增至每次16滴止,然后维持此剂量至术日晨。由于碘剂可刺激口腔和胃黏膜,引起恶心、呕吐、食欲不振等不良反应,因此,护士可指导患者于饭后用冷开水稀释后服用,或在用餐时将碘剂滴在馒头或饼干上一同服用。

对于单用碘剂效果不佳的患者可先用硫脲类药物,待甲亢症状基本控制后停药,再单独服用碘剂1~2周,再行手术。因硫脲类药物能使甲状腺肿大充血,手术时极易发生出血,增加手术风险;而碘剂能减少甲状腺的血流量,减少腺体充血,使腺体缩小变硬,因此服用硫脲类药物后必须服用碘剂。

3.突眼护理

对眼睑不能闭合者必须注意保护角膜和结膜,经常点眼药水,防止干燥、外伤及感染,外出戴墨镜或使用眼罩以避免强光、风沙及灰尘的刺激。若患者不易或无法闭合眼睛时,应涂抗生素眼膏,并覆盖纱布或使用眼罩,预防结膜炎和角膜炎。

(二)术后护理

1.一般护理

(1)卧位:血压平稳后半卧位。

(2)饮食:对于清醒患者,可给予少量温水或凉水,若无呛咳、误咽等不适,可逐步给予微温流质饮食,注意过热可使手术部位血管扩张,加重创口渗血。以后逐渐过渡到半流质及高热量、高蛋白质和富含维生素的软食,以利切口早期愈合。

(3)严密病情观察:术后早期加强巡视和观察病情,每30分钟测量脉搏、呼吸、血压一次。保持呼吸道通畅,加强对甲状腺术后患者的呼吸节律、频率和发音状况的评估,以利早期发现并发症,一旦出现,立即通知医生,并配合急救。

2.术后并发症的护理

(1)呼吸困难和窒息:需急救处理。

急救准备:床边必须常规准备气管切开包、拆线包、氧气筒、吸痰设备及急救物品,以备急用。

急救配合:对因血肿压迫所致呼吸困难或窒息者,须立即配合医生进行床边抢救,即剪开缝线,敞开伤口,迅速除去血肿,结扎出血的血管。若患者呼吸仍无改善则需行气管切开、吸氧;待病情好转,再送手术室作进一步检查、止血和其他处理。对喉头水肿所致呼吸困难或窒息者,应立即遵医嘱应用大剂量激素,如地塞米松30mg静脉滴入。若呼吸困难无好转,可行环甲膜穿刺或气管切开。

(2)甲状腺危象:具体护理措施如下。

避免诱因:①做好充分的术前准备是避免术后甲状腺危象的最主要措施;②注意避免出现应激状态(感染、手术、放射性碘治疗等);③严重的躯体疾病(心力衰竭、脑血管意外、急腹症、重症创伤、败血症、低血糖等)及精神创伤;④口服过量甲状腺激素制剂;⑤手术中避免过度挤压甲状腺。

提供安静轻松的环境:保持病室安静,室温稍低,色调和谐,避免患者精神刺激或过度兴奋,使患者得到充分的休息和睡眠。必要时可给患者提供单人病室,以防患者间的互相干扰。

加强观察:术后早期加强巡视和观察病情,一旦出现甲状腺危象的征象,立即通知医生,并配合急救。

急救护理:具体如下。①碘剂:口服复方碘化钾溶液3～5mL,紧急时将10%碘化钠5～10mL加入10%葡萄糖500mL中静脉滴注,以降低循环血液中甲状腺素水平或抑制外周T_4转化为T_3。②氢化可的松:每日200～400mg,分次静脉滴注,以拮抗应激反应。③肾上腺素能阻滞剂:利舍平1～2mg,肌内注射;或普萘洛尔5mg,加入葡萄糖溶液100mL中静脉滴注,以降低周围组织对儿茶酚胺的反应。④降温:使用物理降温、药物降温和冬眠治疗等综合措施,使患者体温尽量维持在37℃左右。常用苯巴比妥钠100mg,或冬眠合剂Ⅱ号半量肌内注射,6～8小时1次。

(3)喉返和喉上神经损伤:具体护理措施如下。

喉返神经损伤:一侧喉返神经损伤所引起的声嘶,可由健侧声带过度地向患侧内收而好转;两侧喉返神经损伤导致的失音或严重的呼吸困难,需做气管切开。

喉上神经损伤:一般经理疗后可自行恢复。

术后鼓励患者发音,注意有无声调降低或声音嘶哑,以早期发现神经损伤的征象并对症护理。喉上神经内支受损者,因喉部黏膜感觉丧失致反射性咳嗽消失,患者在进食,尤其饮水时,易发生误咽和呛咳,故要加强对该类患者在饮食过程中的观察和护理,吞咽不可过快,并鼓励其多进食固体类食物。

(4)手足抽搐:症状轻者可口服葡萄糖酸钙或乳酸钙2~4g。重者发作时静脉注射10%葡萄糖酸钙10~20mL或氯化钙10~20mL;症状较重者,可加服维生素D_3,以促进钙在肠道的吸收;口服二氢速变固醇可迅速提高血钙含量,降低神经肌肉的兴奋性,效果较好。日常生活中适当限制肉类、乳品和蛋类等含磷较高食品的摄入,以减少钙的排出。

(三)心理护理

对患者和蔼、热情,介绍手术的必要性和方法,及手术前后配合的事项,消除患者的紧张心理。解释保持情绪稳定的必要性,帮助患者尽快适应环境。鼓励家属给予心理支持,保持愉快的生活氛围。护士在完善患者各项治疗、提供各项生活护理的同时,更要做好对患者的心理安慰,鼓励其树立起战胜疾病的勇气和信心,以良好的心态积极配合各项治疗和护理措施的顺利实施。

五、护理评价

(1)患者是否出现甲状腺危象,或已发生的甲状腺危象是否得到及时发现和治疗。

(2)患者术后生命体征是否稳定,有无呼吸困难和窒息、喉返和喉上神经损伤、手足抽搐等并发症出现,防治措施是否恰当及时;术后恢复是否顺利。

(3)患者的营养需求是否得到满足,体重是否维持在标准体重的$(100\pm10)\%$。

(4)患者眼结膜有无发生溃疡和感染,是否得到有效防治。

六、健康指导

(1)休息:劳逸结合,适当休息和活动,以促进各器官功能的恢复。

(2)饮食:选用高热量、高蛋白质和富含维生素的软食,以利切口愈合和维持机体代谢需求。

(3)心理调适:引导患者正确面对疾病、症状和治疗,合理控制自我情绪,保持精神愉快和心境平和。

(4)用药指导:使患者了解甲亢术后继续服药的重要性、方法并督促执行。

(5)随访患者:出院后应定期门诊复查甲状腺功能,若出现心悸、手足震颤、抽搐等症状时及时就诊。

第二节 腹外疝

腹腔内的脏器或组织连同腹膜壁层,经腹壁薄弱点或孔隙,向体表突出而形成的包块,称腹外疝。腹外疝根据其发生部位分为腹股沟疝(腹股沟斜疝、腹股沟直疝)、股疝、脐疝、切口疝、白线疝等。其中以腹股沟疝最多见,占全部腹外疝的 75%~90%。腹股沟疝男性发病率明显高于女性,两者之比为 15:1。

一、发病机制及分类

(一)病因

腹壁强度降低和腹内压力增高是腹外疝发病的两个主要原因。

1.腹壁强度降低

(1)先天性因素:在胚胎发育过程中,某些器官或组织穿过腹壁造成局部腹壁强度降低,如精索或子宫圆韧带穿过的腹股沟管,股动、静脉穿过的股环,脐血管穿过的脐环,以及腹股沟三角区均为腹壁薄弱区。

(2)后天性因素:因腹部手术切口愈合不良、腹壁外伤或感染造成的腹壁缺损以及年老体弱或过度肥胖造成的腹壁肌肉萎缩,均可导致腹壁强度降低。

2.腹内压力增高

是腹外疝形成的重要诱因。慢性咳嗽、便秘、排尿困难、腹水、妊娠、举重、婴儿经常啼哭等是引起腹内压力增高的常见原因。正常人虽时有腹内压增高情况,但若腹壁强度正常,则不至于发生疝。

(二)病理解剖

典型的腹外疝由疝环、疝囊、疝内容物和疝外被盖组成。

1.疝环

是腹壁的薄弱或缺损处,疝囊从疝环突出。通常以疝环所在的解剖部位为疝命名,如腹股沟疝、股疝、脐疝等。

2.疝囊

是壁腹膜从疝环向外突出所形成的囊袋状物,分为疝囊颈、疝囊体、疝囊底三部分,一般呈梨形或半球形。

3.疝内容物

是突入疝囊内的腹腔内脏器或组织,常见的是小肠及大网膜。

4.疝外被盖

指覆盖疝囊外表的腹壁各层组织,通常为筋膜、肌肉、皮下组织和皮肤。

(三)病理类型

1.可复性疝

当患者站立或腹内压增高时,疝内容物进入疝囊。平卧或用手推送疝块时,疝内容物很容易回纳腹腔,称可复性疝,临床上最为常见。

2.难复性疝

病程较长,疝内容物与腹壁发生粘连,致使内容物不能完全回纳腹腔,称为难复性疝,其内容物大多数是大网膜。少数病程长、疝环大的腹外疝,如果邻近腹腔间位脏器如盲肠或乙状结肠等也伴随小肠、网膜等滑入疝囊,则这些间位脏器就成为疝囊壁的一部分,这种疝称滑动性疝,也属于难复性疝。

3.嵌顿性疝和绞窄性疝

当腹内压力骤然升高时,较多的疝内容物强烈扩张疝环而进入疝囊,并随即被弹性回缩的疝环卡住,使疝内容物不能回纳腹腔,此时的疝就是嵌顿性疝。若嵌顿时间过久,疝内容物发生缺血坏死时,称为绞窄性疝。

二、治疗要点

腹股沟疝一般均应尽早施行手术治疗。

1.非手术治疗

半岁以下婴幼儿可暂不手术。可采用棉线束带或绷带压住腹股沟管深环,防止疝块突出。年老体弱或伴有其他严重疾病而禁忌手术者,白天可在回纳疝内容物后,将医用疝带一端的软压垫对着疝环顶住,阻止疝块突出。

2.手术治疗

基本原则是关闭疝门即内环口,加强或修补腹股沟管管壁。术前应积极处理引起腹内压力增高的情况,如慢性咳嗽、排尿困难、便秘等,否则术后易复发。疝手术主要可归为两大类,即单纯疝囊高位结扎术和疝修补术。①单纯疝囊高位结扎术:因婴幼儿的腹肌在发育中可逐渐强壮而使腹壁加强,单纯疝囊高位结扎常能获得满意的疗效,无须施行修补术;②疝修补术:成年腹股沟疝患者都存在程度不同的腹股沟管前壁或后壁的薄弱或缺损,只有在疝囊高位结扎后,加强或修补薄弱的腹股沟管前壁或后壁,治疗才彻底。常用的手术方法有传统的疝修补术、新兴的无张力疝修术及经腹腔镜疝修补术。

嵌顿性疝和绞窄性疝的处理有其特殊性,嵌顿性疝在下列情况下可先试行手法复位:①嵌顿时间在3～4小时内,局部压痛不明显,也无腹部压痛或腹肌紧张等腹膜刺激征者;②年老体弱或伴有其他较严重疾病而估计肠袢尚未绞窄坏死者;复位手法须轻柔,切忌粗暴;复位后还需严密观察腹部情况,如有腹膜炎或肠梗阻的表现,应尽早手术探查。除上述情况外,嵌顿性疝原则上需紧急手术治疗。绞窄性疝的内容物已坏死,更需手术。术前应纠正缺水和电解质紊乱。

三、常见护理诊断/问题

(1)焦虑:与疝块突出影响日常生活有关。

(2)知识缺乏:缺乏腹外疝成因、预防腹内压升高及术后康复知识。

(3)潜在并发症:术后阴囊水肿、切口感染。

四、护理目标

(1)患者能说出预防腹内压升高、促进术后康复的相关知识。

(2)患者焦虑程度减轻,配合治疗。

(3)患者并发症得到有效预防,或得到及时发现和处理。

五、护理措施

(一)术前护理

1.休息与活动

疝块较大者减少活动,多卧床休息;建议患者离床活动时使用疝带压住疝环口,避免腹腔内容物脱出而造成疝嵌顿。

2.病情观察

患者若出现明显腹痛,伴疝块突然增大、紧张发硬且触痛明显,不能回纳腹腔,应高度警惕嵌顿疝发生的可能,立即报告医生,并配合紧急处理。

3.消除引起腹内压升高的因素

择期手术的患者,若术前有咳嗽、便秘、排尿困难等内压升高的因素,应相应处理,控制症状后再手术。指导患者注意保暖,预防呼吸道感染;多饮水、多吃蔬菜等粗纤维食物,保持排便通畅。吸烟者应在术前两周戒烟。

4.术前训练

对年老、腹壁肌肉薄弱者、复发性疝的患者,术前应加强腹壁肌肉锻炼并练习卧床排便、使用便器等。

5.术前准备

(1)一般护理:术前备皮至关重要,既要剃净又要防止损伤皮肤,术日晨需再检查一遍有无毛囊炎等炎症表现,必要时应暂停手术。便秘者,术前晚灌肠,清除肠内积粪,防止术后腹胀及排便困难。患者进手术室前,嘱其排尿,以防术中误伤膀胱。

(2)特殊护理:嵌顿性疝及绞窄性疝患者多需急诊手术。除上述一般护理外,应予禁食、输液、抗感染,纠正水、电解质及酸碱平衡失调,必要时胃肠减压、备血。

(3)心理护理:向患者解释造成腹外疝的原因和诱发因素、手术治疗的必要性,了解患者的顾虑所在,尽可能地予以解除,使其安心配合治疗。

(二)术后护理

1.休息与活动

患者回病房后取平卧位,膝下垫一软枕,使髋关节微屈,以降低腹股沟区切口的张力和减少腹腔内压力,利于切口愈合和减轻切口疼痛。次日可改为半坐卧位。术后1～2日卧床期间鼓励床上翻身及两上肢活动,一般术后3～5日可考虑离床活动。采用无张力疝修补术的患者可早期离床活动。年老体弱、复发性疝、绞窄性疝、巨大疝等患者可适当延迟下床活动。

2.饮食护理

术后6～12小时,若无恶心、呕吐,可根据患者食欲进流食,逐步改为半流质、软食及普食。行肠切除吻合术者术后应禁食,待肠功能恢复后,方可进食。

3.病情观察

注意体温和脉搏的变化,观察切口有无红、肿、疼痛,阴囊部有无出血、血肿。

4.伤口护理

术后切口一般不需加沙袋压迫,但如有切口血肿,应予适当加压。保持切口敷料清洁、干燥不被大小便污染,预防切口感染。

5.预防腹内压升高

术后仍需注意保暖,防止受凉引起咳嗽;指导患者在咳嗽时用手掌扶持、保护切口,在增加腹压(如咳嗽动作)时用手掌稍加压于切口。保持排便通畅。便秘者给予通便药物,避免用力排便。因麻醉或手术刺激引起尿潴留者,可肌内注射卡巴胆碱或针灸,促进膀胱平滑肌的收缩,必要时导尿。

6.预防并发症

为避免阴囊内积血、积液和促进淋巴回流,术后可用丁字带托起阴囊,并密切观察阴囊肿胀情况,预防阴囊水肿。切口感染是引起疝复发的主要原因之一。绞窄性疝行肠切除、肠吻合术,易发生切口感染。术后须应用抗生素,及时更换污染或脱落的敷料,一旦发现切口感染征象,应尽早处理。

(三)健康指导

(1)活动指导:患者出院后应逐渐增加活动量,3个月内应避免重体力劳动或提举重物等。

(2)预防复发:减少和消除引起腹外疝复发的因素,并注意避免增加腹内压的动作,如剧烈咳嗽、用力排便等,防止术后复发。调整饮食习惯,保持排便通畅。

(3)出院指导:定期随访,若疝复发,应及早诊治。

第三节　肠梗阻

肠内容物不能正常运行、顺利通过肠道,称为肠梗阻,是外科常见的急腹症。

一、病因及发病机制

1.根据肠梗阻发生的基本原因分类

(1)机械性肠梗阻:最常见的类型。这是由于各种原因导致的肠腔缩窄和肠内容物通过障碍。主要原因有:①肠腔内堵塞:如寄生虫、粪石、异物、结石等。②肠管外受压:如粘连带压迫、肠管扭转、嵌顿疝或受肿瘤压迫等。③肠壁病变:如肿瘤、炎症性狭窄、先天性肠道闭锁等。

（2）动力性肠梗阻：是由于神经反射或毒素刺激引起肠壁肌肉功能紊乱，使肠蠕动丧失或肠管痉挛，以致肠内容物无法正常通行，但肠管本身无器质性肠腔狭窄。可分为麻痹性肠梗阻和痉挛性肠梗阻两种类型。麻痹性肠梗阻较常见，见于急性弥漫性腹膜炎、腹部大手术，腹膜后血肿或感染等。痉挛性肠梗阻较少，可见于肠道功能紊乱、慢性铅中毒或尿毒症。

（3）血运性肠梗阻：由于肠系膜血管栓塞或血栓形成，使肠管血运障碍，继而发生肠麻痹，使肠内容物不能运行，随着人口老龄化，动脉硬化等疾病增多，此类肠梗阻亦比较常见。

2.根据肠壁有无血运障碍分类

（1）单纯性肠梗阻：只有肠内容物通过受阻，而无肠管血运障碍。

（2）绞窄性肠梗阻：指梗阻伴有肠壁血运障碍，可因肠系膜血管受压、血栓形成或栓塞等引起。

3.其他分类

按梗阻的部位，肠梗阻可分为高位（如空肠上段）和低位（如回肠末段和结肠）两种。按梗阻的程度，可分为完全性和不完全性肠梗阻。按发展过程的快慢，分为急性和慢性肠梗阻。

二、病理生理

各种类型肠梗阻的病理变化不全一致。

1.肠管局部的变化

（1）肠蠕动增强：单纯性机械性肠梗阻一旦发生，梗阻以上肠蠕动增强，以克服肠内容物通过障碍。

（2）肠腔积气、积液、扩张：液体主要来自胃肠道分泌液；气体大部分是咽下的空气，部分由血液弥散至肠腔内和肠道内容物经细菌分解或发酵产生。梗阻以上肠腔因气体和液体的积聚而扩张、膨胀。梗阻部位愈低，时间愈长，肠膨胀愈明显。梗阻以下肠管瘪陷、空虚或仅存积少量粪便。

（3）肠壁充血水肿、血运障碍：肠管膨胀，肠壁变薄，肠腔压力升高到一定程度时可使肠壁血运障碍。最初为静脉回流受阻，肠壁的毛细血管及小静脉淤血，肠壁充血、水肿、增厚、呈暗红色。由于组织缺氧，毛细血管通透性增加，肠壁上有出血点，并有血性渗出液渗入肠腔和腹腔。继而出现动脉血运受阻，血栓形成，肠壁失去活力，肠管呈紫黑色，腹腔内出现带有粪臭的渗出物。肠管最终可因缺血坏死而破溃、穿孔。

2.全身性改变

（1）水、电解质、酸碱平衡失调：正常情况下胃肠道每日约有 8000mL 的分泌液，分泌液绝大部分被再吸收。高位肠梗阻时，由于不能进食及频繁呕吐，丢失大量胃肠道液，使水分及电解质大量丢失；低位肠梗阻时，胃肠道液体不能被吸收而潴留在肠腔内。此外，肠管过度膨胀，影响肠壁静脉回流，使肠壁水肿和血浆向肠壁、肠腔和腹腔渗出。肠绞窄存在时，会丢失大量血液。从而造成严重的缺水，血容量减少和血液浓缩，以及酸碱平衡失调。十二指肠梗阻，可因丢失大量氯离子和酸性胃液而产生碱中毒。一般小肠梗阻，丧失的体液多为碱性或中性，钠、钾离子的丢失较氯离子多,以及酸性代谢物增加,可引起严重的代谢性酸中毒。

(2)感染和中毒:梗阻以上的肠腔内细菌大量繁殖,产生多种强烈毒素。由于肠壁血运障碍、通透性改变,细菌和毒素渗入腹腔,可引起严重的腹膜炎和脓毒症。

(3)休克和多器官功能障碍:严重水、电解质紊乱以及酸碱平衡失调、细菌感染、中毒等,可引起严重休克。肠腔高度膨胀,腹压增高,膈肌上升,影响肺内气体交换,腹式呼吸减弱,同时阻碍下腔静脉血液回流,而致呼吸、循环功能障碍。

三、护理评估

(一)健康史

评估患者的一般情况,发病前有无体位及饮食不当、饱餐后剧烈运动等诱因;有无腹部手术或外伤史,有无各种急慢性肠道疾病病史及个人卫生史等。

(二)身体状况

1.症状

肠梗阻的四大典型症状是腹痛、呕吐、腹胀和肛门排气、排便停止。

(1)腹痛:单纯性机械性肠梗阻表现为阵发性腹部绞痛;绞窄性肠梗阻表现为持续性疼痛,阵发性加剧;麻痹性肠梗阻腹痛特点为全腹持续性胀痛;肠扭转所致闭袢性肠梗阻多为突发性持续性腹部绞痛伴阵发性加剧。

(2)呕吐:呕吐与肠梗阻的部位、类型有关。肠梗阻早期,呕吐多为反射性,呕吐物以胃液及食物为主。高位肠梗阻呕吐出现早而频繁,呕吐物为胃及十二指肠内容物、胆汁等;低位肠梗阻呕吐出现晚,呕吐物为粪样物;绞窄性肠梗阻呕吐物为血性或棕褐色液体;麻痹性肠梗阻呕吐呈溢出性。

(3)腹胀:腹胀程度与梗阻部位有关,症状发生时间较腹痛和呕吐略迟。高位肠梗阻腹胀程度轻,低位肠梗阻腹胀明显。

(4)肛门排气、排便停止:完全性肠梗阻出现肛门停止排气、排便。但高位完全性肠梗阻早期,可因梗阻部位以下肠内有粪便和气体残存,仍存在排气、排便。绞窄性肠梗阻如肠套叠、肠系膜血管栓塞或血栓形成可排出血性黏液样便。

2.体征

(1)腹部体征

①视诊:腹式呼吸减弱或消失。单纯机械性肠梗阻常可见肠型及肠蠕动波,腹痛发作时更明显。肠扭转可见不对称性腹胀;麻痹性肠梗阻腹胀明显,呈全腹部均匀性膨胀。

②触诊:单纯性肠梗阻腹壁软,可有轻度压痛;绞窄性肠梗阻有腹膜刺激征,压痛性包块(绞窄的肠袢);蛔虫性肠梗阻常在腹中部扪及条索状团块。

③叩诊:呈鼓音。绞窄性肠梗阻腹腔有渗液时,叩诊有移动性浊音;麻痹性肠梗阻全腹呈鼓音。

④听诊：机械性肠梗阻时肠鸣音亢进，有气过水声或金属音。麻痹性肠梗阻肠鸣音减弱或消失。

（2）全身表现：单纯性肠梗阻早期可无全身表现，梗阻晚期或绞窄性肠梗阻者，可有脱水、代谢性酸中毒体征，甚至体温升高、呼吸浅快、脉搏细速、血压下降等中毒和休克征象。

（三）心理-社会状况

评估患者对疾病的认知程度，有无接受手术治疗的心理准备。了解患者的家庭、社会支持情况。

（四）辅助检查

1.X 线检查

机械性肠梗阻，腹部立位或侧卧透视、摄片可见多个气液平面及胀气肠祥；绞窄性肠梗阻可见孤立的胀气肠祥。

2.实验室检查

（1）血常规：肠梗阻患者出现脱水、血液浓缩时可出现血红蛋白含量、红细胞比容及尿比重升高。绞窄性肠梗阻多有白细胞计数及中性粒细胞比例的升高。

（2）血气分析及血生化检查：血气分析、血清电解质检查，有助于水、电解质及酸碱平衡失调的判断。

（五）治疗要点与反应

肠梗阻的治疗原则是尽快解除梗阻，纠正全身生理紊乱，防止感染，预防并发症。

1.非手术疗法

禁食、胃肠减压；纠正水、电解质和酸碱平衡失调，必要时可输血浆或全血；及时使用抗生素防治感染；解痉、止痛。

2.手术治疗

适用于各种绞窄性肠梗阻、肿瘤及先天性肠道畸形引起的肠梗阻及非手术疗法不能缓解的肠梗阻。常用的手术方式有肠粘连松解术、肠套叠或肠扭转复位术、肠切除吻合术、肠短路吻合术、肠造口或肠外置术等。

（六）几种常见的机械性肠梗阻

1.粘连性肠梗阻

粘连性肠梗阻是肠粘连或肠管被粘连带压迫所致的肠梗阻，较为常见，多为单纯性不完全性肠梗阻，主要是由于腹部手术、炎症、创伤、出血、异物等所致。多数患者采用非手术疗法可缓解，如非手术治疗无效或发生绞窄性肠梗阻时，应及时手术治疗。

2.蛔虫性肠梗阻

由于蛔虫聚集成团并刺激肠管痉挛致肠腔堵塞，多见于 2～10 岁儿童，常见诱因为驱虫不当。主要表现为阵发性脐周疼痛，伴呕吐，腹胀不明显。腹部可扪及条索状团块。单纯性蛔虫堵塞多采取非手术治疗，如无效或并发肠扭转、腹膜炎，应行手术治疗。

3.肠扭转

肠扭转是指一段肠管沿其系膜长轴旋转而形成的闭袢性肠梗阻,常发生在小肠,其次是乙状结肠。①小肠扭转:多见于青壮年,常在饱餐后立即进行剧烈运动时发病,主要表现为突发腹部绞痛,呈持续性伴阵发性加剧,呕吐频繁,腹胀不明显。②乙状结肠扭转:多见于老年人,常有便秘史,主要表现为腹部绞痛,明显腹胀,呕吐不明显,X线钡剂灌肠可见"鸟嘴状"阴影。肠扭转可在短时间内发生绞窄、坏死,一经诊断,急诊手术治疗。

4.肠套叠

肠套叠是指一段肠管套入与其相连的肠管内,好发于2岁以下的婴幼儿,以回结肠型最多见。典型表现为阵发性腹痛、果酱样血便和腊肠样肿块(多位于右上腹)。X线空气或钡剂灌肠可见"杯口状"或"弹簧状"阴影。早期肠套叠可试行空气灌肠复位。无效者或病程超过48小时,疑有肠坏死或肠穿孔者,行手术治疗。

四、护理诊断及合作性问题

(1)急性疼痛:与肠蠕动增强或肠壁缺血有关。

(2)体液不足:与频繁呕吐、肠腔内大量积液及胃肠减压有关。

(3)潜在并发症:肠坏死、肠穿孔、急性腹膜炎、休克、多器官功能衰竭等。

五、护理目标

使患者腹痛得到缓解;体液得到补充;并发症得到有效预防。

六、护理措施

(一)心理护理

向患者介绍治疗的方法及意义,消除患者的焦虑和恐惧心理,鼓励患者及家属配合治疗。

(二)非手术疗法及手术前护理

1.一般护理

(1)饮食:禁食,梗阻解除后根据病情可进少量流质饮食,再逐步过渡到普通饮食。

(2)休息与体位:卧床休息,无休克、生命体征稳定者取半卧位。

2.病情观察

非手术疗法期间应密切观察患者生命体征、腹部症状和体征,辅助检查的结果。准确记录24小时出入液量,高度警惕绞窄性肠梗阻的发生。出现下列情况者高度怀疑发生绞窄性肠梗阻的可能:①起病急,腹痛持续而固定,呕吐早而频繁;②腹膜刺激征明显,体温升高、脉搏增快、血白细胞计数升高;③病情发展快,感染中毒症状重,休克出现早或难纠正;④腹胀不对称,腹部触及压痛包块;⑤移动性浊音或气腹征阳性;⑥呕吐物、胃肠减压物、肛门排泄物或腹腔穿刺物为血性;⑦X线显示孤立、胀大的肠袢,不因时间推移而发生位置的改变,或出现假肿瘤样阴影。

3.治疗配合

(1)胃肠减压:清除肠内的积气、积液,有效缓解腹胀、腹痛。胃肠减压期间保持引流管通畅,若抽出血性液体,应高度怀疑发生绞窄性肠梗阻。

(2)维持水、电解质及酸碱平衡:遵医嘱输液,合理安排输液的种类和量。

(3)防治感染:遵医嘱应用抗生素。

(4)解痉止痛:单纯性肠梗阻可肌内注射阿托品以减轻腹痛,禁用吗啡类止痛剂,以免掩盖病情。

(三)手术后护理

1.卧位

病情平稳后取半卧位。

2.禁食、胃肠减压

术后禁食,通过静脉输液补充营养。当肛门排气后,即可拔除胃管,并逐步恢复饮食。

3.病情观察

观察生命体征、腹部症状和体征的变化、伤口敷料及引流管情况,及早发现术后腹腔感染、切口感染等并发症。

4.预防感染

遵医嘱应用抗菌药。

5.早期活动

术后应鼓励患者早期活动,以利于肠蠕动功能恢复,防止肠粘连。

七、护理评价

患者腹痛是否减轻和缓解;体液丢失是否得到纠正;出血是否得到有效控制;循环血容量是否得到补充;并发症是否得到预防。

八、健康指导

摄入营养丰富、易消化的食物,少食刺激性强的食物。注意饮食及个人卫生,饭前、便后洗手,不吃不洁食品。饭后忌剧烈活动。加强自我监测,若出现腹痛、腹胀、呕吐等不适,及时就诊。

第四节　急性阑尾炎

一、解剖生理概要

阑尾远端为盲肠,体表投影在麦氏点(即右髂前上棘与脐连线中外 1/3 交界处)。阑尾基底部与盲肠关系恒定,可随盲肠位置而变异。阑尾动脉属无侧支循环的终末动脉,当血运障碍时,易致阑尾坏死。阑尾静脉血液汇入门静脉,阑尾炎症时,菌栓脱落可引起门静脉炎和肝脓肿。

二、病因与发病机制

急性阑尾炎是指阑尾发生的急性炎症反应,是常见的外科急腹症之一,以青壮年多见,男性发病率高于女性。由于阑尾管腔细长,开口较小,容易被食物残渣、粪石及蛔虫等因素导致管腔梗阻,致病菌繁殖侵入阑尾而引起感染,也可由其他急性肠道感染蔓延而致。根据病理生理将急性阑尾炎分为急性单纯性阑尾炎、急性化脓性阑尾炎、坏疽性及穿孔性阑尾炎、阑尾周围脓肿四种病理类型。急性阑尾炎的转归则有炎症消退、炎症局限化、炎症扩散三种结局。

三、护理评估

(一)健康史

患者既往有无类似发作史;发病前有无急性肠炎等诱因;成年女性患者应了解有无停经、月经过期、妊娠等。

(二)身体状况

1.常见症状

(1)腹痛:典型症状为转移性右下腹痛。腹痛多开始于上腹部或脐周,数小时后转移并固定于右下腹,70%～80%的急性阑尾炎患者具有此典型症状;少部分患者发病开始即表现为右下腹痛。不同类型的阑尾炎其腹痛特点也有差异。如:单纯性阑尾炎表现为轻度隐痛;化脓性阑尾炎呈阵发性胀痛和剧痛;坏疽性阑尾炎呈持续性剧烈腹痛;穿孔性阑尾炎因阑尾腔内压力骤减,腹痛可暂时减轻,但出现腹膜炎后,腹痛又会持续加剧。

(2)胃肠道症状:早期有反射性恶心、呕吐,部分患者有便秘或腹泻。例如,盆位阑尾炎时,炎症刺激直肠和膀胱,引起排便次数增多、里急后重及尿痛。

(3)全身表现:多数患者早期仅有乏力、低热。炎症加重可有全身中毒症状,如寒战、高热、脉搏快、烦躁不安或反应迟钝等。若发生化脓性门静脉炎,则出现寒战、高热和轻度黄疸。

2.体征

(1)右下腹固定压痛:急性阑尾炎的重要体征。压痛点通常位于麦氏点,亦可随阑尾位置变异而改变,但始终表现为一个固定位置的压痛。压痛的程度与炎症程度相关,若阑尾炎症扩散,压痛范围亦随之扩大,但压痛点仍以阑尾所在部位最明显。

(2)腹膜刺激征:提示阑尾已化脓、坏疽或穿孔等。但在特殊年龄阶段、体质较弱及阑尾位置变化的患者,如小儿、老人、孕妇、肥胖、虚弱者及盲肠后位阑尾炎等,腹膜刺激征可不明显。

(3)右下腹肿块:查体如发现右下腹饱满,可触及一个压痛性肿块,固定、边界不清,应考虑阑尾炎性肿块或阑尾周围脓肿的诊断。

(4)其他体征:①结肠充气试验:患者仰卧位,检查者右手压迫左下腹,再用左手挤压近侧结肠,结肠内气体可传至盲肠和阑尾,引起右下腹疼痛者为阳性。②腰大肌试验:患者左侧卧位,右大腿后伸,引起右下腹疼痛为阳性,提示阑尾位于盲肠后位或腰大肌前方。③闭孔内肌试验:患者仰卧位,将右髋和右膝均屈曲 $90°$,然后被动向内旋转,引起右下腹疼痛者为阳性,提示阑尾位置靠近闭孔内肌。④直肠指诊:盆位阑尾炎或阑尾炎症波及盆腔时可有直肠右前方触痛;若形成盆腔脓肿可触及痛性包块。

(三)心理-社会状况

了解患者及家属对阑尾炎及手术的认知程度;妊娠期患者及其家属对胎儿风险的认知程度、心理承受能力。

(四)辅助检查

实验室检查:血常规检查可见白细胞计数和中性粒细胞比例增高。

(五)治疗要点及反应

绝大多数急性阑尾炎一旦确诊,应及时行阑尾切除术。非手术治疗适用于诊断不甚明确且症状比较轻者,如早期单纯性阑尾炎。阑尾周围脓肿先行非手术治疗,待肿块缩小局限,体温正常,3 个月后,再行手术切除阑尾。

四、护理诊断及合作性问题

(1)急性疼痛:与阑尾炎症、手术创伤有关。

(2)体温过高:与化脓感染有关。

(3)潜在并发症:急性腹膜炎、门静脉炎、术后内出血、术后切口感染、术后粘连性肠梗阻、术后粪瘘等。

五、护理目标

患者的腹痛得到缓解;体温恢复正常;并发症得到预防。

六、护理措施

(一)术前护理

(1)病情观察:加强巡视,观察患者精神状态,定时测量体温、脉搏、血压和呼吸;观察患者的腹部症状和体征,尤其注意腹痛的变化。患者体温一般低于 38℃,高热则提示阑尾穿孔;若患者腹痛加剧,出现腹膜刺激征,应及时通知医师。

(2)对症处理:疾病观察期间,患者禁食;按医嘱静脉输液,保持水、电解质平衡,应用抗生素控制感染。为减轻疼痛,患者可取半坐卧位,使腹肌松弛,减轻腹部张力,缓解疼痛。禁服泻药及灌肠,以免肠蠕动加快,增高肠内压力,导致阑尾穿孔或炎症扩散。诊断未明确之前禁用镇静止痛剂如吗啡等,以免掩盖病情。

(3)术前准备:做好血、尿、便常规,出凝血时间以及肝、肾、心、肺功能等检查。清洁皮肤。遵医嘱行手术区备皮。做好药物过敏试验并记录。嘱患者术前禁食 12 小时,禁饮 4 小时,按手术要求准备麻醉床、氧气及监护仪等用物。

(4)心理护理:在与患者和家属建立良好沟通的基础上,做好解释安慰工作,稳定患者的情绪,减轻其焦虑;向患者和家属介绍有关急性阑尾炎的知识,讲解手术的必要性和重要,提高他们的认识,消除不必要的紧张和担忧,使之积极配合治疗和护理。

(二)术后护理

积极配合治疗和护理。

1.一般护理

(1)体位与活动:患者回病房后,应根据不同麻醉,选择适当体位。6 小时后,血压、脉搏平稳者,改为半坐卧位,利于呼吸和引流。鼓励患者术后在床上翻身、活动肢体,术后 24 小时可起床活动,促进肠蠕动恢复,防止肠粘连,同时可增进血液循环,加速伤口愈合。老年患者术后注意保暖,经常拍背帮助咳嗽,预防坠积性肺炎。

(2)饮食护理:患者手术当日禁食,经静脉补液。待肠蠕动恢复后,逐步恢复饮食。正常情况下,若进食后无不适,第 3～4 日可进易消化的普食。少数病情重的坏疽、穿孔性阑尾炎,术后饮食恢复较缓慢。

(3)病情观察:密切监测生命体征及病情变化,遵医嘱定时测量体温、脉搏、血压及呼吸,并准确记录;加强巡视,倾听患者的主诉,观察患者腹部体征的变化,尤其注意观察有无粘连性肠梗阻、腹腔感染或脓肿等术后并发症的表现,及时发现异常,通知医生并积极配合治疗。

2.切口和引流管的护理

保持切口敷料清洁、干燥,及时更换渗血、渗液污染的敷料;观察切口愈合情况,及时发现出血的征象。对于腹腔引流的患者,应妥善固定引流管,防止扭曲、受压,保持通畅;经常从近端至远端方向挤压引流管,防止因血块或脓液而造成引流管的堵塞;观察并记录引流液的量、颜色、性状等。当引流液量逐渐减少、颜色逐渐变淡至浆液性,患者体温及血常规正常,可考虑拔管。

3.用药护理

遵医嘱术后应用有效抗生素,控制感染,防止并发症发生。

4.并发症的预防和护理

(1)切口感染:是阑尾术后最常见的并发症。多见于化脓或穿孔性急性阑尾炎,表现为术后 2~3 日体温升高,切口胀痛或跳痛,局部红肿、压痛等,可先行试穿抽出脓汁,或于波动处拆除缝线,排出脓液,放置引流,定期换药。手术中加强切口保护、排出脓液,放置引流,定期换药。手术中加强切口保护、彻底止血、消灭无效腔等措施可预防切口感染。

(2)粘连性肠梗阻:较常见的并发症。病情重者须手术治疗。术后患者早期离床活动可预防此并发症。

5.心理护理

术后给予患者和家属心理上的支持,解释术后恢复过程,术后疼痛、各种治疗的意义,以及积极配合治疗和护理对康复的意义。

(三)健康指导

(1)知识宣教:对于非手术治疗的患者,应向其解释禁食的目的和重要性,教会患者自我观察腹部症状和体征变化的方法。

(2)饮食与活动指导:对于手术治疗的患者,指导患者术后饮食的种类及量,鼓励患者循序渐进,避免暴饮暴食;向患者介绍术后早期离床活动的意义,鼓励患者尽早下床活动,促进肠蠕动恢复,防止术后肠粘连。

(3)出院指导:若出现腹痛、腹胀等不适,应及时就诊。

第九章　妇产科常见疾病的护理

第一节　流　产

流产是指妊娠于 28 周前终止,胎儿体重在 1000g 以下者。根据流产发生的时间,可将流产分为早期流产和晚期流产。妊娠 12 周以前流产称为早期流产,12 周以后称为晚期流产。根据流产的方式不同,又分为自然流产和人工流产。自然流产发生率占全部妊娠的 15％左右,多数为早期流产。

一、病　因

1.遗传因素

染色体异常是自然流产最常见的原因,包括染色体结构和数目异常。早期流产中染色体异常占 50％～60％。

2.环境因素

影响妊娠的外界因素很多,包括有毒物质、铅、汞、化疗药物、农药,还有放射线、高温等。

3.母体因素

包括母体全身性疾病,如严重的心脏病、糖尿病、甲状腺功能低下、急性传染病等;还包括生殖器官异常,如生殖器畸形、子宫肌瘤、宫颈机能不全等;内分泌疾病如黄体功能不全、甲状腺功能低下等均可引起流产;妊娠期腹部手术操作也可以诱发流产。

4.免疫因素

指妊娠后由于母儿双方免疫不适应而导致母体排斥胎儿以致发生流产。常见免疫因素如抗心磷脂综合征可导致胎盘局部血栓的形成,导致胎盘功能不全而流产。母儿血型不合常引起晚期流产。

5.其他因素

外伤、精神刺激等均可引起流产。

二、护理评估

(一)健康史

询问孕妇停经时间、有无早孕反应、阴道流血的情况及腹痛情况,有无妊娠物排出等,此外,还应全面了解妊娠期间有无全身性疾病、生殖器官疾病、内分泌功能失调及有无接触有害物质等。

(二)身体状况

流产孕妇的主要症状是阴道流血和下腹痛。根据就诊时的表现不同,流产可分为以下类型:

1.先兆流产

表现为有停经及早孕反应,之后有阴道流血,量少于既往月经量,色红,无痛或轻微下腹痛,伴有下坠感及腰酸痛。妇科检查宫颈口未开,子宫大小与停经月份相符。

2.难免流产

又称不可避免流产,指流产已不可避免,多由先兆流产发展而来,腹痛加重,阴道流血量增多,胎膜已破或未破。妇科检查宫颈口已开,子宫与停经月份相符或略小,可能在宫颈内口触及胚胎组织。

3.不全流产

指部分妊娠物已排出,尚有部分组织残留在宫腔,影响子宫收缩,阴道流血不止,可因流血过多而导致休克。妇科检查宫颈口已开,有大量血液自宫腔内流出,有时见妊娠组织堵塞子宫颈口。一般子宫小于停经月份,但如果宫腔内积血,子宫可增大。

4.完全流产

指妊娠物完全排出,阴道流血停止或仅见少量流血,腹痛消失。妇科检查宫颈口关闭,子宫略大或正常大小。

5.稽留流产

指胚胎或胎儿已死亡滞留在宫腔内尚未自然排出者。早期妊娠时表现正常,胎儿死亡后子宫不继续增长,甚至缩小。胎儿死亡时间过久可导致严重的凝血功能障碍。

6.习惯性流产

指自然流产连续发生3次或以上者。往往每次流产发生在同一妊娠月份,其临床过程与一般流产相同。

7.感染性流产

在各种类型的流产过程中,若阴道流血时间过长、不全流产或非法堕胎等,均可能引起宫腔内感染,严重时可并发盆腔炎、腹膜炎、败血症及感染性休克等,称为感染性流产。如不及时治疗,感染可扩散到盆腔、腹腔或全身,引起盆腔炎、腹膜炎、败血症及感染性休克等。

(三)心理-社会状况

评估孕妇及家属对流产的看法、心理感受和情绪的反应,评估家庭成员对孕妇的心理支持是否有力。

(四)辅助检查

根据不同流产阶段选择相应的检查。常用的有妊娠试验、hCG测定、B超。稽留流产需检查血常规、出凝血时间、凝血酶原时间、血小板计数等。

（五）处理要点

1.先兆流产

应给予保胎治疗,治疗后一般可继续妊娠。若治疗 2 周,症状仍不见缓解或反而加重,B超检查发现胚胎发育异常,hCG 测定持续不升或反而下降,则表明流产不可避免,应终止妊娠。

2.难免流产和不全流产

一旦确诊,应及时行吸宫术或钳刮术,清除宫腔内残留组织,以防大出血和感染。当胎儿及胎盘排出后,需检查排出是否完全,必要时行刮宫术。

3.完全流产

如无感染征象,一般不需作特殊处理。

4.稽留流产

一旦确诊,应尽早促使胚胎及胎盘组织完全排出。处理前应常规检查凝血功能,并连用雌激素 3 日,提高子宫肌对缩宫素的敏感性,防止并发症的发生。子宫小于 12 孕周者,可行刮宫术;子宫大于 12 孕周者,应静脉滴注缩宫素(5～10 单位加于 5％葡萄糖液 500mL 内),也可用前列腺素或其他方法等进行引产。若凝血功能障碍,应尽早使用肝素、纤维蛋白原及输血等。待凝血功能好转后,再行引产或刮宫。

5.习惯性流产

应查明原因,针对病因进行治疗。如宫颈内口松弛者于妊娠前做宫颈内口修补术,若已妊娠,最好于妊娠 13～20 周行宫颈内口环扎术,术后定期随诊,提前住院,待分娩开始之前拆除缝线;黄体功能不全者可肌内注射黄体酮或 hCG,至妊娠 8 周后停止。原因不明习惯性流产可试行免疫治疗。

6.感染性流产

应积极控制感染,若阴道流血不多,使用广谱抗生素 2～3 日,待感染控制后再行刮宫。若阴道流血量多,静脉滴注广谱抗生素和输血的同时,用卵圆钳将宫腔内残留组织夹出,使出血减少,术后继续应用抗生素,待感染控制后再彻底刮宫。

三、护理诊断

(1)有组织灌注量改变的危险:与出血有关。

(2)有感染的危险:与反复出血致机体免疫力下降或宫腔内有残留组织有关。

(3)预感性悲哀:与即将失去胚胎或胎儿有关。

(4)潜在并发症:出血性休克。

四、护理目标

(1)孕妇出血停止。

(2)孕妇没有出现感染。

(3)孕妇能顺利度过悲伤期。

(4)孕妇发生休克及时得到救治和护理。

五、护理措施

(一)一般护理

观察生命体征;合理饮食,加强营养;先兆流产孕妇应绝对卧床休息,流产合并感染患者取半卧位;每日 2 次常规用消毒液擦洗会阴,使用消毒会阴垫,大小便后及时清理,保持外阴清洁干燥,必要时使用抗生素预防感染;提供生活护理。

(二)病情观察

密切观察孕妇腹痛的部位、性质、程度等;观察阴道流血量、性质、颜色气味等,注意有无组织排出;监测血常规及体温变化,及早识别感染。

(三)急救护理

对流产合并失血性休克的患者,立即采取平卧、吸氧、保暖、监测生命体征、估计失血量等护理措施,迅速建立静脉通道,做好输液输血的准备,及时配合完成相关检查,做好手术准备,密切观察病情变化,做好急救、护理记录。

(四)治疗配合

难免流产及不全流产一经确诊,应及时做好术前、术中及术后护理。做好吸宫或钳刮术的器械及患者准备;术中监测生命体征的变化,配合手术操作;术后观察阴道流血及子宫收缩情况,监测血压、脉搏及体温的变化,刮出的组织送病理检查。

(五)心理护理

流产的发生对孕妇是难以接受的现实,护士应注意观察孕妇的情绪变化,加强心理护理,进行开放性沟通,鼓励孕妇表达其内心感受,宣泄悲伤情绪,重视鼓励家属及朋友给予心理、社会支持,稳定孕妇情绪,积极配合治疗。

(六)健康教育

流产终止妊娠者,应遵医嘱按时用药,保持外阴清洁,禁止盆浴及性生活一个月。若阴道流血时间长,或伴有腹痛、发热等,应及时就诊。讨论此次流产的原因,讲解流产的相关知识,为再次妊娠做好准备。子宫颈内口松弛者应在未妊娠前做子宫颈内口松弛修补术或妊娠14~16周行子宫颈内口缝扎术。

第二节　异位妊娠

受精卵在子宫腔以外着床称为异位妊娠,习惯上称为宫外孕,包括输卵管妊娠、卵巢妊娠、腹腔妊娠、子宫颈妊娠、阔韧带妊娠等。异位妊娠是妇产科常见急腹症,其发病率约为1%,并有逐年增高趋势,是孕产妇的主要死亡原因之一。其中以输卵管妊娠最为常见,占异位妊娠的95%左右。

一、概述

(一)病因

1.输卵管炎

输卵管炎是输卵管妊娠的主要原因。输卵管黏膜炎可使黏膜皱褶粘连,管腔变窄或纤毛缺损,导致受精卵运行受阻而于该处着床;输卵管周围炎可导致输卵管周围粘连、输卵管扭曲、管腔狭窄、蠕动减弱等,影响受精卵运行。

2.输卵管发育不良或功能异常

输卵管过长、肌层发育差、黏膜纤毛缺乏等,均是导致输卵管妊娠的原因。输卵管功能异常如蠕动、纤毛活动及上皮细胞的分泌功能异常,也可影响受精卵的正常运行。

3.输卵管手术史

输卵管绝育史及手术史,输卵管绝育术后再通手术等,其输卵管妊娠的发生率为10%～20%。

4.辅助生殖技术

现代辅助生殖技术的应用,使输卵管妊娠的发生率增加,既往少见的异位妊娠,如卵巢妊娠、子宫颈妊娠、腹腔妊娠的发生率增加。

5.避孕失败

子宫内节育器避孕失败,发生异位妊娠的机会较大。

6.其他

子宫肌瘤或卵巢肿瘤、输卵管周围肿瘤及子宫内膜异位症、内分泌失调、神经精神因素等,均可导致受精卵着床于输卵管。

(二)病理

由于输卵管管腔小、管壁薄、缺乏黏膜下组织,受精卵着床后,不利于胚胎的生长发育,当输卵管妊娠发展到一定程度时,即可引起以下结局。

1.输卵管妊娠流产

输卵管妊娠流产多见于妊娠8～12周的输卵管壶腹部妊娠。由于输卵管妊娠时管壁形成的蜕膜不完整,囊胚突向管腔并可与管壁分离,若整个囊胚剥离落入管腔,并经输卵管逆蠕动排入腹腔,形成输卵管完全流产,出血一般不多。若囊胚部分剥离,部分仍残留于管腔,则为输卵管不完全流产,导致持续反复出血,量较多,血液凝聚并积聚在直肠子宫陷凹,形成盆腔血肿,甚至大量血液流入腹腔,同时引起失血性休克。

2.输卵管妊娠破裂

输卵管妊娠破裂多见于妊娠 6 周左右的输卵管峡部妊娠。当囊胚绒毛侵蚀管壁的肌层及浆膜,最终穿破浆膜,形成输卵管妊娠破裂。由于输卵管肌层血管丰富,短期内即可发生大量腹腔内出血,使患者出现休克,也可反复出血,形成盆腔及腹腔血肿。

3.陈旧性宫外孕

输卵管妊娠流产或破裂,内出血逐渐停止,形成的盆腔血肿可机化变硬,并与周围组织粘连,临床上称为陈旧性宫外孕。

4.继发性腹腔妊娠

发生输卵管妊娠流产或破裂后,胚胎被排入腹腔,大部分死亡,偶尔也有存活者。若存活胚胎的绒毛组织仍附着于原位,或排至腹腔后重新种植,胚胎可获得营养,继续生长发育,形成继发性腹腔妊娠。

5.子宫变化

输卵管妊娠时,合体滋养细胞产生人绒毛膜促性腺激素,维持黄体功能,使子宫内膜出现蜕膜反应。蜕膜的存在与受精卵的生存密切相关,若胚胎死亡,蜕膜自子宫壁剥离而排出发生阴道流血。蜕膜可呈三角形管型或碎片排出,排出组织见不到绒毛。

(三)临床表现

异位妊娠的典型症状为停经后腹痛及阴道流血,可出现晕厥或休克。

(四)治疗要点

异位妊娠的治疗方法包括手术治疗、药物治疗和期待疗法,以手术治疗为主。少数病例可能发生自然流产或被吸收;药物治疗包括化学药物治疗和中药治疗,局部用药采用在 B 超引导下穿刺或在腹腔镜下将化学药物直接注入输卵管的妊娠囊内;手术治疗分为保守手术和根治手术。

二、护理评估

(一)健康史

应仔细询问月经史,准确推断停经时间。评估有无发生异位妊娠有关的高危因素,如盆腔炎、输卵管炎、盆腔手术史、放置节育器等。

(二)身体状况

1.症状

(1)停经:除输卵管间质部妊娠停经时间较长外,一般停经史为 6～8 周。少数患者无明显停经史,将不规则阴道流血误认为末次月经,或由于月经仅过期几日而误认为是月经来潮。

(2)阴道流血:胚胎死亡后,常出现不规则阴道流血,呈暗红色或深褐色,量少,呈点滴状,一般不超过月经量,少数患者阴道流血量较多,类似月经。阴道流血可伴有蜕膜管型或碎片排出,由于子宫蜕膜剥离所致。当病灶除去后阴道流血则停止。

(3)腹痛:腹痛是输卵管妊娠患者的主要症状,95%以上输卵管妊娠患者是以腹痛为主诉就诊的。输卵管妊娠流产或破裂之前,由于胚胎在输卵管内逐渐增大,输卵管膨胀常表现为一侧下腹部隐痛或酸胀感。当发生输卵管妊娠流产或破裂时,突然感到一侧下腹部撕裂样疼痛,常伴有恶心、呕吐。当血液积聚于直肠子宫陷凹处时,出现肛门坠胀感。随着腹腔积血增多,疼痛可由下腹部向全腹部扩散,血液刺激膈肌时,可引起肩胛部放射性疼痛。输卵管峡部妊娠破裂多发生在妊娠6周左右,壶腹部妊娠破裂多发生在妊娠8～12周,而间质部妊娠可维持到3～4个月才破裂。

(4)晕厥与休克:由于腹腔急性内出血及剧烈腹痛,轻者出现晕厥,严重者出现失血性休克,休克程度取决于内出血速度及出血量,而与阴道流血量不成正比。

2.体征

(1)一般情况:腹腔内出血较多时,呈贫血貌。大量出血时,患者可出现面色苍白、脉快而细弱、血压下降等休克表现。体温一般正常,出现休克时体温略低,腹腔内血液吸收时体温略升高,但不超过38℃。

(2)腹部检查:患者下腹有明显压痛及反跳痛,但腹肌紧张较轻微。出血较多时,叩诊有移动性浊音。有些患者下腹可触及包块,若反复出血并积聚,包块可逐渐增大变硬。

(3)盆腔检查:阴道内常有少量暗红色血液。输卵管妊娠未发生流产或破裂者,除子宫略大较软外,可触及输卵管胀大及轻度压痛。输卵管妊娠流产或破裂者,阴道后穹隆饱满,触痛。子宫颈轻轻上抬或向左右摇动时可引起剧烈疼痛,称为子宫颈举痛或摇摆痛。内出血多时,子宫有漂浮感。间质部妊娠时,子宫大小与停经月份基本符合,但子宫不对称,一侧角部突起,破裂时的征象与子宫破裂极相似。

3.心理、社会状况

孕妇及家属对腹痛和出血的恐惧,担心孕妇的生命安全而产生焦虑。对失去孩子表现出悲伤或自责,同时担忧未来能否妊娠等。

(三)辅助检查

1.阴道后穹隆穿刺

抽出暗红色、不凝固的血液,表示腹腔内出血致血腹症的存在,是简单可靠的诊断方法。

2.人绒毛膜促性腺激素测定

阳性结果有助于诊断。

3.B超检查

子宫腔内空虚,子宫旁探及低回声区,其内探及胚囊或胎心搏动则可确诊。

4.腹腔镜检查

腹腔镜检查有助于提高异位妊娠的诊断准确性,同时可达到治疗的作用,尤其适用于输卵管妊娠尚未破裂或流产的早期诊断及治疗。

5.子宫内膜病理检查

对于子宫腔排出物或刮出物中仅见蜕膜而无绒毛者,做子宫内膜病理检查有助于异位妊娠的诊断。

三、护理诊断/合作性问题

(1)疼痛:与输卵管妊娠流产或破裂发生有关。

(2)焦虑:与担心自身生命安全、失去胎儿有关。

(3)潜在并发症:失血性休克。

四、护理措施

(一)保守治疗患者的护理

(1)患者应住院治疗,严密监测生命体征,10～15分钟测量一次并记录。

(2)注意腹痛情况,如腹痛的部位、性质及有无伴随症状。观察阴道流血的量、颜色、性状等。如有腹痛加剧、阴道出血、腹腔内出血量增多、血压下降等现象应及时通报医生,并做好抢救的准备。

(3)正确留取血标本,以监测治疗效果。

(4)患者应卧床休息,避免腹部压力增大,减少异位妊娠流产或破裂的机会。在患者卧床期间,提供其相应的生活护理。

(5)护士应指导患者摄取足够的营养物质,尤其是富含铁的食物,如动物肝脏、鱼肉、豆类、绿叶蔬菜以及黑木耳等,以改善贫血,增强免疫力。

(二)急诊手术患者的护理

有严重内出血并发休克的患者,应立即去枕平卧、吸氧,建立静脉通道,做交叉配血试验,做好输血输液的准备;决定手术治疗者,在最短时间内做好手术准备;应严密监测患者的生命体征并记录,如出现血压下降、脉搏细速、面色苍白、四肢湿冷、尿量减少等休克征象,应立即报告医生并配合抢救;注意腹痛部位、性质及伴随症状,严密观察阴道出血情况,以准确评估出血量;做好术中配合,加强术后护理。

(三)心理护理

稳定患者及家属的情绪,耐心说明病情及手术的必要性,非手术治疗者鼓励积极配合治疗,及时发现化疗药物(甲氨蝶呤)的不良反应,消除患者的恐惧心理,增强信心。同情、安慰、鼓励患者,说明今后仍有受孕机会,帮助其度过悲伤期。

（四）健康教育

及时确定早期妊娠,可通过 B 超检查及早发现异位妊娠。非手术治疗的患者应绝对卧床休息,避免增加腹压的动作,保持大便通畅,以免诱发活动性出血。手术治疗后应注意休息,加强营养,纠正贫血,提高免疫力;保持外阴清洁,禁止盆浴和性生活 1 个月。有生育要求的,应积极消除诱因,注意卫生保健,防止发生盆腔感染,有盆腔炎症者要及时治疗,在医护人员指导下做好再次妊娠的准备。

五、护理评价

（1）患者休克征象是否被及时发现和纠正,生命体征是否正常。

（2）患者恐惧心理是否消除,能否积极配合手术或非手术治疗。

第三节　前置胎盘

正常胎盘附着于子宫前壁、后壁或侧壁,若妊娠 28 周后胎盘附着于子宫下段,甚至胎盘下缘达到或覆盖宫颈内口,其位置低于胎先露部,称为前置胎盘。前置胎盘是妊娠晚期出血的主要原因之一,严重威胁母儿生命安全。

一、前置胎盘的分类

根据胎盘下缘与子宫颈内口的关系,前置胎盘分为 3 种类型:

（1）完全性前置胎盘:胎盘组织完全覆盖子宫颈内口,又称中央性前置胎盘。

（2）部分性前置胎盘:胎盘组织部分覆盖子宫颈内口。

（3）边缘性前置胎盘:胎盘附着于子宫下段边缘达到宫颈内口,但未覆盖宫颈内口。

二、病因

前置胎盘的发生与以下因素有关:

（1）子宫体部内膜异常:如多次刮宫、人工流产、引产、多产、剖宫产及产褥期感染因素引起的子宫内膜炎或子宫内膜的损伤,致使孕期蜕膜血管生成不良,当受精卵植入后,为获取足够营养,而扩大胎盘面积,伸展到子宫下段。

（2）胎盘发育异常:例如,多胎妊娠、糖尿病及母儿血型不合的孕妇,因胎盘面积过大致使其下缘延至子宫下段,或是副胎盘达子宫下段近宫口处。

（3）受精卵滋养层发育迟缓:受精卵达宫腔时,尚未发育到能着床的阶段,下移植入子宫下段发育并形成前置胎盘。

（4）吸烟与使用可卡因:吸烟者体内尼古丁量增加,促使肾上腺分泌过多的肾上腺素,造成血管痉挛,影响子宫胎盘血供,而一氧化碳使血氧含量下降,胎盘为增加血供和氧气而扩大面积,形成前置胎盘。吸食可卡因者,由于子宫血管痉挛,造成螺旋小动脉的阻塞,甚至坏死,胎盘血供不足,致代偿性增生而使前置胎盘发生率明显增加。

三、护理评估

(一)健康史

详细询问孕产史,了解有无人工流产、剖宫产、流产后或产褥期感染等造成子宫内膜炎症或损伤的病史。

(二)身体状况

1.症状

前置胎盘的主要症状是妊娠晚期或临产时,发生无诱因、无痛性、反复阴道流血。阴道流血发生时间的早晚、反复发作的次数、出血量的多少,往往与前置胎盘的类型有关。完全性前置胎盘初次出血时间较早,多在28周左右,出血量较多,频繁发作;边缘性前置胎盘的初次出血时间较晚,往往在37~40周甚至临产时,出血量较少;部分性前置胎盘的初次出血时间及出血量介于以上两者之间。

部分性和边缘性前置胎盘患者破膜后,如果先露能迅速下降,直接压迫胎盘,可使出血停止。

2.体征

由于反复多次阴道流血,孕妇可出现贫血,贫血程度与阴道出血量成正比。大量出血可导致失血性休克。腹部检查子宫大小与妊娠周数相符,由于胎盘占据子宫下段,先露大多高浮,并有胎位异常,臀位多见;有时可在耻骨联合上方闻及胎盘杂音。临产后宫缩呈节律性,间歇期可完全松弛。

(三)心理评估

评估孕产妇及家属的心理反应、恐惧程度等。

(四)辅助检查

1.B超检查

现已广泛应用B超检查确定胎盘位置。在妊娠中期,胎盘约占据宫腔面积的一半,妊娠早中期不宜轻易做出前置胎盘的诊断,应随诊至妊娠28周,如胎盘仍达宫颈内口或覆盖内口,则可确诊。

2.产后检查

胎盘和胎膜娩出后应详细检查胎盘,前置部位的胎盘剥离面有黑紫色陈旧血块附着。若胎膜破裂口距胎盘边缘小于7cm,则为前置胎盘。

(五)对母儿的影响

对母亲的影响:前置胎盘可以引起产前出血,导致孕妇贫血,影响胎儿的发育;产后由于子宫下段很薄,易引起产后出血,如并发胎盘植入,可发生致命性产后出血;由于前置胎盘的剥离面位于子宫下段接近宫颈外口处,细菌易自阴道侵入胎盘剥离面,加之产妇贫血、体质弱、免疫力差,易发生产褥感染。

对胎婴儿的影响:胎婴儿并发症增加,主要包括早产、呼吸窘迫综合征和贫血,围产儿死亡率提高。

(六)处理要点

以制止出血、纠正贫血和预防感染为原则。根据孕妇的一般情况、孕周、胎儿成熟度、出血量以及产道条件等综合分析,制定处理方案。阴道出血不多,全身情况好,妊娠不足 36 周者,可在保证孕妇安全的前提下采取期待疗法,使胎儿能达到或接近足月,从而提高胎儿成活率。对大出血患者或出血量虽少,但妊娠已近足月或已临产者,应选择最佳方式终止妊娠。剖宫产术是目前处理前置胎盘的主要手段。

四、常见的护理诊断

(1)组织灌注量改变:与前置胎盘所致的失血有关。

(2)有感染的危险:与贫血、产妇免疫力下降,胎盘剥离面接近宫颈外口、细菌易于侵入有关。

(3)恐惧:与无痛性大出血所致休克、母儿生命受到威胁有关。

(4)潜在并发症:胎儿窘迫。

五、护理目标

(1)孕妇出血得到有效控制,生命体征稳定在正常范围。

(2)孕妇早产、胎儿窘迫、产后出血被及时预防和处理。

(3)孕妇无感染发生或感染被及时发现和控制,体温、血常规正常。

(4)孕妇焦虑减轻,积极配合治疗和护理。

六、护理措施

1.增进孕妇与胎儿的健康

(1)期待疗法

①嘱孕妇绝对卧床休息,左侧卧位。

②定时间断吸氧,每日 3 次,每次 1 小时。

③严密观察阴道出血情况,常规配血备用。

④注意观察有无宫缩,如阴道出血增多或出现宫缩应立即通知医生。

⑤指导正确计数胎动,必要时进行胎心监护。

⑥指导孕妇进食高蛋白、高维生素、富含铁及粗纤维食物。

⑦禁止直肠指检,慎做阴道检查。

⑧妊娠不能继续时遵医嘱给予地塞米松促胎肺成熟。

(2)休克患者

①立即开放静脉,遵医嘱输液或输血,给予止血剂。

②持续吸氧。

(3)严密监测血压、脉搏、呼吸及阴道出血量,记录24小时出入液量。

(4)严密监测胎儿宫内情况,必要时进行连续胎心监护,做好新生儿抢救准备。

(5)术前准备。

2.预防感染

(1)严密观察与感染有关的体征,发现异常及时通知医生。

(2)会阴护理,使用消毒卫生巾,勤换内衣裤。

(3)遵医嘱使用抗生素,并观察药物疗效。

(4)鼓励患者进食,注意摄入高蛋白食物。

(5)产后鼓励产妇勤翻身、早下床活动。

3.加强生活护理

(1)加强巡视,将呼叫器及生活用品置于患者伸手可及之处。

(2)协助进食,提供吸管。

(3)大小便后会阴护理。

4.健康教育

(1)做好计划生育知识宣传教育,指导避孕,防止多产,避免多次刮宫或宫内操作,减少子宫内膜损伤和子宫内膜炎的发生。

(2)加强产前检查及教育,对妊娠期出血及时就医。

(3)向孕妇及家属解释前置胎盘发生的原因、相关知识及诊疗护理措施,取得孕妇及家属的理解与支持。

(4)指导孕妇绝对卧床休息,进食高营养、富含维生素、铁及高纤维素的食物,避免便秘和增加腹压的动作。

(5)指导孕妇自数胎动,按时吸氧。

(6)保持会阴清洁,预防感染。

(7)指导孕妇保持平静心态、精神愉快。

第四节 妊娠期高血压疾病

妊娠期高血压疾病是妊娠期特有的疾病。我国发病率为9.4%,国外报道为7%～12%。本病命名强调生育年龄妇女发生高血压、蛋白尿等症状与妊娠之间的因果关系,且在分娩后即随之消失。多数病例在妊娠20周后表现为高血压、蛋白尿,严重时出现头晕、眼花、抽搐、昏迷,甚至死亡。该病严重影响母婴健康,是孕产妇和围生儿发病率及死亡率增高的主要原因。

一、概述

(一)病因

1.高危因素

流行病学调查发现如下高危因素:初产妇、孕妇年龄小于 18 岁或大于 35 岁、多胎妊娠、妊娠期高血压病史及家族史、慢性高血压、慢性肾炎、抗磷脂综合征、糖尿病、肥胖、营养不良、低社会经济状况等,均与妊娠期高血压疾病发病风险增加密切相关。

2.病因

妊娠期高血压疾病至今病因不明。较合理的因素有免疫因素、胎盘浅着床、血管内皮细胞受损、遗传因素、营养缺乏、胰岛素免疫等。

(二)病理生理

本病的基本病理变化是全身小血管痉挛,引起高血压、蛋白尿、水肿和血液浓缩,导致全身各系统各脏器灌注减少,相应脏器组织发生缺血、缺氧而受到损害。对母儿造成危害,严重时可导致母儿死亡。主要病理生理变化如下。

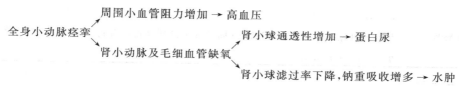

(三)临床表现

本病主要表现为高血压、蛋白尿、水肿,严重时出现头晕、眼花、抽搐、昏迷,甚至死亡。

(四)治疗要点

妊娠期高血压疾病治疗要点:休息、镇静、母儿监护、吸氧及饮食管理。子痫前期治疗原则:休息、镇静、解痉、降压、合理扩容和必要时利尿、监测母儿状态、适时终止妊娠。子痫处理原则:控制抽搐、纠正缺氧及酸中毒、控制血压、抽搐控制后及时终止妊娠。

二、护理评估

(一)健康史

详细了解孕妇产前检查情况,咨询以往有无高血压病史、糖尿病等,妊娠后血压变化情况,着重询问有无头晕、眼花等症状,判断是否存在易患因素。此次妊娠经过、出现异常现象的时间及治疗经过等。

（二）身体状况

1.妊娠期高血压疾病分类及临床表现

妊娠期高血压疾病的分类及临床表现见表 9-1。

表 9-1　妊娠期高血压疾病分类及临床表现

分类		临床表现
妊娠期高血压		妊娠期首次出现血压不小于 140/90mmHg，并于产后 12 周恢复正常；尿蛋白（一）；患者可伴有上腹部不适或血小板减少，产后方可确诊
子痫前期	轻度	妊娠 20 周以后血压不小于 140/90mmHg；尿蛋白含量不小于 300mg/24 小时或尿蛋白（＋）；可伴有上腹不适、头痛等症状
	重度	血压不小于 160/110mmHg；尿蛋白含量不小于 2.0g/24 小时或尿蛋白（＋＋）；血肌酐含量大于 106μmol/L；血小板计数小于 100×10⁹/L；血乳酸脱氢酶（LDH）含量升高；血清丙氨酸氨基转移酶（ALT）或门冬氨酸氨基转移酶（AST）含量升高；持续性头痛或其他脑神经或视觉障碍；持续性上腹不适
子痫		子痫前期孕妇抽搐不能用其他原因解释
慢性高血压并发子痫前期		高血压孕妇妊娠 20 周以前无尿蛋白，若出现则尿蛋白含量不小于 300mg/24 小时；高血压孕妇妊娠 20 周后突然尿蛋白增加，血压进一步升高或血小板计数小于 100×10⁹/L
妊娠合并慢性高血压		孕前或妊娠 20 周以前或妊娠 20 周后首次诊断高血压并持续到产后 12 周后，血压不小于 140/90mmHg

2.临床表现

（1）高血压：高血压的定义是持续血压不小于 140/90mmHg。若间隔 4 小时或 4 小时以上的两次测量舒张压不小于 90mmHg，可诊断为高血压。血压较基础血压升高 30/15mmHg，但低于 140/90mmHg 时，不作为诊断依据，须严密观察。

（2）蛋白尿：指 24 小时内尿液中尿蛋白含量不小于 300mg 或间隔 6 小时的两次随机尿蛋白含量为 30mg/L（定性＋）。蛋白尿在 24 小时内有明显波动，应留取 24 小时尿做定量检查。

（3）水肿：体重异常增加是多数患者的首发症状，孕妇体重每周突然增加 0.9kg 或 4 周突然增加 2.7kg，是子痫前期的信号。水肿特点是自踝部逐渐向上延伸的凹陷性水肿，休息后不缓解。水肿局限于膝以下为"＋"，延及大腿为"＋＋"，延及外阴及腹壁为"＋＋＋"，全身水肿或伴有腹腔积液为"＋＋＋＋"。通常正常妊娠、贫血及低蛋白血症均可发生水肿，妊娠期高血压疾病的水肿无特异性，因此不能作为该病的诊断标准及分类依据。

（4）子痫：子痫前可有不断加重的重度子痫前期，但子痫也可发生于血压升高不显著、无蛋白尿或水肿的病例。子痫抽搐时，前驱症状短暂，表现为抽搐、面部充血、口吐白沫、深昏迷。随之深部肌肉僵硬，很快发展成典型的全身高张阵挛惊厥、有节律的肌肉收缩和紧张，持续 1～2 分钟，其间患者无呼吸动作。此后抽搐停止，呼吸恢复，但患者仍昏迷，最后意识恢复，但困惑、易激惹、烦躁。子痫多发生在妊娠晚期或临产前，称为产前子痫；少数发生于分娩过程中，称为产时子痫；个别发生在产后 24 小时内,称为产后子痫。

3.胎儿状况

因血管痉挛导致胎盘灌流不足,胎盘功能减退,可致胎儿窘迫、胎儿生长受限、死胎或新生儿死亡。

4.心理、社会状况

孕妇及家属往往对本病缺乏认识,对治疗重视不够,一旦症状严重,则担心自身及胎儿安危,过分焦虑而导致治疗时不合作。孕妇的心理状态与对疾病的认识及支持系统的认知与帮助有关。

(三)辅助检查

1.血液检查血

液检查包括全血细胞计数、血红蛋白含量、血细胞比容、血液黏稠度、凝血功能等。重症患者应检查电解质和二氧化碳结合力,以了解有无水电解质紊乱和酸中毒。

2.尿液检查

检测尿常规,当尿相对密度 $\geqslant 1.020$ 时说明尿液浓缩,尿蛋白(+)时尿蛋白的含量为 300mg/24 小时,尿蛋白(+++)时尿蛋白的含量为 5g/24 小时。

3.眼底检查

视网膜小动脉的痉挛程度反映全身小血管的痉挛程度,可了解本病的严重程度。

4.肝肾功能测定

肝细胞功能受损可使 ALT、AST 含量升高,患者可出现以清蛋白缺乏为主的低蛋白血症,白蛋白/球蛋白比值倒置。肾功能受损时,血肌酐、尿素氮、尿酸含量升高,血肌酐含量升高与本病严重程度相平行。

5.其他检查

根据病情可进行心电图检查、B超检查、胎盘功能、胎儿成熟度、脑血流图检查等。

三、护理诊断/合作性问题

(1)焦虑:与担心自身及胎儿安危有关。

(2)体液过多:与低蛋白血症、水钠潴留有关。

(3)有受伤的危险:与子痫抽搐致摔伤、窒息及胎盘功能下降引起胎儿窘迫、胎儿生长受限有关。

(4)潜在并发症:胎盘早剥、脑水肿、肾衰竭、心力衰竭、HELLP 综合征等。

四、护理措施

(一)防止母儿受伤

1.子痫患者的护理

(1)避免刺激:置患者于单间暗室,保持安静,避免声、光刺激。各项护理操作应相对集中,动作轻柔,以免诱发抽搐。

(2)专人特护,防止受伤:保持呼吸道通畅,吸氧。昏迷患者应禁食、禁水,取头低侧卧位,随时吸出咽喉部黏液及呕吐物,防止窒息或吸入性肺炎。抽搐发作时,床边加床挡以防坠伤。用开口器或缠有纱布的压舌板和舌钳置于上下磨牙间并固定舌头以防唇舌咬伤或舌后坠阻塞呼吸道。

(3)遵医嘱正确用药,迅速控制抽搐:硫酸镁为首选药物,必要时加用强有力的镇静药物哌替啶或冬眠合剂,降低颅内压给予 20％甘露醇 250mL 快速静脉滴注。

硫酸镁使用不当易引起中毒,首先表现为膝反射消失,继之可出现全身肌张力减退及呼吸抑制,严重者心搏骤停。因此用药过程中应注意:①用药前备好钙剂作为解毒剂,如 10％葡萄糖酸钙。②注意静脉给药速度:首次剂量 25％硫酸镁 20mL 稀释于 25％葡萄糖 20mL 中,缓慢静脉注射(5～10 分钟),继以 25％硫酸镁 60mL 加入 10％葡萄糖 1000mL 静脉点滴,滴速以 1～1.5g/h 为宜。③用药前及用药过程中应检测以下指标:膝腱反射必须存在;呼吸不少于 16 次/min;尿量不少于 25mL/h。发现中毒症状应立即停药,并按医嘱静脉注射 10％葡萄糖酸钙 10mL 解毒。

哌替啶可抑制胎儿呼吸中枢,估计 6 小时内分娩者禁用;冬眠合剂(哌替啶 100mg、氯丙嗪 50mg、异丙嗪 50mg)适用于硫酸镁治疗效果不佳者,用药期间应严密监测血压,嘱患者卧床休息,预防发生直立性低血压。

2.加强胎儿监护

指导孕妇胎动计数,勤听胎心音,必要时 B 超检查或电子胎心监护。嘱孕妇左侧卧位,间断吸氧,每日 3 次,每次 1 小时,及时发现和纠正胎儿宫内缺氧,促进胎儿生长发育。

(二)缓解焦虑

鼓励孕妇说出内心的感受和疑虑,向患者及家属解释病情及提供相关信息,说明该病的病理变化是可逆的,产后多能恢复正常,增强信心,鼓励主动配合治疗。

(三)减轻水肿

记录液体出入量,每日测体重、腹围,观察水肿变化。指导孕妇摄入足够的蛋白质,水肿严重者适当限制食盐摄入以减轻钠水潴留,执行医嘱给予利尿药物。保证充足睡眠(每日 8～10 小时),左侧卧位,抬高下肢以促进血液回流,减轻水肿。

(四)预防并发症

密切观察生命体征,记录 24 小时液体出入量,注意子宫壁的紧张度及胎动情况。平均动脉压≥140mmHg 或舒张压≥110mmHg 时,遵医嘱用降压药肼屈嗪或硝苯地平等,以预防脑血管意外和胎盘早剥。用药时须密切观察血压变化,维持舒张压在 90～100mmHg 为宜。出现全身水肿、急性心力衰竭时遵医嘱应用利尿剂呋塞米,以预防急性肾衰竭。

(五)健康指导

(1)加强妊娠期保健,定期产前检查,发现异常及时处理。

（2）进食富含蛋白质、维生素、铁、钙的食物及新鲜蔬果，孕 20 周起每日补钙1～2g,减少动物脂肪及过量食盐的摄入,可有效降低妊娠期高血压疾病的发生。

（3）保证充足的休息和愉快的心情,坚持左侧卧位以增加胎盘绒毛的血供。

（4）在妊娠中期做好监护和预测,平均动脉压（MAP）＝（收缩压＋2×舒张压）÷3,当 MAP≥85mmHg 时,表示有发生子痫前期的倾向；当 MAP≥140mmHg 时,易发生脑血管意外。

五、护理评价

（1）孕妇病情是否得到良好控制,有无母儿受伤。

（2）孕妇焦虑是否减轻,能否积极配合治疗和护理。

（3）孕妇水肿是否减轻或消失。

（4）孕妇并发症是否得到及时发现和正确处理。

第五节　子宫破裂

子宫破裂是指子宫体部或子宫下段在妊娠晚期或分娩期发生的破裂。它是产科极严重的并发症。

一、病因

子宫破裂与下列因素有关:胎先露部下降受阻（如骨盆狭窄、头盆不称、胎位异常、胎儿发育异常、软产道梗阻等）、子宫瘢痕（如既往剖宫产或子宫肌瘤挖除术后遗留手术瘢痕）、手术创伤（如产钳、内倒转术、臀位牵引术、胎头吸引术等）或宫缩剂使用不当致使子宫收缩过强。

二、护理评估

（一）健康史

详细询问产次,有无剖宫产史,此次妊娠胎位情况,有无使用缩宫素引产,有无阴道手术助产史等。

（二）身体状况

子宫破裂多发生于分娩期,为逐渐发展的过程,多数分为先兆子宫破裂和子宫破裂两个阶段。

1.先兆子宫破裂

先兆子宫破裂临产后,当产程延长、胎先露部下降受阻时,强有力的阵缩使子宫下段逐渐变薄而宫体更加增厚变短,两者间形成明显环状凹陷,随产程延长,此凹陷会逐渐上升达脐平甚至达脐上,称病理缩复环。评估时,应注意产妇缩复环是否明显及缩复环的位置变化情况。

此时子宫下段膨隆,压痛明显,子宫圆韧带极度紧张,可触及并有压痛。产妇自述下腹剧痛难忍,烦躁不安、喊叫,呼吸脉搏加快。膀胱受胎先露部压迫充血,出现排尿困难、血尿。由于过频宫缩,胎儿供血受阻,胎心率改变或听不清。这种状况若不迅速解除,子宫将在病理缩复环处及其下方发生破裂。评估时,主要关注产妇宫缩的强度、持续时间、间歇时间及腹部疼痛的部位和程度,了解产妇有无排尿困难及血尿出现。

2.子宫破裂

子宫破裂时,产妇突感腹部如撕裂样剧痛,破裂后产妇感觉腹痛骤减,宫缩停止,但不久腹痛又呈持续性,很快进入休克状态。

检查时有全腹压痛及反跳痛,在腹壁下可清楚地摸及胎体,宫体缩小位于胎体一侧,胎心消失,阴道可能有鲜血流出,量可多可少。拨露或下降中的胎先露部消失(胎儿进入腹腔内),曾扩张的宫口缩小。子宫前壁破裂时裂口可向前延伸导致膀胱破裂。

(三)心理-社会状况

产妇出现子宫先兆破裂时,感到胎儿的生命受到严重威胁,家属及产妇的情绪发生很大变化,不肯接受并责怪他人。产妇知道胎儿已死亡而自己又不能再怀孕时,感到悲伤、愤怒,甚至出现罪恶感。家属得知详情后常表现为悲哀、恐惧、否定等情绪。

(四)辅助检查

(1)血常规检查:血红蛋白值下降,白细胞计数增多。

(2)尿常规检查:可见红细胞或肉眼血尿。

(五)处理要点

先兆子宫破裂,应立即采取措施抑制宫缩,给予静脉全身麻醉,肌内注射哌替啶100mg等,以缓解宫缩,同时应尽快行剖宫产术,防止子宫破裂。一旦确诊子宫破裂,无论胎儿是否存活,均应抢救休克,同时及时进行手术治疗,以抢救产妇生命。根据产妇一般情况、子宫破裂程度、感染程度及有无子女来决定行修补术、次全子宫切除或全子宫切除术。无论有无感染,术后均应给予抗生素预防感染。

三、常见的护理诊断

(1)疼痛:与剧烈子宫收缩或子宫破裂后血液刺激腹膜有关。

(2)潜在并发症:休克。

(3)有感染的危险:与多次阴道检查、宫腔内操作及软产道开放性伤口致免疫力下降、胎盘剥离创面有关。

(4)预感性悲哀:与子宫破裂后胎儿死亡、子宫切除有关。

四、护理目标

(1)强直性子宫收缩得到抑制,产妇疼痛减轻。

(2)产妇低血容量得到纠正和控制。

(3)产妇没有发生感染。

(4)产妇情绪得到控制,哀伤程度减低。

五、护理措施

(一)抑制宫缩,预防子宫破裂

(1)严密观察宫缩和腹形,对宫缩过强、产妇异常腹痛要高度警惕;发现子宫破裂的先兆,应立即停止缩宫素的使用,报告医生。

(2)遵医嘱吸氧、建立静脉通路,使用宫缩抑制剂,缓解宫缩和胎儿缺氧。

(3)做好剖宫产术的术前准备。

(二)抢救休克

(1)取中凹卧位或平卧位、吸氧、保暖。

(2)严密观察生命体征,迅速建立静脉通道,遵医嘱输血、输液。

(3)尽快做好剖腹探查手术准备,安慰产妇并护送至手术室,移动产妇力求平稳,减少刺激。

(三)心理护理

对产妇及家属因子宫切除、胎儿死亡所表现的怨恨情绪给予同情和理解,耐心倾听他们的感受,了解他们的需求,提供必要帮助,促使他们接受现实,尽快摆脱悲哀情绪,树立起生活的信心。

(四)健康教育

加强产前检查,有骨盆狭窄、胎方位异常或子宫瘢痕者应在预产期前 2 周住院待产。宣传计划生育,减少分娩、流产的次数。对行子宫修补术的患者,指导其 2 年后再孕,可选用药物或避孕套避孕。

第六节　羊水栓塞

羊水栓塞是指在分娩过程中羊水突然进入母体血液循环引起肺栓塞、休克、弥散性血管内凝血(DIC)、肾衰竭或突发死亡的严重并发症。羊水栓塞发病急,病情凶险,发生在足月分娩的产妇,死亡率高达 70%～80%,也可发生在钳刮术和妊娠中期引产术中,但病情较缓和。

一、概述

(一)病因

宫缩过强、羊膜腔压力增高是发生羊水栓塞的主要原因,胎膜早破、胎盘早剥、前置胎盘、子宫破裂和剖宫产术中血窦开放是羊水栓塞的诱因。

(二)临床表现

其典型的临床表现为急性呼吸衰竭和休克、出血、急性肾衰竭。

(三)处理要点

紧急抢救,抗过敏,纠正呼吸、循环功能衰竭和改善低氧血症,抗休克,防止弥散性血管内凝血及肾衰竭。

二、护理评估

(一)健康史

评估有无宫缩过强、胎膜早破或人工破膜、前置胎盘、胎盘早剥、子宫破裂、妊娠中期行引产或钳刮术、缩宫素使用不当、行剖宫产术等引起羊水栓塞的诱因存在。

(二)身体状况

1.典型临床经过

羊水栓塞的典型临床经过可分为休克期、弥散性血管内凝血期和急性肾衰竭期。病情严重程度与妊娠周数、羊水进入量及速度有关。破膜后产妇突然出现寒战、呛咳、气促、躁动不安,继而出现发绀、呼吸困难、咳泡沫血痰,甚至昏迷;阴道持续大量出血,出现血液不凝或难以控制的全身广泛性出血;病情凶险者仅尖叫一声即进入休克状态或死亡。体格检查:脉搏细速,血压下降,肺部听诊有湿啰音,切口渗血不止,进一步出现少尿、无尿及尿毒症征象。不典型者可仅有大量阴道流血和休克。

2.心理、社会状态

产妇突然危在旦夕,家属无法接受现实,表现出恐惧、情绪激动、愤怒,如果抢救无效还会出现过激行为。

(三)辅助检查

血常规,出、凝血时间,凝血酶原时间及纤维蛋白原检查均异常;X线检查可见肺部双侧弥漫性点、片状浸润阴影;心电图显示右侧房室扩大;痰液涂片和腔静脉取血可查到羊水中的有形物质。

三、护理诊断/合作性问题

(1)气体交换受损:与肺动脉高压、肺水肿有关。

(2)组织灌注量改变:与失血及弥散性血管内凝血有关。

（3）恐惧：与因病情危重担心母儿安危有关。

（4）潜在并发症：胎儿窘迫、休克、弥散性血管内凝血、肾衰竭。

四、护理措施

（一）一般护理

产妇取半卧位或抬高头肩部卧位。注意保暖，调节室温在 25℃～30℃，或输入加温液体，防止产妇着凉引起其他并发症。

（二）治疗配合

遵医嘱实施以下护理措施：

1.解除肺动脉高压，纠正呼吸困难

（1）加压给氧或气管切开，纠正呼吸困难。

（2）遵医嘱迅速给药：①静脉注射地塞米松抗过敏；②罂粟碱、阿托品、氨茶碱静脉缓慢推注，解除肺动脉高压及支气管痉挛。

2.维持有效循环血量，防治 DIC

（1）迅速建立静脉通道，遵医嘱输液、输血，维持有效循环血量。

（2）配合医生做必要的实验室检查，注意有无出血不凝及穿刺部位渗血等。遵医嘱给予抗凝药物，做好剖宫产或子宫切除术的准备。

3.防治心衰及肾衰

遵医嘱应用强心剂和利尿剂，防治心衰及肾衰。

（三）心理护理

（1）医护人员应沉着冷静，不应因自身的忧虑而加重患者和家属的焦虑。

（2）陪伴、鼓励、支持产妇，使其有信心，相信病情会得到控制。

（3）理解和安慰家属的恐惧情绪，向家属介绍病情的严重性，以取得配合，因病情需要切除子宫时应向家属详细交代与沟通，并获取签署手术同意书及做好医患沟通记录。在合适的时候允许家属陪伴，使亲情关系得到体现。

（4）在患者神志清醒后，应给予鼓励，使其增强信心，相信自己的病情会得到控制，以配合医疗和护理。

（5）产妇因病情重、发病急、抢救无效而死亡时，可能会导致家属的否认和愤怒，应尽量给予解释并陪伴在旁，帮助家属度过哀伤阶段。

（四）预防措施

（1）倡导计划生育，减少多产妇，警惕诱发因素。

（2）定期进行产前检查，指导有胎儿异常、胎位异常、产道异常的孕妇提前入院，并及时处理。

（3）严格掌握缩宫素引产的指征，应用前详细检查胎位、胎儿大小、产道情况有无异常，按规定用药,用药时要防止强直性宫缩。对多产妇、死胎不下及胎膜早破者更应慎重,并有专人护理或仪器监控。

(4)钳刮术时,应先破膜,待羊水流净后钳刮,钳刮前尽量不用宫缩剂。

(5)引产用的羊膜腔穿刺针宜细,刺入与拔出穿刺针时应放好针芯,防止将羊水带入破裂的血管中,穿刺不应超过三次。

(6)宫缩过强时应适当给予镇静剂,如哌替啶等,必要时破膜,以减低宫腔内压力,破膜应选在宫缩间歇期,位置宜低,破口宜小,羊水流出的速度宜慢。

(7)避免损伤性较大的阴道助产及操作。忽略性肩先露不宜做内转胎位术,人工剥离胎盘困难时,严禁用手强行挖取。

(五)健康指导

(1)对顺利渡过休克、出血、急性肾衰竭期的患者,治愈出院后应向其讲解保健知识,使其增加营养,加强锻炼,产后 42 天检查时应做尿常规及凝血功能的检查,判断肾功能恢复情况,防止并发症的发生。

(2)对保留子宫的患者,仍有生育愿望时,应指导其采用合适的避孕方法避孕,准备怀孕的妇女应到妇产科门诊咨询最佳受孕时间及注意事项,在心理、身体状态完好的情况下可再次怀孕。

(3)要用婉转的语言告知无法保留子宫而致子宫切除的患者,对有生育愿望的患者可帮助其想其他办法(如收养、领养、过继等),以获得实现做母亲的愿望。

五、护理评价

(1)实施处理方案后,患者胸闷、呼吸困难症状是否得到改善。

(2)补充液体及扩容后,患者的血压及尿量是否正常,阴道出血是否减少,全身皮肤黏膜出血是否停止。

(3)胎儿及新生儿是否无生命危险,患者出院时是否无并发症。

(4)患者是否得到有效的心理指导,心态是否平和,能否正确对待所发生的一切。

子宫肌瘤是女性生殖系统最常见的良性肿瘤,主要由子宫平滑肌增生形成,其间有少量纤维结缔组织,好发于 30~50 岁女性,20 岁以下者少见。

第十章 儿科常见疾病的护理

第一节 新生儿窒息

新生儿窒息是指婴儿出生时无呼吸或呼吸抑制;若出生时无窒息,而数分钟后出现呼吸抑制亦属窒息。新生儿窒息多为胎儿窒息的延续。此病是围产期小儿死亡和导致伤残的重要原因之一。

一、病因

窒息的本质是缺氧,凡是造成胎儿或新生儿血氧浓度降低的任何因素都可以引起窒息,与胎儿在宫内所处环境和分娩过程密切相关。

(一)孕母因素

孕母患糖尿病,心、肾疾病,严重贫血,急性传染病,妊娠高血压综合征,前置胎盘,胎盘早剥和胎盘功能不足、多胎妊娠、孕母吸毒以及孕母年龄>35岁或<16岁等。

(二)分娩因素

脐带受压、打结、绕颈等,手术产如高位产钳、臀位以及产程中的麻醉、镇痛剂和催产药使用不当等。

(三)胎儿因素

早产儿、小于胎龄儿、巨大儿、各种畸形、羊水或胎粪吸入、宫内感染等。

二、病理生理

(一)原发性呼吸暂停

胎儿或新生儿窒息缺氧,开始时有代偿性呼吸深快。由于低氧血症和酸中毒,引起体内血液重新分布,即各器官间血液分流,肺、肠、肾、肌肉、皮肤等处血管收缩,血流量减少,从而保证重要生命器官如心、脑、肾上腺等处的供血。如缺氧未及时纠正,旋即转为呼吸抑制和反射性心率减慢,此为原发性呼吸暂停。此时患儿肌张力存在,血管轻微收缩,血压升高,循环尚好,但有发绀,如及时给氧或予以适当刺激,有时甚至在无外界帮助下仍能恢复呼吸。

（二）继发性呼吸暂停

如缺氧持续存在，则出现喘息样呼吸，心率继续减慢，血压开始下降，肌张力消失，面色苍白，呼吸运动减弱，最终出现一次深度喘息而进入继发性呼吸暂停。在本阶段无氧代谢使酸性产物极度增加，导致重度代谢性酸中毒。此时体内储存糖原耗尽，血流代偿机制丧失，心脏功能受损，心率和动脉压下降，生命器官供血减少，脑损伤发生；机体中其他已处于缺血状态下的器官，则因血内含氧量的进一步下降而更易受到缺氧缺血的损害。如无外界正压呼吸帮助，则无法恢复以至死亡。

（三）血液生化和代谢改变

窒息缺氧导致血 $PaCO_2$ 升高，pH 和 PaO_2 值降低。在窒息应激状态时，儿茶酚胺及胰高血糖素释放增加，使早期血糖正常或增高；当缺氧情况持续，糖类消耗增加、糖原储存空虚，遂出现低血糖症。应激情况下可导致低钙血症；此外，窒息酸中毒也可导致高间接胆红素血症；亦能引致左心房心钠素分泌增加，造成低钠血症。

三、临床表现

（一）胎儿缺氧（宫内窒息）

早期有胎动增加，胎心率增快，≥160 次/分；晚期胎动减少甚至消失，胎心率变慢或不规则，羊水被胎粪污染呈黄绿或墨绿色。

（二）Apgar 评分

目前 Apgar 评分是一种简易的临床评价新生儿窒息严重程度的方法。在胎儿生后 1 分钟和 5 分钟进行常规评分。生后 1 分钟评分可区别窒息程度，5 分钟评分有助于预后判断。0～3 分为重度窒息；4～7 分为轻度窒息；8～10 分为基本正常。新生儿 Apgar 评分标准见表10-1。

表 10-1　新生儿 Apgar 评分标准

体征	生后 1 分钟内			出生后	
	0	1	2	5 分钟评分	10 分钟评分
皮肤颜色	青紫或苍白	身体红，四肢青紫	全身红		
呼吸	无	<100	>100		
弹足底或插鼻管	无反应	有些动作如皱眉	哭，喷嚏		
肌张力	松弛	四肢略屈曲	四肢活动		
心率	无	慢，不规则	正常，哭声响		

（三）各器官受损表现

（1）心血管系统：轻症时有传导系统和心肌受损；严重者出现心源性休克和心力衰竭。

（2）呼吸系统：易发生羊水或胎粪吸入综合征、肺出血和持续肺动脉高压等，低体重儿常见肺透明膜病、呼吸暂停等。

（3）肾脏损害：较多见，急性肾功能衰竭时有少尿或无尿、蛋白尿、血浆尿素氮及肌酐增高等，肾静脉栓塞时可见肉眼血尿等。

（4）中枢神经系统：主要是缺氧缺血性脑病和颅内出血。

（5）代谢方面：常见低血糖、低钠血症和低钙血症等电解质紊乱。

（6）胃肠道：有应激性溃疡和坏死性小肠结肠炎等。缺氧还导致肝葡萄糖醛酸转移酶活力降低，酸中毒更可抑制胆红素与白蛋白结合而使黄疸加重。

四、实验室检查

取动脉血作血气分析，同时测定血糖、血钠、血钙等电解质，以及血尿素氮、肌酐等。动态头颅 B 超扫描有助于缺氧缺血性脑病和颅内出血的诊断，必要时可作头颅 CT 等影像学检查。

五、治疗

（一）复苏的原则

窒息婴儿的复苏，必须分秒必争。复苏者必须首先熟悉病史，对技术操作和器械设备要有充分的准备，是迅速有效进行复苏工作的基础。在复苏过程中应即刻随时评价呼吸、心率和肤色来商定复苏措施，而 Apgar 评分不是决定是否要复苏的指标。

（二）ABCDE 复苏方案

A：尽量吸净、清除呼吸道黏液，保持呼吸道通畅；B：建立呼吸，增加通气；C：维持正常循环，保证足够心搏出量；D：药物治疗；E：评价和环境保温。前三项最为重要，其中 A 是根本，B 通气是关键。应严格按照上述步骤进行复苏，不能颠倒顺序。E 贯穿于整个复苏过程中，在每一步骤前后进行评价，然后根据评估结果决定下一步复苏措施。

（三）复苏程序

1.最初复苏步骤

（1）保暖：婴儿置于远红外线或其他方法预热的保暖台上。

（2）用温热干毛巾揩干头部及全身，减少散热。

（3）体位：肩部垫高 2～2.5cm，使颈部轻微伸仰。

（4）娩出后在 10 秒内吸净口、咽、鼻黏液。

（5）触觉刺激：婴儿经上述处理后仍无呼吸，可采用拍打足底 2 次和摩擦婴儿背来促使呼吸出现。以上要求在 20 秒钟内完成。

2.通气复苏步骤

婴儿经触觉刺激后，如出现正常呼吸，心率＞100 次/分，肤色红润或仅手足青紫者可予观察。如无自主呼吸、喘息和（或）心率＜100 次/分，应立即用复苏器加压给氧；15～30 秒后心率如大于 100 次/分,出现自主呼吸者可予以观察;心率在 80~100 次/分,有增快趋势者宜继续采用复苏器加压给氧;如心率不增快或小于 80 次/分者,同时加胸外按压心脏 30 秒,无好转则行气管插管术,同时给予 1:10 000 肾上腺素 0.1~0.3mL/kg,静脉或气管内注入;如心率仍小于 100 次/分,可根据病情酌情用纠酸、扩容剂,有休克症状者可给多巴胺或多巴酚丁胺,每分钟 5~20μg/kg,从小剂量开始,逐渐增量,最大量不超过每分钟 20μg/kg;对其母在婴儿出生前 6 小时内曾用过麻醉药者,可用纳洛酮 0.1mg/kg,静脉或气管内注入。

3.复苏技术

(1)复苏器加压给氧法:面罩应密闭口鼻、下巴尖端,但不盖住眼睛;通气率为 30~40 次/分,手指压与放的时间比为 1:1.5,临床可见到胸部呈浅呼吸状;加压 2 分钟以上者须插胃管,以免过多气体入胃而致腹胀。

(2)胸外按压心脏:采用拇指法,操作者双拇指并排或重叠于患儿胸骨体下 1/3 处,其他手指围绕胸廓托在后背;或双指法,操作者一手的两个指尖压迫胸部,用另一只手或硬垫支撑患儿背部。按压速率为 120 次/分(每按压 3 次,间断加压给氧 1 次),压下深度为 1~2cm,按压放松过程中,手指不离开胸壁。按压有效时可摸到股动脉搏动。

(3)气管插管:在复苏过程中出现以下指征者要求在 20 秒钟内完成气管插管和一次吸引。指征为:胎粪黏稠或声门下有胎粪颗粒需吸净者;重度窒息需较长时间加压给氧人工呼吸者;应用气囊面罩复苏器胸廓扩张效果不好,或心率在 80~100 次/分,不继续增加者;疑诊有膈疝的患儿。

4.复苏后观察监护

监护主要内容为体温、呼吸、心率、血压、尿量、肤色和窒息所导致的神经系统症状;注意酸碱失衡、电解质紊乱、大小便异常、感染和喂养等问题。

六、常见护理诊断

(1)不能维持自主呼吸:与缺氧至低氧血症和高碳酸血症有关。

(2)体温过低:与缺氧、环境温度低下有关。

(3)有感染的危险:与患儿机体免疫功能低下、污染的羊水及胎粪吸入有关。

(4)恐惧(家长):与患儿病情危重及预后不良有关。

七、护理措施

(一)心理护理

选择合适的时间向母亲介绍有关新生儿的情况及可能的预后,取得家长的配合。抢救时避免大声喧哗,以免加重母亲的心理负担。

(二)积极做好新生儿复苏准备

WHO 强调每位胎儿分娩前都应做好复苏准备,应由产科、儿科医护人员共同协作执行。

（三）配合医生进行 ABCDE 程序复苏

1.快速评估

出生后立即用数秒钟时间快速评估 4 项指标：①足月吗？②羊水清吗？③有呼吸或哭声吗？④肌张力好吗？若以上任何一项为"否"则进行初步复苏。

2.初步复苏

（1）保暖：新生儿娩出后立即置于 30～32℃ 的远红外线辐射台保暖，维持腹壁温度为36.5℃。减少散热及氧耗，利于复苏。

（2）体位：最佳的体位是抢救窒息成功的关键。具体做法是：置新生儿仰卧位，头略后仰，颈部适度仰伸，肩下垫 2～3cm 厚软垫，以呈轻微仰伸位即鼻吸位为宜。

（3）清理呼吸道，保持呼吸道通畅：胎儿娩出后立即用挤压法及吸引管清除口鼻部羊水、黏液。

（4）擦干：用温热干毛巾快速擦干全身羊水，拿掉湿毛巾。

（5）触觉刺激：擦干和吸痰（刺激）足以引起自主呼吸，若无效可进一步刺激。有效的方法有两种：一是拍打或轻弹足底；二是摩擦腹背部皮肤，经 2 次刺激，可诱发自主呼吸。

以上步骤应在 30 秒内完成。

3.气囊面罩正压人工呼吸

若新生儿仍呼吸暂停或抽泣样呼吸、心率<100 次/分，应立即正压通气，通气压力维持在20～25cmH_2O，通气频率每分钟 40～60 次（胸外按压时为 30 次/分），以心率增加接近正常、胸廓起伏、听诊呼吸音正常为宜。足月儿开始用空气复苏，早产儿开始给 21%～40% 的氧，根据血氧饱和度调整。经 30 秒充分正压人工呼吸后，如有自主呼吸，再评估心率，如心率>100次/分，可逐步减少并停止正压人工呼吸。如自主呼吸不充分，或心率<100 次/分，需继续用气囊面罩或气管插管正压通气。

4.胸外心脏按压

如无心率或气管插管正压通气 30 秒后，心率<60 次/分，应同时进行胸外心脏按压。常用双拇指法或中食指法。①部位及深度：胸骨体下 1/3（两乳头连线中点下 1cm 处），深度为胸廓下陷 1.5～2cm。②频率：每分钟 90 次（按压 3 次，正压通气 1 次）。胸外心脏按压给氧浓度要提高到 100%。

5.药物治疗

经胸外心脏按压和气管插管人工呼吸 40～60 秒，心率<60 次/分，或出生时无心跳者，需在建立有效的静脉通路基础上，行气管插管人工呼吸加胸外心脏按压的同时给药。①心率减慢或刺激心跳用 1:10 000 肾上腺素 0.1～0.3mL/kg，静脉给药。②若心率正常，脉搏细弱，给氧、保暖复苏效果不佳应考虑补充血容量，予以扩容（0.9% 氯化钠溶液等）。

6.评价

复苏过程中注意评估患儿的呼吸、心率、血氧饱和度，以确定进一步的抢救措施。

（四）复苏后监护

密切监测患儿神志、体温、呼吸、心率、血压、尿量、肤色、血氧饱和度和窒息引起的各系统症状，并做好相关记录。

（五）预防感染

严格执行无菌操作技术，加强环境管理；医护人员接触患儿前应洗手，以防交叉感染；凡气管插管、疑有感染可能者，应用抗生素预防感染。

（六）心理护理

帮助家长树立信心，给予心理上的安慰，减轻他们的焦虑和恐惧。

（七）健康教育

向家长耐心讲解本病的严重性、预后及可能出现的后遗症；通过培训使家长掌握早期康复干预的方法，指导家长对有后遗症的患儿及早进行功能训练和智力开发，促进脑功能的恢复，并坚持对其定期随访。

第二节　新生儿呼吸窘迫综合征

新生儿呼吸窘迫综合征（RDS）为肺表面活性物质缺乏所致，多见于胎龄＜35 周的早产儿，但晚期早产儿或足月儿也可发病。该病病理上出现肺透明膜，又称肺透明膜病（HMD）。

一、病因

RDS 为肺表面活性物质（PS）缺乏所致。导致肺表面活性物质缺乏的因素主要有以下几方面：

1.早产儿

早产儿肺发育未成熟 PS 合成分泌不足，胎龄＜35 周的早产儿易发生 RDS。

2.剖宫产

剖宫产新生儿常发生肺液潴留，并且应激反应不够，尤其是择期剖宫产，容易发生 RDS，常见于足月儿或晚期早产儿。

3.糖尿病母亲新生儿

母亲患糖尿病时，胎儿血糖增高，胰岛素分泌相应增加，胰岛素可抑制糖皮质激素，而糖皮质激素能刺激 PS 的合成分泌。

4.肺表面活性物质蛋白 B（SP-B）基因缺陷

因 SP-B 基因突变，不能表达 SP-B，PS 磷脂不能发挥作用，这些患儿易患 RDS。

5.围产期窒息

缺氧、酸中毒、低灌注可导致急性肺损伤，抑制肺Ⅱ型上皮细胞产生 PS。

6.重度 Rh 溶血病

患儿胰岛细胞代偿性增生,胰岛素分泌过多抑制 PS 分泌。

二、诊断

1.病史

对早产儿、剖宫产新生儿、糖尿病母亲新生儿要随时注意可能发生 RDS。

2.临床表现

早产儿生后不久即出现呼吸困难,先是呼吸增快、急促、鼻扇,呼吸 60 次/分以上,然后出现呼气性呻吟,吸气时出现三凹征,至生后 6 小时症状已非常明显。病情呈进行性加重,继而出现呼吸不规则、呼吸暂停、发绀、呼吸衰竭。两肺呼吸音减弱。血气分析 PaO_2 下降,$PaCO_2$ 升高,BE 负值增加,生后 24～48 小时病情最重,病死率较高,能生存 3 天以上者肺成熟度增加,可逐渐恢复,但不少患儿并发肺部感染或 PDA,使病情再度加重。轻型病例可仅有呼吸困难、呻吟,而发绀不明显。

剖宫产新生儿发生 RDS 多见于足月儿或晚期早产儿,尤其是胎龄<39 周者,择期剖宫产新生儿更易发生 RDS。出现临床表现时间跨度比较大,可在生后 1～72 小时发生呼吸困难,有些患者生后先有湿肺表现,呼吸困难逐渐加重,然后发生 RDS 表现。剖宫产新生儿生后 72 小时内都要密切观察呼吸变化,一旦发生呼吸困难,应考虑是否发生 RDS。

SP-B 缺陷所致的 RDS,多见于足月儿,纯合子者临床表现非常严重,对 PS 和机械通气治疗效果较差,给 PS 后病情可短暂改善,2～6 小时后又非常严重,须多次给 PS 治疗,但多数病例因病情严重于数天内死亡,杂合子者临床表现相对较轻。

3.X 线检查

对发生呼吸困难的新生儿应立即摄 X 线胸片检查,随着病情进展需观察动态变化。按病情程度可将胸片改变分为 4 级:Ⅰ级:两肺野透亮度普遍性降低、毛玻璃样(充气减少),可见均匀散在的细小颗粒(肺泡萎陷)和网状阴影(细支气管过度充气);Ⅱ级:两肺透亮度进一步降低,可见支气管充气征(支气管过度充气),延伸至肺野中外带;Ⅲ级:病变加重,肺野透亮度更加降低,心缘、膈缘模糊;Ⅳ级:整个肺野呈白肺,支气管充气征更加明显,似秃叶树枝。胸廓扩张良好,横隔位置正常。

4.肺成熟度检查

如根据临床表现和胸片不能确定诊断,可行肺成熟度检查,但近年已很少使用。主要方法:产前取羊水,产后取患儿气道吸取物,检查 PS 主要成分:①卵磷脂,鞘磷脂(US)比值:用薄层层析法,羊水 US<2.0 表示肺未成熟;②肺表面活性物质蛋白 A(SP-A):羊水和气道吸出物 SP-A 含量减少,提示肺未成熟,早产儿脐血 SP-A<10ng/mL,诊断 RDS 的敏感性 81%,特异性 76%;③稳定微泡试验:取胃液或气道吸出物 0.5mL,用吸管吸取胃液至吸管 5cm 处,将吸管垂直于载玻片上,反复吸出吸入 20 次,用显微镜观察 $1mm^2$ 中直径<15μm 的稳定小泡数量,小泡数量<10 个/mm^2,提示肺未成熟。

三、鉴别诊断

1.B 族溶血性链球菌感染

产前感染发生的 B 族链球菌（GBS）肺炎或败血症，临床表现和肺部早期 X 线表现极似 RDS，不容易鉴别，常发生误诊。但该病常有孕妇羊膜早破史或感染表现，患者肺部 X 线改变有不同程度的融合趋势，而 RDS 肺部病变比较均匀，病程经过与 RDS 不同，用青霉素有效。

2.重症湿肺

生后数小时出现呼吸困难，X 线胸片两肺渗出比较严重，鉴别诊断比较困难。但重症湿肺 X 线表现两肺病变不均匀，可显示代偿性肺气肿。

四、治疗

1.肺表面活性物质（PS）治疗

PS 对 RDS 有显著效果，应及时使用。

治疗时机：要早期给药，一旦出现呼吸困难、呻吟、胸片提示 RDS，立即给药，不要等到胸片出现严重 RDS 改变。

（1）给药剂量：不同 PS 种类都有各自推荐剂量，多数 PS 推荐剂量一般为每次 100mg/kg 左右，严重病例需加大剂量，可用 $100\sim200$ mg/kg。有些 PS 推荐剂量为 $50\sim100$ mg/kg。剖宫产新生儿 RDS 多比较严重，需加大剂量。

（2）给药次数：一般较轻者给 1 次即可，应根据病情需要决定给药次数，如吸入氧浓度（FiO_2）>0.4 或平均气道压（MAP）>8 cmH_2O 才能维持正常血气，应重复给药。严重病例需用 $2\sim3$ 次，少数严重病例需给 4 次，但给 4 次后病情仍未能改善，不必再给药。

（3）给药方法：PS 有 2 种剂型，冻干粉剂和混悬剂，需冷冻保存，干粉剂用前加生理盐水摇匀，混悬剂用前解冻摇匀，在 37℃ 温水中预热，使 PS 分子更好地分散。用 PS 前先给患儿吸痰，清理呼吸道，然后将 PS 经气管插管注入肺内。

根据来源不同，将 PS 分为两种类型，天然型从牛或猪肺制备提取，合成型为人工合成，天然型 PS 疗效明显优于合成型 PS。

2.无创呼吸支持

主要使用持续气道正压呼吸（CPAP）和鼻塞间歇正压通气。CPAP 能使肺泡在呼气末保持正压，防止肺泡萎陷，并有助于萎陷的肺泡重新张开。轻度或早期 RDS 应尽早使用鼻塞 CPAP，压力 $5\sim6$ cmH_2O。及时使用 CPAP 可减少机械通气的使用，避免机械通气造成的各种并发症，如用 CPAP 后出现反复呼吸暂停、$PaCO_2$ 升高、PaO_2 下降，应改用机械通气。

3.机械通气

对较重病例无创呼吸支持不能维持，应及时改为机械通气。一般先用常频机械通气，宜用间歇正压（IPPV）和呼气末正压（PEEP），初调参数：呼吸频率 $30\sim40$ 次/分，吸气峰压（PIP）

$15\sim20cmH_2O$，PEEP$5\sim7cmH_2O$，根据病情变化及时调整呼吸机参数。严重病例如常频机械通气难以维持，需采用高频振荡通气（HFOV）。要注意机械通气的不良反应，如感染性肺炎、气漏和支气管肺发育不良症等。

4.支持疗法

RDS 因缺氧、高碳酸血症导致酸碱、水电解质、循环功能失衡，应予及时纠正，使患儿度过疾病极期。液体量不宜过多，以免造成肺水肿，生后第 $1\sim2$ 天控制在 $60\sim80mL/kg$，第 $3\sim5$ 天 $80\sim100mL/kg$；代谢性酸中毒可给 $5\%NaHCO_3$ 稀释 $2\sim3$ 倍静脉滴注；血压低可用多巴胺，剂量 $5\sim10\mu g/(kg\cdot min)$。

5.合并症治疗

合并肺动脉高压（PPHN）时，应吸入一氧化氮（NO），一般先用 $15\sim20\times10^{-6}$（ppm），大部分患者可取得明显疗效，然后逐渐下调。少数患者疗效不理想，可逐渐增加至 $20\sim30\times10^{-6}$（ppm），取得疗效后再逐渐下调。吸入 NO 疗程一般 $3\sim5$ 天。剖宫产新生儿 RDS 常合并严重 PPHN，应及时使用吸入一氧化氮。治疗过程中需观察吸入 NO 的不良反应，一般监测高铁血红蛋白和凝血功能。

没有条件吸入 NO 的医院，可使用西地那非，剂量每次 $1\sim3mg/kg$，$6\sim8$ 小时一次，口服，需监测血压。

合并 PDA 时，使用吲哚美辛，首剂 $0.2mg/kg$，第 2、3 剂 $0.1mg/kg$，每剂间隔 12 小时，静脉滴注效果比较好，日龄<7 天者疗效较好，吲哚美辛不良反应有肾功能损害、尿量减少、出血倾向、血钠降低、血钾升高，停药后可恢复。布洛芬治疗 PDA 的效果与吲哚美辛相似，但不良反应较吲哚美辛少，静脉滴注首剂 $10mg/kg$，然后每天 $5mg/kg$，用 2 次。若药物不能关闭，并严重影响心肺功能时，应行手术结扎。

6.体外膜肺

少数严重病例需使用体外膜肺（ECMO）治疗，近年由于肺表面活性物质和吸入一氧化氮的广泛使用，体外膜肺已非常少用。

五、常见护理诊断/问题

（1）自主呼吸障碍：与 PS 缺乏导致的肺不张、呼吸困难有关。

（2）气体交换受损：与肺泡缺乏 PS、肺泡萎陷及透明膜形成有关。

（3）营养失调：低于机体需要量：与摄入量不足有关。

（4）有感染的危险：与机体免疫力降低有关。

（5）焦虑、恐惧（家长）：与患儿病情危重及预后差有关。

六、护理措施

1.改善呼吸功能

（1）保持呼吸道通畅：及时清除口、鼻、咽部分泌物，分泌物黏稠时可给予雾化吸入后吸痰，每 2 小时翻身一次。

（2）氧疗及辅助呼吸：根据病情和血气分析，选择给氧方式，使 PaO_2 维持在 6.7～9.3kPa（50～70mmHg）、SaO_2 维持在 85％～95％之间。①头罩给氧：应选择与患儿相适应的头罩，氧流量不少于 5L/min，以防止 CO_2 积聚在头罩内。②持续气道正压呼吸（CPAP）：早期可用呼吸机 CPAP 给氧，以增加功能残气量，防止肺泡萎陷和不张。③气管插管给氧：如用 CPAP 后病情无好转者，应行气管插管并采用间歇正压通气（IPPV）及呼气末正压呼吸（PEEP）。

（3）气管内滴入 PS：滴入前彻底吸净气道内分泌物，将 PS 制剂先溶于生理盐水，然后经气管插管分别取仰卧位、左侧卧位、右侧卧位、仰卧位各 1/4 量从气管中滴入，使药液均匀滴入各肺叶，再用复苏器加压给氧以助药液扩散。

（4）保暖：环境温度维持在 22～24℃，皮肤温度在 36～36.5℃，相对湿度在 55％～65％，以减少水分损耗。

（5）密切观察病情变化：严密监测患儿体温、呼吸、心率、血压及动脉血气水平，及时评估病情，做好各项护理记录，若有变化及时通知医生。

2.保证营养供给

注意合理喂养，不能吸吮、吞咽者可用鼻饲或静脉补充营养。

3.预防感染

因 NRDS 患儿多为早产儿，住院时间较长，免疫力较差，极易发生院内感染，应做好各项消毒隔离工作。

4.健康教育

让家长了解本病的病因、危险性、预后和治疗情况，安慰家长，取得最佳配合，教会父母居家照顾的相关知识，为患儿出院后得到良好的照顾打下基础。

第三节　新生儿肺炎

感染性肺炎是新生儿感染的最常见形式和死亡的重要病因。据统计，发达国家足月儿和 LBWI 发病率分别为 1％和 10％；而围产期死亡率为 5％～20％。

一、病因

肺炎由细菌、病毒、原虫及真菌等不同的病原体引起。根据感染发生的时间分为宫内、分娩过程中或生后感染性肺炎。

1.宫内感染性肺炎（又称先天性肺炎）

母亲妊娠期间原发感染或潜伏感染复燃，或孕母细菌、原虫（如弓形虫）、支原体等病原体经血行通过胎盘屏障感染胎儿，引起胎儿病毒或菌血症以及肺部感染。病原菌以病毒为主，如风疹病毒、巨细胞病毒、单纯疱疹病毒等；细菌以大肠埃希菌等革兰阴性菌多见。

2.分娩过程中感染性肺炎

羊膜早破、产程延长、分娩时消毒不严、孕母有绒毛膜炎、泌尿生殖器感染,胎儿分娩时吸入污染的羊水或母亲宫颈分泌物,均可致胎儿肺部感染。早产、滞产、产道检查过多更易引起肺部感染。常见病原体为大肠埃希菌、肺炎球菌、克雷伯菌等,也可是病毒、支原体。

3.出生后感染性肺炎

可通过以下途径:①呼吸道途径:与呼吸道感染患者接触;②血行感染:常为败血症的一部分;③医源性途径:由于医用器械,如吸痰器、供氧面罩、气管插管等消毒不严,或通过医务人员手传播等引起感染性肺炎;机械通气可引起呼吸机相关性肺炎(VAP)。出生后感染性肺炎以细菌感染为主,病原体以大肠埃希菌、克雷伯菌、金黄色葡萄球菌、凝固酶阴性的葡萄球菌(CONS)多见。病毒则以呼吸道合胞病毒、腺病毒多见;沙眼衣原体、解脲支原体等肺炎亦有上升的趋势。另外,早产儿、广谱抗生素使用过久易发生念珠菌肺炎。

二、病理生理

肺炎时,由于气体交换面积减少和病原体的作用,可产生不同程度的缺氧和感染中毒症状。

1.通气和换气障碍

新生儿本身肺发育不成熟,毛细支气管管径小,气道阻力高,PS水平低。病原菌入侵可使各级气道、肺泡产生炎性反应、渗出和水肿,气道变窄甚至堵塞、PS灭活,引起分泌物堵塞或气流排出受阻而导致通气或换气障碍,V/Q失调,发生呼吸困难、喘憋、低氧血症、高碳酸血症、代谢性酸中毒,甚至呼吸衰竭。

2.病原体产生的毒素和炎性反应

可产生不同程度的感染中毒症状,甚至引起多脏器炎性反应及功能障碍,导致多器官功能衰竭。

三、诊断

(一)根据发病时间和临床症状

1.宫内感染性肺炎

多在生后24小时内发病,出生时常有窒息史,复苏后可出现气促、呻吟、发绀、呼吸困难,严重者可出现呼吸、循环衰竭、DIC、持续肺动脉高压。血行感染者常同时伴有黄疸、肝脾肿大和脑膜炎等多系统受累症状和体征。病毒感染者出生时可无明显症状,而在生后数天,甚至1周左右逐渐出现呼吸困难、进行性加重,严重者甚至进展为CLD。

2.分娩过程中感染性肺炎

发病时间因不同病原体而异,一般在出生数天至数周后发病。细菌性感染在生后3~5小时发病,Ⅱ型疱疹病毒感染多在生后5~10天出现症状,而沙眼衣原体感染出生后常有眼结合膜炎病史,3～12 周逐渐出现气促、断续咳嗽、喘憋、肺部哮鸣音、湿啰音等肺炎症状和体征。

3.出生后感染性肺炎

根据不同的病原体而表现不同。细菌性感染性肺炎常同时合并全身感染,故感染中毒症状较重。呼吸系统表现为气促、鼻翼扇动、发绀、吐沫、三凹征等。肺部体征早期常不明显,病程中可出现双肺细湿啰音。呼吸道合胞病毒性肺炎可表现为喘憋,肺部听诊可闻及哮鸣音及细湿啰音。金黄色葡萄球菌肺炎易合并脓气胸。

4.呼吸机相关性肺炎

根据 Medun 提出的诊断标准:①机械通气时间＞48 小时后发生的肺炎;②体温＞37.5℃,呼吸道吸出脓性分泌物,肺部闻及湿啰音,外周血象白细胞增多(＞$10×10^9$/L);③胸部 X 线提示肺部侵润阴影;④支气管分泌物培养出病原菌;⑤原有肺部感染者,上机前和上机后 48 小时分别痰培养病原菌不同。

(二)辅助检查

1.病原学检查

血培养、尿培养和病毒分离,血清特异性抗体等检查有助于病原学诊断。生后立即行胃液和外耳道分泌物(应在生后 1 小时内)涂片、细菌培养找白细胞和病原体;酌情行鼻咽部分泌物、肺泡灌洗液(气管插管患儿)细菌培养。

2.非特异性检查

①病毒感染性肺炎周围血象白细胞大多正常,也可减少;脐血 IgM＞200～300mg/L 或特异性 IgM 增高对产前感染有诊断意义。②可酌情行 C-反应蛋白(CRP)、血清降钙素原(PCT)、白细胞介素 6(IL-6)等检查,细菌感染上述指标常升高,有效抗生素治疗后下降。

3.胸部 X 线平片

是诊断肺炎的重要依据,应动态检查。不同病原体感染性肺炎胸部 X 线改变有所不同。宫内感染性肺炎第 1 天胸片可无改变,24 小时后显示为间质性或细菌性肺炎改变。病毒性肺炎以间质性病变、两肺膨胀过度、肺气肿为主;细菌性肺炎常表现为两肺弥漫性模糊影,密度不均;金黄色葡萄球菌合并脓胸、气胸或肺大疱时可见相应的 X 线改变。

四、鉴别诊断

1.RDS

生后数小时出现呼吸困难,并进行性加重,早期临床症状和体征与重症肺炎不易鉴别。但 RDS 病程持续时间较短(3～7 天),肺部 X 线呈特征性改变,感染性肺炎病原学或某些感染指标阳性有助于两者鉴别。

2.湿肺

多见于选择性剖宫产患儿,生后数小时内出现呼吸困难,但持续 2～3 天症状消失;胸部 X 线表现为肺泡、间质、叶间积液有助于湿肺诊断,部分病例胸部 X 线改变特异性不强。

五、治疗

1.呼吸道管理

及时吸净口、鼻、气道分泌物,保持呼吸道通畅,酌情行雾化吸入。

2.胸部物理治疗

(1)体位引流:呼吸道分泌物多或有肺不张患儿,可根据肺部不同部位病变,采用不同姿势,以利于分泌物引流及肺扩张,每2小时更换体位一次。

(2)叩击/震动:应用无创性叩击器或医护人员的手指、手掌紧贴患儿胸壁(手指方向与肋间平行)。应在喂养或吸痰前30~45分钟改变体位后进行,持续时间不超过10分钟。叩击速度100~120次/分,每个部位反复6~7次。机械通气时、ELBW儿不宜应用。

3.供氧

有低氧血症或高碳酸血症时可根据病情和血气分析结果选用鼻导管、面罩、鼻塞CPAP给氧或机械通气治疗,使血气维持在正常范围。

4.抗病原体治疗

衣原体肺炎首选红霉素;病毒性肺炎可针对不同的病毒选用不同的抗病毒药物。

5.支持疗法

纠正循环障碍和水、电解质及酸碱平衡紊乱,每天输液总量60~100mL/kg,输液速率应慢,以免发生心力衰竭及肺水肿;保证充足的能量和营养供给,酌情静脉输注血浆、白蛋白和免疫球蛋白,以提高机体的免疫功能。

六、常见护理诊断

(1)清理呼吸道无效:与呼吸急促、呼吸道炎症分泌物排出受阻有关。

(2)气体交换受损:与肺部炎症有关。

(3)体温调节无效:与感染后机体免疫反应有关。

(4)营养失调:与摄入困难、消耗增加有关。

七、护理措施

(一)保持呼吸道通畅,合理用氧,改善呼吸功能

(1)及时有效地清除呼吸道分泌物和吸入物。胎头娩出后立即吸净口、咽、鼻黏液;无呼吸及疑有分泌物堵塞气道者,配合医生立即进行气管插管,通过气管内导管将黏液吸出。

(2)经常更换体位,取头高侧卧位,促进肺部分泌物的排出。若分泌物较多,可用手掌轻轻叩击患儿胸、背部使附着于管壁的痰液松动脱落。若分泌物黏稠、不易排出者可行雾化吸入,以湿化气道,稀释痰液。雾化液中常加入α-糜蛋白酶、地塞米松及相应的抗生素,雾化吸入每次不超过20分钟,以免引起肺水肿。

（3）对痰液过多、无力排痰者及时吸痰,吸痰的压力<13.3kPa(100mmHg),每次吸痰时间不能超过 15 秒,吸痰时要注意无菌操作和勿损伤黏膜。

（4）根据病情和血氧监测情况采用鼻导管、面罩、头罩等方法给氧,使 PaO_2 维持在 7.9～10.6kPa(60～80mmHg)。重症并发呼吸衰竭者,给予正压通气。

（5）保持空气清新,温湿度适宜,遵医嘱应用抗生素、抗病毒药物,并密切观察用药后的反应。

（二）维持正常体温

体温过高时可采取物理降温,体温过低时给予保暖。

（三）保证足够的热量、营养和水分

病情轻者可少量多次喂养,不宜过饱,防止呕吐引起窒息;病情重者可鼻饲喂养或静脉补充营养物质和液体。

（四）密切观察病情

注意观察患儿的反应、呼吸、心率等的变化,如出现烦躁不安、心率加快、呼吸急促、肝脏在短时间内迅速增大时,提示可能合并心力衰竭,应立即吸氧,遵医嘱给予强心、利尿药物;若突然出现呼吸不规则、呼吸暂停或发绀加重,可能为呼吸道梗阻,应及时吸痰。

八、保健指导

（1）向家长讲述疾病的有关知识和护理要点,及时让家长了解患儿的病情。

（2）定期进行健康检查及按时进行预防接种。

第四节　小儿贫血

一、总论

（一）贫血的定义

贫血是指外周血中单位容积内红细胞数或血红蛋白量低于正常。根据世界卫生组织的资料,6 个月～6 岁小儿血红蛋白值低于 110g/L,6～14 岁低于 120g/L 为贫血。6 个月内婴儿血红蛋白值变化较大,我国小儿血液学会议暂定:新生儿血红蛋白值小于 145g/L,1～4 月小于 90g/L,4～6 个月小于 100g/L 时为贫血。贫血依据外周血血红蛋白或红细胞数分为轻、中、重和极重四度。血红蛋白约为 90g/L 属轻度;血红蛋白约为 60g/L 属中度;血红蛋白约为 30g/L 属重度;血红蛋白小于 30g/L 属极重度。新生儿血红蛋白约为 120g/L 属轻度,约为 90g/L 属中度,约为 60g/L 属重度,小于 30g/L 属极重度。

（二）贫血的分类

一般采用病因分类和形态分类。

1.病因分类

有利于明确贫血的性质，对诊断和治疗都有一定指导意义。可分为红细胞生成不足、红细胞破坏过多（溶血性）和失血性贫血三大类。

（1）红细胞生成不足：包括造血物质缺乏和骨髓造血功能障碍。造血物质缺乏可因饮食中缺乏、吸收不良和需要增加所致。再生障碍性贫血（骨髓造血功能障碍）可分为原发性和继发性。此外，感染性、炎症性、癌症性贫血和慢性肾病所致的贫血也属于红细胞生成不足。

（2）红细胞破坏过多（溶血性）：溶血性贫血可由红细胞内在缺陷或红细胞外在因素引起。红细胞内在缺陷包括红细胞膜结构缺陷、红细胞酶缺陷和血红蛋白异常。红细胞外在因素包括免疫性因素和非免疫性因素。

（3）失血性贫血：包括急性和慢性失血性贫血。

2.形态分类

根据红细胞平均容积（MCV 正常值为 80～94fl）贫血可分为三类，即大细胞性贫血（MCV＞94fl）、小细胞性贫血（MCV＜80fl）和正细胞性贫血（MCV 正常）。形态分类有助于病因诊断。

（三）小儿贫血的诊断要点

贫血实际上不是一个疾病，而是一种症状和综合征，除诊断有无贫血及其程度外，还要查明贫血的性质和原因，才能进行合理有效的治疗。对贫血患儿必须详细询问病史、进行全面体格检查和必要的实验室检查。

1.病史

（1）发病年龄：小儿时期的贫血多具有年龄特点，发病年龄常可提供诊断线索。例如新生儿期常见的贫血为新生儿溶血症、分娩过程中失血包括经胎盘输血给母亲；生后 2～3 个月可发生"生理性贫血"；婴幼儿期多考虑营养性贫血、溶血性贫血和感染性贫血；学龄前和学龄儿童应多考虑造血系统疾病（如再生障碍性贫血、白血病）和慢性失血。

（2）病程经过：起病急、进展快者提示急性溶血或失血；起病缓慢者提示营养性贫血、慢性溶血或失血；伴有黄疸和血红蛋白尿提示溶血；伴有骨骼疼痛者提示白血病或其他骨髓浸润性疾病等。

（3）个人史：详细询问喂养史对诊断营养性贫血非常重要。要注意生长发育史，慢性贫血多有生长发育障碍，地中海贫血除发育障碍外，还有特殊面貌。

（4）家族史：与遗传有关的贫血，如球形红细胞增多症、椭圆形红细胞增多症、地中海贫血、蚕豆病等常有阳性家族史。

2.体格检查

注意生长发育和营养状况，营养不良与营养性贫血往往并存，互为因果。皮肤黏膜的苍白程度,特别是甲床、结合膜及唇黏膜的苍白程度一般与贫血的严重程度成正比。

伴随体征在小儿贫血诊断中具有重要意义。伴有黄疸时,提示溶血性贫血。伴有出血点或淤斑时要注意排除白血病、再生障碍性贫血或出血性疾病。缺铁性贫血者指甲菲薄、脆弱,严重者扁平,甚至呈匙状甲。巨幼红细胞性贫血者头发黄、干、稀而无光泽。肝、脾和淋巴结肿大是婴幼儿贫血的常见体征,肝、脾轻度肿大多提示髓外造血,肝、脾明显肿大且以脾大为主者多提示遗传性溶血性贫血,贫血伴有明显肝、脾淋巴结肿大者要注意造血系统恶性肿瘤,如白血病、恶性淋巴瘤等。

3.实验室检查

应根据病史和体检选择必要的实验室检查。对所有贫血小儿首先进行血常规检查,包括红细胞计数、血红蛋白量、红细胞形态、白细胞计数与分类、血小板计数及网织红细胞计数,可为大多数贫血做出初步诊断或提供进一步诊断的线索。

(1)红细胞量和血红蛋白量:从两者数值降低的程度可初步判断有无贫血和贫血的程度;从 MCV 的计算可初步判断是大细胞性贫血、小细胞性贫血或正细胞性贫血。

(2)红细胞形态:仔细观察血涂片中红细胞大小、形态及染色情况对贫血的诊断有较大启示。如红细胞较小,染色浅,中央淡染区扩大,多提示缺铁性贫血;红细胞体积大,染色不浅,提示由缺乏叶酸和(或)维生素 B_{12} 引起的巨幼红细胞性贫血。红细胞呈球形(超过 20%)或椭圆形(超过 25%)则提示遗传性球形红细胞增多症或椭圆形红细胞增多症。红细胞形态正常多见于急性溶血或骨髓造血功能障碍。

(3)网织红细胞计数:网织红细胞增多提示骨髓造血功能活跃,可见于急、慢性溶血或急性失血;网织红细胞减少提示造血功能低下,如再生障碍性贫血。在贫血治疗过程中,定期检查网织红细胞计数有助于判断疗效。

(4)白细胞和血小板计数:对诊断白血病、再生障碍性贫血、感染性贫血及出血性疾病引起的贫血有帮助。

(5)骨髓检查:直接了解骨髓造血功能情况,对白血病、再生障碍性贫血、营养性巨幼红细胞性贫血及骨髓转移瘤的诊断和鉴别诊断有重要意义。

(四)治疗原则

(1)祛除病因:是治疗贫血的关键。

(2)药物治疗:针对贫血的原因选择有效的药物治疗。

(3)输血疗法:当贫血引起心功能不全或血红蛋白低于 30g/L 时,输血是抢救的重要措施。但应注意心功能不全、贫血重、贫血合并肺炎者每次输血量宜少,速度宜慢。

(4)一般治疗和并发症治疗:加强护理,科学喂养,防治感染、营养不良和消化功能紊乱等。

二、营养性缺铁性贫血

营养性缺铁性贫血是由于铁缺乏使血红蛋白合成减少而引起的小细胞低色素性贫血,婴幼儿最常见。

（一）病因

1.铁摄入量不足

铁摄入量不足为缺铁性贫血的主要原因。人体内的铁主要来源于食物,衰老的红细胞破坏释放的铁也几乎全部被再利用。食物中的铁可分为两类,即血红素铁和非血红素铁。食物中铁吸收率的高低除与铁的摄入量密切相关外,还与铁的种类有关。鱼类、肉类、肝脏等动物性食物中的铁属于血红素铁,吸收率高(为10%～25%),还可促进非血红素铁的吸收。

植物性食物中的铁属于非血红素铁,吸收率甚低(约1%),且易受肠内其他因素的影响。维生素C、果糖、氨基酸等还原物质有利于铁的吸收。而磷酸、草酸、植物纤维、蛋、牛乳、茶和咖啡等可抑制铁的吸收。婴儿的主要食品是乳类,人乳和牛乳含铁量少,但人乳中铁吸收率比牛乳中高40%。足量母乳喂养的小儿可维持血红蛋白和储存铁在正常范围6个月左右,人工喂养儿及6个月以后的母乳喂养儿若不及时添加含铁丰富易于吸收的辅食,则易发生缺铁性贫血。

2.先天储铁不足

胎儿期最后3个月从母体获得的铁最多。如因早产、双胎、胎儿失血和孕母患严重缺铁性贫血等均可使胎儿储铁减少。

3.生长发育快

随着小儿体格生长,血容量也相应增加。年龄越小,生长发育越快,需铁量越多。早产儿体重增加快,如不及时添加含铁丰富的食物,婴儿,尤其是早产儿很容易发生缺铁性贫血。

4.铁的丢失过多

各种原因所致的慢性失血均可导致缺铁性贫血。

5.铁吸收障碍

反复感染、食物搭配不合理、呕吐等可影响铁的吸收。

（二）发病机制

缺铁时血红素形成不足,血红蛋白合成减少,因而新生的红细胞内血红蛋白含量不足;但缺铁对细胞的分裂、增殖影响较小,故红细胞数量减少的程度不如血红蛋白减少明显,形成小细胞低色素性贫血。

（三）临床表现

任何年龄均可发病,以6个月至2岁最多见。起病缓慢,多不能确定发病时间,不少患儿因其他疾病就诊时才被发现患有本病。

1.一般表现

皮肤黏膜逐渐苍白。以口唇、口腔黏膜、结膜、甲床、手掌等处最为明显。轻、中度贫血患儿若无其他合并症,一般症状可不甚明显。重度贫血时常出现不爱活动,容易疲乏。年长儿常诉头晕、耳鸣、眼前发黑等。

2.髓外造血表现

肝、脾可轻度肿大,年龄越小、病程越久、贫血越重,肝、脾肿大越明显。

3.非造血系统症状

(1)消化系统症状:食欲减退,少数有异食癖,如喜食泥土、墙皮、煤渣等。可有呕吐、腹泻,出现口腔炎、舌炎、舌乳头萎缩。贫血严重可出现萎缩性胃炎或吸收不良综合征症状。

(2)心血管系统症状:贫血明显时,心率代偿性增快,心脏扩大,心前区可闻及收缩期杂音。当合并呼吸道感染后,心脏负担加重,可诱发心力衰竭。

(3)神经系统症状:患儿常有烦躁不安或萎靡不振,对周围环境不感兴趣,注意力不集中,多动,理解力降低,反应慢,记忆力减退,认知功能受到损害,智力减退等。

(4)其他:缺铁性贫血还可引起细胞免疫功能低下,损害中性粒细胞的功能,故易合并感染。因上皮组织异常可出现反甲。

(四)实验室检查

1.血常规

红细胞和血红蛋白均降低,以后者减低更明显,呈小细胞低色素性贫血。血涂片可见红细胞大小不等,以小细胞为多,中央淡染区扩大。平均红细胞容积(MCV)小于80fl,平均红细胞血红蛋白量(MCH)小于26pg,平均红细胞血红蛋白浓度(MCHC)小于30%。网织红细胞计数正常或轻度减少。白细胞和血小板一般无特殊改变。

2.骨髓象

红细胞系增生活跃,以中、晚幼红细胞增生为主。各期红细胞均较正常小,血红蛋白含量少,边缘不规则,染色浅。巨核细胞系和粒细胞系一般无明显异常。

(五)治疗

主要原则为去除病因和铁剂治疗。

1.一般治疗

如加强护理、避免感染、合理喂养、注意休息等。

2.去除病因

去除病因是根治的关键。

3.铁剂治疗

铁剂是治疗本病的特效药物。

(1)口服铁剂:尽量采用此法,二价铁比三价铁易于吸收,如硫酸亚铁(含铁20%)、富马酸铁(含铁30%)、葡萄糖酸亚铁等。口服剂量以元素铁计算,每天6mg/kg(折合硫酸亚铁每天0.03g/kg,富马酸铁每天0.02g/kg),分3次服用时铁的吸收率最高,超过此量吸收率反而下降且增加对胃黏膜的刺激。最好在两餐之间服药,以减少对胃黏膜的刺激,又利于铁的吸收。维生素C能使三价铁还原成二价铁,使其易于溶解,能促进铁的吸收。铁剂不宜与牛乳、钙剂、浓茶、咖啡等同服,以免影响吸收。如口服3周仍无效,应考虑是否有诊断错误或其他影响疗效的原因。

(2)注射铁剂：注射铁剂因较易出现不良反应，故少用，常在不能口服铁剂的情况下使用。常用注射铁剂为右旋糖酐铁，5%右旋糖酐铁肌内注射每次剂量不超过0.1mL/kg。

给予铁剂治疗后如有效，则至3～4天后网织红细胞升高，7～10天达高峰。治疗约2周后，血红蛋白开始上升，临床症状亦随之好转。一般于治疗3～4周后贫血即可被纠正，但铁剂应继续服用至血红蛋白达正常水平后2个月左右再停药以补足储存铁量。

4.输血治疗

一般病例无须输血。重度贫血并发心功能不全或明显感染者应给以输血，每次5～10mL/kg或输浓缩红细胞。血红蛋白低于30g/L的极重度贫血应立即输血，贫血愈重，一次输血量应少，速度应慢，以免出现心功能损害，必要时还可同时应用利尿剂。

(六)常见护理诊断

(1)活动无耐力：与贫血致组织器官缺氧有关。

(2)营养失调：低于机体需要量与铁的供应不足、吸收不良、丢失过多或消耗过多有关。

(3)有感染的危险：与机体的免疫功能下降有关。

(4)知识缺乏：与家长及患儿的营养知识不足，缺乏本病的防护知识有关。

(七)护理措施

1.注意休息,适量活动

病室环境要清洁、阳光充足，空气流通、温湿度适宜。贫血严重者，应根据其活动耐力下降情况制定活动强度、持续时间及休息方式。对极重度贫血者，应绝对卧床休息，并进行保护性隔离。

2.合理安排饮食

(1)指导家长对早产儿和低体重儿及早(约2月龄)给铁剂(元素铁0.8～1.5mg/(kg·d)，但不能超过15mg/d)。

(2)婴儿提倡母乳喂养，按时添加含铁丰富的辅食或补充铁强化食品，如铁强化奶。人乳含铁虽少，但吸收率高达50%；而牛奶中铁的吸收率为10%～25%，并要注意鲜牛奶必须加热处理后才能喂养婴儿，以减少因过敏而致肠出血。婴儿6个月后应逐渐减少奶类的每日摄入量，以便增加含铁丰富的固体食物。

(3)告知家长含铁丰富且易吸收的食物，如动物血和肝脏、肉类、鱼类、豆制品及干果等；维生素C、氨基酸、果糖、肉类可促进铁的吸收，可与铁剂或含铁食品同时进食；茶、咖啡、牛奶、植物纤维等可抑制铁的吸收，应避免与含铁食品同食。

(4)告知家长及患儿不良饮食习惯会导致本病，协助纠正患儿不良的饮食习惯。

3.指导正确应用铁剂,观察疗效与不良反应

(1)铁剂对胃黏膜有刺激性，可致恶心、呕吐、腹泻或便秘、厌食、胃部不适及疼痛等，口服时最好在两餐之间，从小剂量开始，单独服用，可减轻反应。可与稀盐酸合剂、维生素C同服，

有利于吸收;牛乳、钙片、蛋类、咖啡、茶等影响铁剂的吸收,不可同服。口服液体铁剂可使牙齿染黑,可用吸管吸服。

(2)注射铁剂时应选择大肌群深部肌内注射,每次更换注射部位,注射后勿按揉注射部位,以防药液漏入皮下组织使皮肤染色或刺激。

(3)应告知家长,铁剂治疗要坚持全疗程,不能过早停药;服用铁剂后,大便变黑或呈柏油样,停药后可恢复,应向家长说明原因,消除紧张心理。

(4)铁剂治疗有效者在用药 3~4 天后网织红细胞升高,7~10 天达高峰;2 周后血红蛋白逐渐上升,临床症状随之好转,食欲增加。如服药 3~4 周仍无效,应查找原因。

(八)保健指导

(1)向家长及患儿讲解疾病的有关知识和护理要点。

(2)提倡母乳喂养,及时添加含铁丰富的食品;坚持正确用药;强调贫血纠正后,仍要坚持合理安排小儿膳食,培养良好饮食习惯,这是防止复发及保证正常生理发育的关键。

(3)定期复查血常规,了解贫血的恢复情况。

(4)因缺铁性贫血致智力减低、成绩下降者,应加强教育与训练,减轻自卑心理。

三、营养性巨幼红细胞性贫血

营养性巨幼红细胞性贫血是由于缺乏维生素 B_{12} 或(和)叶酸而引起的一种大细胞性贫血,临床上以贫血、神经精神症状、红细胞数较血红蛋白量减少更明显、红细胞胞体变大及骨髓中出现巨幼红细胞、维生素 B_{12} 或(和)叶酸治疗有效为特点,6 个月至 2 岁婴幼儿多见。

(一)病因

1.摄入不足

乳类中含维生素 B_{12} 和叶酸较少(羊乳中更少),故单纯母乳、奶粉或羊乳喂养而未及时添加辅食者,易出现维生素 B_{12} 或(和)叶酸缺乏。

2.吸收障碍

严重营养不良、慢性腹泻等可使维生素 B_{12}、叶酸吸收减少。

3.需要量增加

婴幼儿生长发育迅速对维生素 B_{12} 和叶酸需要量增加,严重感染时使两者消耗增多。

4.药物影响

长期服用新霉素等药物可致维生素 B_{12} 代谢障碍;长期应用广谱抗生素可抑制肠道细菌合成叶酸;抗叶酸制剂(如氨甲蝶呤)和某些抗癫痫药(如苯妥英钠、苯巴比妥)可使叶酸缺乏。

(二)发病机制

维生素 B_{12} 和叶酸参与 DNA 合成,缺乏时可造成红细胞中 DNA 合成不足,细胞核成熟障碍,细胞分裂延迟,细胞体积变大而形成巨幼红细胞。由于红细胞生成速度变慢,巨幼红细胞在骨髓内易被破坏,进入血液循环的红细胞寿命也较短,从而出现贫血。维生素 B_{12} 还参与神经髓鞘脂蛋白的合成,故缺乏时可引起神经精神症状。

(三)临床表现

1.一般表现

皮肤、面色苍黄,睑结膜、口唇、甲床苍白,毛发稀疏细黄;易疲乏无力,多呈虚胖。

2.骨髓外造血、消化系统、心血管系统表现

同营养性缺铁性贫血。

3.神经精神症状

可出现烦躁不安、易怒等症状。维生素 B_{12} 缺乏者表现为:表情呆滞、反应迟钝、少哭不笑、智力及动作发育落后,常有倒退现象,严重者出现肢体、头部、躯干或全身震颤,甚至抽搐、腱反射亢进、踝阵挛、共济失调、感觉异常等。

(四)辅助检查

1.血常规

红细胞数较血红蛋白量的减少更明显;血涂片红细胞大小不等,以大细胞为多,中央淡染区不明显,呈大细胞性贫血;网织红细胞、白细胞及血小板常减少。

2.骨髓象

增生活跃,以原红细胞和早幼红细胞增生为主,各期幼红细胞出现巨幼变,胞核发育落后于胞浆,巨核细胞的核有过度分叶现象。

3.血清维生素 B_{12} 和叶酸测定

维生素 $B_{12}<100ng/L$,叶酸 $<3\mu g/L$ 。

(五)治疗要点

去除病因,补充维生素 B_{12} 和(或)叶酸是治疗的关键;注意加强营养,防治感染,肌肉震颤者可给镇静剂,重度贫血者可输血。

(六)常见护理诊断/问题

(1)营养失调:低于机体需要量与维生素 B_{12} 和(或)叶酸摄入不足、吸收障碍等有关。

(2)活动无耐力:与贫血致组织缺氧有关。

(3)有受伤的危险:与肢体或全身震颤、抽搐等有关。

(4)知识缺乏:患儿家长缺乏本病的相关知识。

(七)护理措施

(1)补充维生素 B_{12} 及叶酸:为主要护理措施。

①合理喂养,及时添加富含维生素 B_{12} 和叶酸的食物,如动物肝、肉类、蛋类及绿色蔬菜等。

②遵医嘱正确使用维生素 B_{12} 和叶酸;加服维生素 C 以促进叶酸利用,提高疗效;恢复期加服铁剂,防止红细胞增加时出现缺铁;单纯维生素 B_{12} 缺乏者,不宜加用叶酸,以免加重神经精神症状。

（2）防止外伤：烦躁、震颤、抽搐者按医嘱给予镇静剂。

（3）健康教育：向家长介绍本病的预防措施，指导合理喂养；积极治疗原发病，指导合理用药；对智力和运动发育落后者，应指导家长多给予触摸、爱抚、耐心教育，进行相应感觉综合训练，促进患儿智力和体能发育。

第五节　小儿水痘

水痘，是一种传染性极强的儿童期出疹性疾病。临床特点是皮肤黏膜出现瘙痒性水疱疹，全身症状轻微。

一、病因

病原体为水痘-带状疱疹病毒（VZV），即人类疱疹病毒 3 型。病毒核心为双股 DNA，核衣壳是由 162 个壳微粒排列成立体对称的 20 面体，外有一层脂蛋白包膜。病毒呈球形，直径为 150～200nm。儿童初次感染时引起水痘，恢复后病毒可长期潜伏在脊髓后根神经节或脑神经的感觉神经节内，少数人在青春期或成年后，受冷、热、药物、创伤、恶性疾病或放射线等因素作用，病毒被激活导致带状疱疹。一次感染水痘可获终身免疫，但在免疫功能受损者或已接受过水痘疫苗者，也可有第 2 次感染，症状轻微。

二、流行病学

本病多发生在冬末、初春季节，通过直接接触、空气传播。90％患儿年龄小于 10 岁，高峰为 6～9 岁，但亦可发生在任何年龄包括新生儿期。水痘结痂后病毒消失，故传染期自出疹前 24 小时至病损结痂，需 7～8 天。潜伏期为 10～21 天，一般两周左右。

三、发病机制和病理

水痘病毒经口、鼻侵入人体，首先在上呼吸道内增殖，然后进入血液产生病毒血症，引起皮肤及黏膜损害而发病。如果病毒侵入血中为间歇性，临床表现为分批出现的皮疹。有免疫缺陷或免疫功能受抑制者可发生全身性播散性水痘。水痘疱疹病变仅限于皮肤的表皮层，疱疹基底有多核巨细胞，核内有嗜酸性包涵体，周围有清楚的晕圈与核膜分开。炎症亦可累及真皮。因水痘死亡的患者在身体其他组织如神经系统、胃、肠、唾液腺、血管内膜中均可见到水痘核内包涵体，脑内静脉周围有神经脱髓鞘和神经细胞坏死等病变。

四、临床表现

（一）典型水痘

皮疹出现前 24 小时可呈现前驱症状，如发热、不适、厌食等，亦可见猩红热样或麻疹样前驱疹,但很快消失。幼儿常无前驱期。皮疹特点:①分批出现红色斑疹或斑丘疹,迅速发展为清亮、卵圆形、泪滴状小水疱,周围有红晕,无脐眼,经 24 小时,水疱内容物变为浑浊,疱疹易破溃,疱疹持续 3～4 天,然后从中心开始干缩,迅速结痂,在疾病高峰期可见到丘疹、新旧水疱和结痂同时存在;②皮疹分布呈向心性,集中在皮肤受压或易受刺激处,开始为躯干,以后至面部、头皮、四肢远端较少,瘙痒感重;③黏膜皮肤可出现在口腔、结膜、生殖器等处,易破溃形成浅溃疡。

(二)重症水痘

多发生在恶性病或免疫功能受损病儿,出疹 1 周后体温仍可高达 40℃～41℃;皮损常呈离心性分布,四肢多,水疱疹有脐眼,偶为出血性,在第 1 周末可发生暴发性紫癜,伴有坏疽。

(三)先天性水痘

孕妇患水痘时可累及胎儿,在妊娠早期感染,可致多发性先天性畸形,如:肢体萎缩、皮肤瘢痕、皮层萎缩、小头畸形;自主神经系统受累表现为括约肌控制困难、肠梗阻或 Horner 综合征;眼异常包括白内障、小眼球、脉络膜视网膜炎。病儿常在 1 岁内死亡,存活者留有严重神经系统伤残。

五、实验室检查

(一)血常规

偶有轻度白细胞增加,大部分均正常。

(二)病毒分离

水痘疱疹液接种人胎羊膜组织培养可分离病毒,但阳性率不高,对诊断帮助不大。使用单抗-免疫荧光法检测病毒抗原,敏感性高于传统培养法。

(三)血清学检验

用抗膜抗原荧光试验(FAMA)、免疫黏附血凝试验(IAHA)或酶联免疫吸附试验(ELISA)等方法检测抗体,在出疹 1～4 天后即出现,2～3 周后滴度增加 4 倍以上即可确诊,方法敏感、可靠。

(四)新鲜水痘底部刮取物

可用于快速诊断,用瑞氏染色找到多核巨细胞和核内包涵体。

六、治疗

无合并症的水痘不需特殊处理,仅需对症治疗,如剪短病儿指甲,戴连指手套,以防抓伤;勤换内衣,消毒水洗浴,减少继发感染;局部或全身使用止痒镇静剂;因有报道使用水杨酸制剂后 Reye 综合征发生率增加,故可用其他退热剂替代。

水痘肺炎或免疫功能受损者患水痘时可给无环鸟苷静脉注射,8 小时 1 次,每次 $500mg/m^2$,于 1 小时内滴入,可预防肺炎或其他内脏受累;口服每次 20mg/kg,每日 4 次,共 5 天;在潜伏期服用可减轻病情。继发细菌感染时给抗生素治疗。

七、常见护理诊断

(1)皮肤完整性受损:与水痘病毒引起的皮疹及继发感染有关。

(2)潜在并发症:肺炎、脑炎。

(3)有传播感染的危险:与呼吸道及疱疹液排出病毒有关。

八、护理措施

(一)维持正常体温

(1)卧床休息至热退,症状减轻;出汗后及时更换衣服,保持干燥。

(2)监测体温,观察热型;高热时可用物理降温或退热剂,但忌用酒精擦浴,忌阿司匹林(以免增加瑞氏综合征的危险);鼓励患儿多饮水。

(二)促进皮肤完整性恢复

(1)室温适宜,衣被不宜过厚,以免增加痒感。

(2)勤换内衣,保持皮肤清洁,防止继发感染。

(3)剪短指甲,婴幼儿可戴并指手套,以免抓伤皮肤。

(4)皮肤瘙痒时,可温水洗浴,口服抗组胺药物;疱疹无溃破者,涂炉甘石洗剂或 5% 碳酸氢钠溶液;疱疹溃破者涂 1% 甲紫或抗生素软膏防止继发感染,必要时给予抗生素。

(三)病情观察

注意观察病情,及早发现皮肤继发性感染、肺炎、心肌炎等并发症,并予以相应的治疗及护理。

(四)预防感染的传播

1.控制传染源

患儿应隔离至疱疹全部结痂或出疹后 7 天;密切接触的易感儿隔离观察 3 周。

2.切断传播途径

保持室内空气新鲜,托幼机构应做好晨检和空气消毒。

3.保护易感人群

避免易感者接触,对体弱、免疫功能低下及应用大剂量激素者尤应加强保护,应在接触水痘后 72 小时内肌内注射水痘-带状疱疹免疫球蛋白,可起到预防或减轻症状的作用。

(五)健康教育

向家长宣传控制传染源的知识,说明患儿隔离的时间;指导切断传播途径的方法,如通风换气、定期消毒、用物暴晒;指导家长对患儿进行皮肤护理,防止继发感染;加强预防知识教育,流行期间避免易感儿去公共场所。

参考文献

[1]陈广斌,陈华萍,吴柱国.抗感染临床药学[M].北京:科学出版社,2016.

[2]党大胜,郭涛.全科医师合理用药速查[M].北京:人民军医出版社,2016.

[3]苏冠华,王朝晖.新编临床用药速查手册[M].2版.北京:人民卫生出版社,2016.

[4]魏敏杰,周红.药理学[M].北京:中国医药科技出版社,2016.

[5]陈建国.药理学[M].北京:科学出版社,2016.

[6]赵海霞.药理学与药物治疗学基础[M].北京:科学出版社,2014.

[7]倪健.中药药剂学[M].北京:中国医药科技出版社,2013.

[8]宋光熠.中药药理学[M].北京:人民卫生出版社,2013.

[9]程德云.临床药物治疗学[M].北京:人民卫生出版社,2012.

[10]周文.临床用药速查掌中宝[M].北京:人民卫生出版社,2012.

[11]李元建.药理学[M].北京:高等教育出版社,2010.

[12]贾焕金.药理学与药物治疗学基础[M].北京:科学出版社,2010.

[13]沈映君.中药药理学[M].北京:人民卫生出版社,2010.

[14]周红宇,陈醒言.临床药理学与药物治疗[M].浙江:浙江大学出版社,2010.

[15]张洪泉.老年药理学与药物治疗学[M].北京:人民卫生出版社,2010.

[16]范玲,沙丽艳.儿科护理学[M].3版.北京:人民卫生出版社,2018.

[17]郝群英,魏晓英.实用儿科护理手册[M].北京:化学工业出版社,2018.

[18]王英.临床常见疾病护理技术与应用[M].长春:吉林科学技术出版社,2019.

[19]王慧,梁亚琴.现代临床疾病护理学[M].青岛:中国海洋大学出版社,2019.

[20]杨辉.临床常见疾病并发症预防及护理要点[M].北京:人民卫生出版社,2015.

[21]陈娜,陆连生.内科疾病观察与护理技能[M].北京:中国医药科技出版社,2019.

[22]尤黎明.内科护理学[M].6版.北京:人民卫生出版社,2017.

[23]王莉慧,刘梅娟,王箭.消化内科护理健康教育[M].北京:科学出版社,2018.

[24]吴欣娟.外科护理学[M].6版.北京:人民卫生出版社,2017.

[25]谢萍.外科护理学[M].北京:科学出版社,2019.

[26]刘梦清,佘金文.外科护理[M].2版.北京:科学出版社,2019.